组织标记在乳腺疾病精准诊疗中的应用

主　审　宋尔卫

主　编　刘　强　龚　畅

副主编　曾韵洁　杨雅平　胡　越

编　者（以姓氏笔画为序）

王　林　王红莉　申时雨　刘　强　刘凤桃　杨　畅

杨文倩　杨雅平　陈丽莉　林婉宜　罗　晴　金　亮

胡　越　钟文静　钟嘉杰　侯景辉　顾　然　郭德安

黄丽娟　梅静思　龚　畅　梁　静　蒋小芳　曾韵洁

人民卫生出版社

·北　京·

版权所有，侵权必究！

图书在版编目（CIP）数据

组织标记在乳腺疾病精准诊疗中的应用/刘强，龚畅主编. —北京：人民卫生出版社，2021.9

　ISBN 978-7-117-31730-6

　Ⅰ.①组…　Ⅱ.①刘…②龚…　Ⅲ.①乳房疾病-诊疗　Ⅳ.①R655.8

　中国版本图书馆 CIP 数据核字(2021)第 116148 号

人卫智网　www.ipmph.com	医学教育、学术、考试、健康，购书智慧智能综合服务平台	
人卫官网　www.pmph.com	人卫官方资讯发布平台	

组织标记在乳腺疾病精准诊疗中的应用
Zuzhi Biaoji Zai Ruxian Jibing Jingzhun
Zhenliao Zhong De Yingyong

主　　编：刘　强　龚　畅
出版发行：人民卫生出版社(中继线 010-59780011)
地　　址：北京市朝阳区潘家园南里 19 号
邮　　编：100021
E - mail：pmph @ pmph.com
购书热线：010-59787592　010-59787584　010-65264830
印　　刷：北京华联印刷有限公司
经　　销：新华书店
开　　本：787×1092　1/16　印张：13
字　　数：324 千字
版　　次：2021 年 9 月第 1 版
印　　次：2021 年 9 月第 1 次印刷
标准书号：ISBN 978-7-117-31730-6
定　　价：158.00 元

打击盗版举报电话：010-59787491　E-mail：WQ @ pmph.com
质量问题联系电话：010-59787234　E-mail：zhiliang @ pmph.com

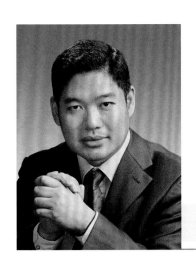

宋尔卫

中国科学院院士,中山大学孙逸仙纪念医院院长,乳腺外科教授、主任医师、博士生导师。十三届全国人大代表。中国抗癌协会乳腺癌专业委员会、中国抗癌协会肿瘤转移专业委员会副主任委员,中国临床肿瘤学会(CSCO)乳腺癌专家委员会候任主任委员。担任 *BMC Cancer*、*Cancer Science* 和 *Science China Life Sciences* 杂志副主编。

多年来坚持临床一线工作,并结合临床进行应用基础和转化研究,尤其对肿瘤微环境和免疫治疗开展系统、深入的研究,取得了系列原创性学术成果,并提出肿瘤生态学说。共计发表 SCI 论文 156 篇,包括作为通讯作者在 *Nature*、*Cell*(3 篇)、*Cancer Cell*(3 篇)、*Nature Immunology*(2 篇)、*Nature Cell Biology*、*Nature Cancer*、*Science Translational Medicine* 等发表的多篇论著,他引总数 12 012 次,单篇最高他引达 1 458 次。并应邀为 *Nature Reviews Drug Discovery* 撰写关于肿瘤微环境的综述。研究成果两次入选全国高校十大科技进展,并以第一完成人获国家自然科学奖二等奖,全国创新争先奖、何梁何利基金科学与技术创新奖、发展中国家科学院(TWAS)医学科学奖等。

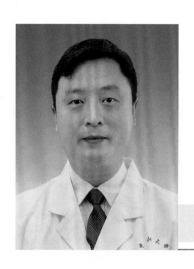

刘 强

中山大学孙逸仙纪念医院外科主任、逸仙乳腺肿瘤医院执行副院长,主任医师、教授、研究员及博士生导师。新加坡国立大学外科博士,回国前任哈佛大学 Dana Farber 癌症中心讲师。现任欧洲肿瘤学院国际年轻乳腺癌共识专家组成员,亚洲乳腺癌协作组(ABCCG)成员,中国临床肿瘤学会乳腺癌专家委员会常务委员,中国抗癌协会乳腺癌专业委员会常务委员,中国医师协会肿瘤医师分会乳腺癌学组常务委员,中国抗癌协会肿瘤分子医学专业委员会常务委员,中华医学会肿瘤学分会早诊早治学组委员,广东省抗癌协会乳腺癌专业委员会候任主任委员,广东省医学会外科分会乳腺疾病学组组长等。应邀担任多个国际 SCI 学术期刊的审稿人,*TBCR*、《中国普通外科杂志》和《中华乳腺病杂志》编委。

长期从事乳腺肿瘤外科临床及科研工作,对乳腺癌的早期诊断及个体化治疗有深入的研究。擅长乳腺癌的手术和综合治疗,尤其疑难乳腺癌的个体化精准治疗。主持多项国家级重大项目包括国家自然科学基金重点项目和"973 计划"课题,在国际学术期刊上发表 70 余篇 SCI 研究论文,并多次应邀在国际肿瘤学术会议上做大会发言,包括 2019 年在日本肿瘤内科学会年会(JSMO)上做了"三阴乳腺癌精准治疗"的杰出专家讲座。2020 年在人民日报社主办的第四届国之名医盛典中获得"国之名医·优秀风范"荣誉称号。

主编简介

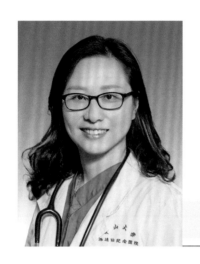

龚 畅

中山大学外科学博士,博士生导师,中山大学孙逸仙纪念医院逸仙乳腺肿瘤医院乳腺外科主任医师,乳腺诊断专科主任。法国巴黎 INSERM U756 细胞信号转导实验室博士后,英国卡迪夫大学医学院以及乳腺病中心访问学者。现任中国女医师协会临床肿瘤专业委员会委员,中国抗癌协会肿瘤标志专业委员会肿瘤多学科诊断协作组委员,广东省医师协会乳腺专科医师分会副主任委员、青年医师专业组组长,广州市抗癌协会乳腺癌分会副主任委员。

扎根临床,从临床需求出发,开展乳腺癌转移和耐药相关的临床研究和转化研究。专注乳腺癌筛查和早诊,师从宋尔卫院士,开发了预测激素受体阳性乳腺癌复发风险和化疗敏感性的新型基因诊断试剂盒和致密型乳腺的乳腺癌影像组学早诊软件。临床上擅长新辅助后乳腺癌保乳和前哨淋巴结活检术,乳腺肿瘤整形修复手术,组织标记物精准定位乳腺微钙化灶切除,基因检测指导下的乳腺癌精准治疗。以第一/通讯作者在肿瘤领域专业期刊 *Cancer Cell*、*Molecular Cancer*、*Nature Communications*、*Cancer Research* 等发表论文 30 篇,入选 ESI 高被引论文。主持科技部国家重点研发计划(课题组长)1 项、国家自然科学基金项目 6 项,省部级基金 7 项。入选教育部新世纪优秀人才、科技部中法杰出青年科研人员交流计划,广东省杰青、广东省杰出青年医学人才、广东特支计划科技创新青年拔尖人才。

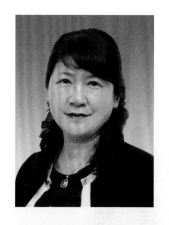

曾韵洁,中山医学院医学系毕业,中山大学孙逸仙纪念医院病理科副主任医师,中山大学孙逸仙纪念医院逸仙名医。

曾在"全国高等医药院校病理解剖学师资进修班"学习。三十多年来一直从事病理诊断工作,积累了丰富的临床病理诊断经验,尤其擅长乳腺肿瘤及乳腺癌保乳手术和前哨淋巴结的术中冰冻病理诊断、妇产科及肝胆胰腺肿瘤病理诊断,在早期乳腺癌诊断特别是导管原位癌的早期诊断方面有独到的经验。2001年率先在国内开展"腔周边缘检测法"进行乳腺保乳手术术中冰冻病理检测,1998年率先在广东省内开展前哨淋巴结(SLNB)术中冰冻病理诊断。

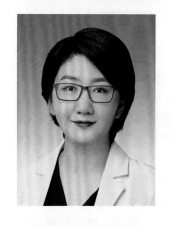

杨雅平,中山大学孙逸仙纪念医院逸仙乳腺肿瘤医院副主任医师,首届广东省抗癌协会遗传性肿瘤专业委员会委员,中国女医师协会乳腺疾病研究中心青年委员会委员。

专门从事乳腺癌相关的临床研究、乳腺肿瘤遗传咨询、乳腺相关疾病的诊断、乳腺癌筛查和流行病学调查等。从2012年起开展华南地区企事业单位的乳腺癌筛查工作,并建立筛查队列。2015年在国内率先开设乳腺肿瘤遗传咨询门诊。主持国家自然科学基金、省市院级基金共5项,省级和校级课题3项,参与国家及省市级科研课题数项,参与乳腺癌国际多中心临床研究二十余项,发表国内外论文30余篇,其中第一作者13篇,SCI论文20余篇。

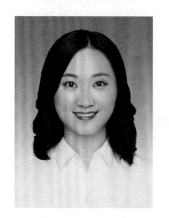

胡越,中山大学孙逸仙纪念医院逸仙乳腺肿瘤医院乳腺诊断科主治医师。从事乳腺疾病影像学诊治及乳腺癌筛查工作十余年,并一直参与相关方面的教学及科研工作。发表乳腺癌相关国内外论文多篇,参编乳腺癌专著一部。

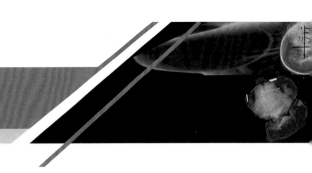

前　言

　　近年来，随着对乳腺疾病生物学特性认识的深入和提高，乳腺学科发展迅速，治疗观念由"最大可耐受性治疗"转变为"最小有效性治疗"。同时人们对于外形和生活质量的愈发重视，对乳腺外科医生提出了更高的要求。而乳腺组织标记技术和材料不断地改进并逐渐应用于乳腺疾病的诊治，使乳腺外科疾病治疗进一步走向微创化和精准化，致力于使患者最大程度上获益。

　　尽管乳腺组织标记应用于乳腺癌治疗已写入指南，但是国内尚未出版相关书籍来规范乳腺组织标记在临床工作中的使用。本书基于国内外专业指南，结合中山大学孙逸仙纪念医院乳腺肿瘤中心的长期实践经验和体会，重视临床实际需求，分别从乳腺疾病中标记物的应用概述、体表定位、乳腺金属定位导丝、乳腺组织标记定位夹、钛夹、结扎夹、组织标记在乳腺疾病临床诊疗过程中的应用，组织标记在乳腺疾病病理精准取材和诊断中的应用以及乳腺组织标记应用的发展和创新7个方面进行了详细的介绍。结合临床实际，包含了影像学、介入技术、组织标记在乳腺疾病中的筛查、诊断、治疗、随访以及联合应用中的作用，并且配以典型案例和插图。希望读者通过阅读本书能达到"看懂会用"的程度，对广大乳腺外科医师和从事乳腺影像诊断的医师有所启发和助益。

　　本书所有编者均来自中山大学孙逸仙纪念医院，感谢参与编写、审稿的专家所付出的辛勤工作，使得该书顺利完成。尽管如此，书中一些个人经验并不一定适用于所有情况，因此若有不当之处，希望国内同行提出宝贵意见，以激励我们不断改进和完善。

刘强　龚畅

2021 年 5 月

目 录

第一章

乳腺疾病中标记物的应用概述

第一节 标记物的起源和发展历史

随着乳腺疾病诊断技术的革新和乳腺癌筛查的普及,越来越多、越来越小的乳腺病变被发现。对于体格检查未能触及但是影像筛查发现的乳腺病变,称为临床不可触及的乳腺病灶(non-palpable breast lesions,NPBL)。研究显示:乳腺 X 线筛查的女性中有 2%~4%的病灶属于 NPBL,而 NPBL 中 20%~30%为恶性病灶。对于这类临床上无法扪及的病灶,病理活检和手术的难度都很大。同时随着乳腺癌发病率的逐年升高,新辅助化疗和靶向治疗的应用,大概 30%的患者可以达到病理完全缓解,这时原发肿物的定位变得非常困难,对后续的手术治疗、病理检查和随访均提出了许多新的挑战。

如何对乳腺病灶进行精准的术前定位和追踪,解决临床不可触及肿物的乳腺病灶和新辅助化疗后病灶影像学不可见、追踪随访和手术定位等问题,越来越受到乳腺科及放射科医生的关注。特别是近年来影像技术的提升,相关学科的发展,标记物在乳腺疾病中的应用更加广泛。那么让我们来回顾一下乳腺疾病中标记物的应用历史。

一、体表标记法

(一)乳腺 X 线引导下的体表标记

早在 1966 年,Albert Einstein 医学院的 Berger 博士就提出来,乳腺 X 线摄像技术除了在乳腺癌筛查中的重要作用以外,还对临床的实践有着非常重要的意义。主要作用的三个领域是:①指导乳腺外科医生精准定位可疑病灶,特别是对于一些小病灶和临床隐匿性乳腺癌;②指导病理科医生判断手术患者的标本是否是正确的可疑病灶,外科医生是否准确地切除并给病理科医生正确的病灶标本;③帮助病理科医生来决定哪些区域需要重点在显微镜下进行研究。因为病理的大体标本在宏观上提供一些不可预知的外观,乳腺 X 线的摄影照片在这个时候就变得非常重要了,因此,基于乳腺 X 线的术前定位越来越受到人们的重视。术前定位的先决条件是准确的乳腺 X 线照片检查,它将两个投影以正确的角度显示在一起,通过常规的轴位[又称头尾位(craniocaudal,CC)]以及斜位[又称内外斜位(mediolateral oblique,MLO)]来投影完成的。在两个投影中,MLO 位的投影确定了病变是在乳腺上方还是下方,而 CC 位的投影确定了病变是在乳腺内侧还是外侧,从而确定了病变位于乳腺的具体象限。因为更精确的定位不仅仅是象限的定位,而是通过病灶到乳头和到胸壁的位置以及到皮肤的深度等多方面因素决定的。举例说明,从图 1-1-1 中我们可以看出,病变的位置在乳腺的上方和外侧,综合而言是外上象限。从图中的径线,我们可以看出 MLO 位中,可疑病变位于乳头上方位置的 3.6cm 处;CC 位中,可以看到可疑病变位于乳头外侧 4.9cm 处;最后从每个乳腺 X 线摄像照片中包含肿瘤的精确测量线(横向和纵向),乳晕的直径(从乳腺 X 线照片),象限中乳腺的明显标记,和测量的深度获得精准的定位图。另外鉴于乳腺 X 线摄影技术在乳腺癌检测中的作用,特别是在不可触及的恶性肿瘤中的应用,放射科医生要积极开展术前乳腺疾病的诊断,术前隐匿性乳腺癌的定位,手术切除标本的摄影等技术,并与乳腺外科医生和病理科医生充分沟通。

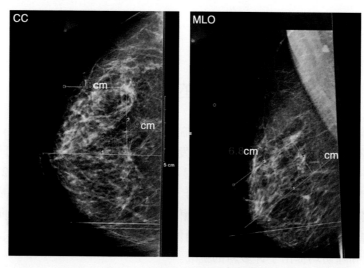

图 1-1-1　乳腺钼靶定位示意图

　　但是由于乳腺 X 线摄影检查是在挤压患者乳腺的情况下拍摄的 MLO 位和 CC 位的摄影照片,而实际外科手术是在患者平躺位时乳腺自然垂下的状态下进行的。正是由于乳腺 X 线检查的体位和实际外科手术体位的区别,不可触及肿物和隐匿性乳腺病灶的术前精准定位就显得尤为重要。

　　因此,1971 年,Stevens 博士和其团队针对临床隐匿但是乳腺 X 线检查发现的乳腺癌怎样进行术前定位做了深入的探索[1]。首先由放射科医生根据乳腺 X 线勾画出乳腺内可疑区域的相对位置地图。其次,根据乳腺 X 线的投影位置,绘制可疑病灶的方位图,带到手术室,供手术医生定位。这种操作比原来手术医生直接看片后进行手术更精准,因为在手术室的阅片条件有限,微小的病灶很容易被忽略。采用这种方法不仅提高了术前定位的准确性,也提高了 X 线定位的精准度。但是由于 X 线下的乳腺成像是使乳腺固定和变薄后的综合成像,所以会导致乳腺组织被压扁,从而使乳房的轮廓增大。因此医生需要考虑乳房轮廓和厚度在乳房 X 线检查和手术体位之间的变化。在手术中,将乳房向胸壁挤压,并根据胸壁的大小和连续性向外移位。当患者的位置是斜着的时候,乳房在胸壁上保持平衡,我们发现测量乳腺的垂直径线和水平径线都必须比实际的乳房大小减少大概 15% 的比例。以这种定位的方法为指导,再加上有足够边缘的楔形活检通常可以准确地切出乳腺 X 线照片中看到的可疑区域。手术医生在切出合适的标本组织后,应该用缝合线或定位夹在标本处做标记,以便在需要额外的组织或最初只切除可疑区域的一部分时,确定头侧缘和侧缘。同时,将标本立即移交给放射技术人员进行二次拍片成像,从而确认可疑区域是否已经成功切除,或者是否需要额外切除部分组织。然后放射科医生通知外科医生,由外科医生决定是否可以关闭活检组织的术腔以等待最终的病理报告,也可以等到冷冻切片的诊断出来以后再关闭术腔。

在这两种情况下,外科医生都需要等待切除活检组织的X线照射结果,从而进行进一步的评估和处理。这种处理方法对于肿块伴钙化的病灶,或者单纯钙化型的恶性肿瘤病灶敏感性更强。Stevens博士及其团队还在后续的工作中继续完善该研究。他们这种结合X线、临床和病理的方法虽然非常复杂,但是它为乳房X线照射技术的实际应用提供了很好的指导。

在乳腺癌筛查过程中,放射学家通过分析成千上万张乳腺X线照射的图片后,发现大量的临床隐匿性乳腺癌。而由于以上方法的复杂性和操作的可实施性问题,需要进一步简化和更新乳腺X线的体表定位方法。1975年Gloria Frankl博士针对这类临床隐匿性乳腺癌的人群[2],设计了一种简洁方便的术前体表定位的方法。他用塑料胶带纵向和横向地贴在患者的乳房上,将乳房分为内上、内下、外上、外下四个象限,从而将可疑的病灶定位在乳房四分之一的区域内。然后用一根微湿的硝酸银棒,根据乳腺X线两个视图(MLO位和CC位)的位置,在病变所在的皮肤上做标记。虽然皮肤上的硝酸银很难清洗掉,而且皮肤上的硝酸银标记也不是很清晰,但是在乳腺X线摄影中硝酸银成像很清晰。在硝酸银标记的同时再强化使用龙胆紫进行皮肤标记,进一步地提高了标记的显影度。

同时期也有很多其他学者在开展针对乳腺小病灶进行术前定位的研究。其中Simon博士采用了造影剂的方法[3],在影像手段的引导下将染料和造影剂注入乳腺组织中,对乳腺可疑病灶和其体表同时进行标记。但是由于染料和造影剂这些介质的分散,特别是当其分散在乳管内时,就会使得这个定位的过程不那么精确,从而影响定位的效果。因此,同时期还有多家医院的医生团队在研究一种乳腺金属导丝定位针,并将其引入到手术前乳腺X线引导下的定位技术中来(下一节详细介绍)。

(二) 超声引导下的体表标记

虽然乳腺X线引导下的体表定位和乳腺金属导丝定位技术在乳腺疾病手术前起到关键的作用。但是目前采用乳腺金属导丝定位技术有以下缺点,首先患者要在术前进行金属导丝的定位,之后等待手术的过程中会带着定位导丝,患者会感觉不舒服;其次金属导丝定位过程耗时较长,并且患者还需要额外多次暴露在乳腺X线的电离辐射中。最重要的问题是:不管乳腺X线摄影照片上的金属导丝定位得多精准,病灶离针有多近,乳房X线摄影检查都是在患者乳房被挤压的情况下进行的,乳房的实际位置与随后手术过程患者的体位是不一样的。

由于超声在欧美国家不作为常规筛查和诊断的主要手段,因此超声引导下的定位技术应用不广泛,主要是针对可疑乳腺肿块或腺体结构扭曲的女性,特别是30岁以下乳腺腺体致密等情况的女性。对于这类情况的女性,临床体检可触及的肿物可以在手术前用乳腺超声引导下进行体表定位,同时对于其他可能存在的不可触及的肿物也进行超声引导下的定位和进一步活检或手术。

常规操作方法是:患者仰卧在检查床上,患侧手臂外展,使超声引导下定位的体位与手术的体位相同。使用频率超过7.5MHz的高频超声进行探查和定位,在超声探头检查出可疑病灶的地方进行横纵两个平面的定位,同时测量病灶到皮肤及乳头的距离,同时用马克笔在可疑病灶处进行标记[4]。当一个可疑病灶可以通过超声显示,适合使用超声引导下的体表定位技术时,这种术前超声引导下的定位技术将比乳腺X线摄影技术更经济简便,便于手术切除病灶,同时也节省了很多再次进行乳腺X线摄影的时间和减少辐射量。

由于亚洲女性乳腺较致密[5],如果是超声下可以看到的可疑病灶,超声引导下的体表定位可能会更普及;但是对于超声看不到的可疑病灶(例如团簇状钙化等)还是以乳腺X线的定位更为准确。

二、乳腺金属定位导丝

20 世纪 70 年代，以乳腺 X 线摄影技术引导下的定位技术迅速发展起来，除了简单的体表定位以外，与此同时，还有多家医院的医生团队将新型的金属导丝定位针引入到手术前乳腺 X 线引导下的定位技术中来。该技术大大解决了临床不可触及乳腺病变（包括临床隐匿性乳腺癌等）的活检和手术定位的问题。

最早在 1976 年，以 Howard Frank 博士为首的哈佛医学院 Beth Israel 医院的医生们就开发出一种定位针（Hook 针）[6]：主要原理是由 9.5cm 长的导丝，连着一根 25G 的脊髓穿刺针，在导丝的远端 4mm 的位置向后弯曲 180° 从而形成一个倒钩。并将导丝置于 9cm 长的 25 号针头内，使钩端与针头平行，导丝末端的 1mm 从针头的近端突出。穿刺针和导丝一起被定位到乳腺目标病变区域（目标病变或其周围 2cm 范围内），随后退出来穿刺针，带倒钩的导丝远端勾在乳腺组织中，从而起到固定的作用，外部的导丝则突出于皮肤表面。通过乳腺 X 线拍片后，可以清楚地看到 Hook 针与可疑病灶的位置关系，从而指导外科医生和影像科医生后续的活检方式和手术方式，最后由外科医生取出定位针。这一方法解决了最初体表部位不准确的问题。之后的几年时间里，各大医院在 Frank 博士开发的 Hook 定位针雏形的基础上，进行的不同的改良。由 Massachusetts General 医院的 Daniel B. Kopans 医生改良了金属导丝的弯曲度[7]，使金属丝的倒钩端过度弯曲形成弹性，当它从穿刺针顶端穿出时就会自动打开。Tufts 医学中心的 Marc Homer，并没有将顶端的导丝弯曲过度，而是调节成 J 型的。当定位针内的 J 型导丝穿出定位针在乳腺组织中定位时，如果乳腺 X 线摄像显示定位针与可疑病灶距离较远，指示不好时，可以将定位针重新插入导丝中，进行再次的定位。因为 J 型导丝可多次重复进出定位针，所以可多次调整定位针和导丝直到病变被精准定位。Faulkner 医院的 Norman Sadowsky 医生在前面的基础上又进行了改良。他重点改良了定位针，有 3~9cm 不同长度的定位针，在定位针的每个套管增加了一个近端手柄。在定位针定位成功后在 X 线片上测量皮肤穿刺口到病变的距离，将患者及对应长度的定位针送至手术室。手术前，外科医生循着导丝将相应长度的定位针插入乳房，术中医生可触及定位针，协助寻找目标病变，并防止手术刀切断导丝[8]。经过多次的改良，乳腺金属定位导丝已经跟我们目前用到的十分类似，详细的介绍和操作指引将在后面乳腺金属定位导丝的章节具体展开。

三、乳腺组织标记定位夹

乳腺组织标记定位夹（breast tissue marker clip），为已灭菌的单次使用的器械，由一次性穿刺针和可植入金属标记物组成，可在影像引导下经皮穿刺将金属标记物植入乳腺病灶中。早在 20 年前，美国学者在 *Radiology* 杂志上提出可通过 11G 穿刺针经皮将金属标记物植入乳腺组织活检部位，为后续的手术和随访等提供参考依据。Parker 博士及其团队等[9]认为，如果立体定位活检后可疑病灶的大部分或全部被切除，应该经皮肤在活检腔中放置金属标记物来标记病变的位置。如果该活检的病灶病理证明是恶性肿瘤时，活检腔中的乳腺组织标记定位夹可以在影像检查中比较容易被发现，从而帮助外科医生重新定位；即使病理活检证实病变是良性的，金属标记定位夹也不会影响日后乳腺 X 线摄影的结果。而且该金属标记物还有助于后期随访过程中对原发病灶的追踪随访，从而有助于判断后期患者病灶的来源情况。

因此,Parker博士等人针对由于可疑乳腺病灶从而进行真空辅助旋切术活检的患者,在活检手术结束后,利用真空辅助旋切活检系统和导管将金属定位夹放置在活检腔的中心位置,保证后续手术中,精准定位术腔;也可以防止后续随访的患者在进行乳腺X线摄影过程中金属定位夹的移动等问题。虽然最初的乳腺金属标记物是由钛金属制成的,但是后期Parker博士也尝试使用一些其他的医用级材料。无论哪种材料的乳腺金属标记物,都不会对后期的乳腺磁共振检查造成影响,不会干扰乳腺磁共振图像的解读。

除了最初的活检病灶后的精准定位和乳腺X线摄影的可视化以外,它在乳腺癌新辅助治疗领域也起了非常重要的作用。随着乳腺癌治疗的快速发展,及各种化疗靶向治疗和新的治疗决策的普及,新辅助治疗在乳腺癌综合治疗中的地位越来越高。但是新辅助治疗带来了后续追踪和手术的问题,特别是在新辅助治疗疗效特别好的患者中,影像学下的完全缓解给后续的手术方案带来一定难度。乳腺病灶的精准定位和乳腺组织标记定位夹的发展从很大程度上帮助了影像医生和外科医生快速准确地找到原发病灶及其位置,从而为后续的治疗决策、多学科讨论、术前计划的制订、术中定位以及为切除病灶边缘阴性提供保障。研究证实无论是临床体检或影像学检查都很难辨认原发病灶的位置,放置的组织标记定位夹是唯一有指导价值的标记[10,11]。乳腺病灶的定位技术已经成为乳腺外科临床实践中的一个重要组成部分。

目前所应用的乳腺组织标记定位夹种类繁多,主要分为:单一材料乳腺组织标记夹和复合材料乳腺组织标记定位夹。无论哪种类型的标记定位夹,对于放射科医生来说,操作的技术过程都是很简单的,只需要在穿刺活检的整个过程中增加几分钟,将标记定位夹放置在肿物中即可。

(一) 单一材料乳腺标记定位夹

单一材料纯金属乳腺标记定位夹是最早开发出来,也是至今临床上最常用的。纯金属组织标记定位夹的主要成分是钛或不锈钢,也有少部分由其他金属合金制作而成[12],尺寸通常为2~3mm。钛是一种低密度、高强度、耐腐蚀的惰性金属。它具有很好的生物相容性,能够与人体骨骼融为一体。医用级不锈钢(316和316L)是一种镍含量在10%~14%之间的金属合金。BioDur是一种金属合金,其性能与不锈钢相似,但几乎不含镍(小于0.05%)。镍钛诺是一种由镍和钛按近似相等比例组成的记忆合金。因为镍钛诺标记定位夹形状独特,尺寸往往比较大,因此放入乳腺组织中很容易在超声检查中被发现。

20世纪90年代末,位于蒙特利尔的Belinda Curpen博士及其同事提出了一种可替代的低成本组织定位标记夹系统,该系统包括一个小的钛夹,可用一根18G的脊椎针将其送到活检点。改良后的蒙特利尔技术,钛夹可以提前准备好并储存在无菌容器中。将18G脊柱针导入器中的针芯取下,用小的无菌止血器将预先准备好的钛夹放入导入器中。在活检结束时,用18G脊柱针将钛夹放置在活检部位。操作过程中只需将针棒向前推,就可以轻松地将定位夹在乳腺组织中展开[13]。

蒙特利尔改良组织定位夹与传统金属定位夹相比进一步降低了患者定位成本,从而推动了临床实际应用[14]。研究显示,传统金属定位夹和蒙特利尔改良定位夹都能放置在目标部位范围1cm内,且两者都具有良好的长期稳定性,在组织中不易移位[15]。

(二) 复合材料乳腺标记定位夹

复合材料乳腺组织标记定位夹由2~3mm的金属钛或不锈钢涂覆生物可吸收高分子材

料组成,最常见的材料包括胶原蛋白、聚乳酸、聚乙醇酸和水凝胶。复合材料乳腺组织标记定位夹有不同的形状可供选择,用于区分不同的活检部位。同时,复合材料乳腺组织标记定位夹中涂覆在金属表面的高分子材料可通过吸收液体膨胀,进而填充组织活检腔,降低了随后定位夹移位的风险。研究显示,胶原蛋白复合标记定位夹可有效减少定位夹移位的情况,定位更精准[16],它还可以通过直接压迫活检腔壁提供止血效果。复合材料标记定位夹还可减少金属伪影,提高影像学显像性[17]。

四、其他标记物

除了以上几种乳腺组织标记物,还有几种其他的标记物,它们本来是被用于其他临床领域,由于乳腺外科手术的发展,也逐渐被应用于乳腺领域,包括钛夹和结扎夹等。

(一)钛夹

钛夹(Ligating Clip)主要由钛合金的夹体和尾部构成。外形上呈 U 形,夹体夹角呈小于90°的锐角。钛夹的尾部的作用主要是在释放钛夹的过程中提供力臂空间,所以在钛夹夹闭后会看到长短不一的钛夹尾端暴露。由于其价格便宜,操作简便,钛夹广泛应用于临床多个领域,比如在临床腹腔镜胆囊切除术术中夹闭胆囊动脉和胆囊管,内镜下息肉电凝切除术中金属钛夹预防出血。普通金属钛夹由于可在 X 线摄影检查、计算机断层扫描(computed tomography,CT)、磁共振(magnetic resonance,MR)等影像学检查中显影,故在乳腺疾病手术中主要用于标记残腔切缘以及乳腺癌保乳手术中术腔的定位以便于术后辅助放疗的瘤床定位等。

(二)结扎夹

结扎夹外形类似普通钛夹,主体结构由夹体及尾部构成,呈 U 形,适用于普外科、胸腹部外科、妇科、泌尿外科等科室术中夹闭血管或管状组织。对比普通钛夹,结扎夹结构更加精细,有专门配套的施夹钳,钛夹外侧锯齿与施夹钳内口密切卡合,防止钛夹从钳口上脱落。结扎夹普遍采用韧性及强度较高的无磁性钛金属材料制成,无磁共振信号干扰,MR 和 CT 检查无伪影,便于患者术后复查。从使用范围来讲,对比普通钛夹,结扎夹规格齐全,适用范围更广,目前已逐渐取代普通钛夹广泛应用于临床。

第二节　组织标记物的分类和应用简介

随着乳腺 X 线摄影技术、乳腺超声技术和乳腺磁共振技术的快速发展,乳腺病灶的定位和乳腺组织标记物等领域也越来越受到影像医生和外科医生的重视。本节主要介绍目前国内常用的几类乳腺组织标记方法及其适应证。

一、体表标记简介

术前体表标记是最为简单、易行的定位方式。准确的体表标记可有效提高手术准确性,缩小术中查找病灶范围,减小手术操作对组织的损伤,缩短手术时间。对比于其他标记方式,体表标记具有无创、花费低、重复性强等特点,因而被临床工作者及患者广泛接受,具有较高的临床应用价值。但简单的体表标记仅是在体表做出相应记号,无法在乳腺组织内对病灶进行精确定位,且当标记的体位与手术体位不一致时,体表标记可能与病灶错位,尤其是标记下垂型乳房中的病灶及细小病灶中误差更甚。故临床上多采用体表标记联合其他标记方式共同辅助临床医生进行病灶手术切除。

体表标记的适应证包括：①乳腺病灶触诊阴性且乳房活动度不大的患者；②需要多种定位方式联合辅助手术切除病灶的患者；③对于新辅助化疗后病灶明显减小的乳腺癌患者；④病灶切除术后诊断乳腺癌，需要对术后残腔的定位行再次手术的患者。

二、乳腺金属定位导丝

近年来，不可触及乳腺肿物使乳腺外科医生面临着新的临床问题，因为这类病灶在临床上无法扪及肿块，肿块位置较深、较小，且无明显症状，此类病灶进行手术，难度系数很大。因病灶不可触及导致术中不易判断准确位置，耗时长，较难切中目标病灶；而且为了完整切除目标病灶，可能造成切除范围扩大，导致正常乳腺组织的不必要的丢失。术前的精准定位是亟待解决的问题，因此乳腺金属导丝精准定位应运而生，尤其适用于筛查检出的不可触及的乳腺病变。

乳腺金属定位导丝通常可在乳腺 X 线、超声引导下放置，少数情况下也可在 MR 或 CT 引导下放置。通常我们选择显示病灶最清楚，操作最简单，并且患者舒适度最高的成像方式来引导乳腺金属定位导丝的植入。

超声引导下的乳腺金属导丝定位适用于超声成像技术可见的乳腺病灶。在超声引导下，将乳腺金属定位导丝平行于超声探头方向插入到乳腺中，使其指向病变（最好平行于胸壁，以降低气胸的潜在风险），使用深度参考标记，将针尖定位到乳腺病变中（深度参考标记相隔 1cm），从而达到精准定位的效果。

乳腺 X 线片引导下的乳腺金属导丝定位适用于乳腺 X 线摄影成片中显示的呈簇状分布的细小钙化、较小的实性肿物、仅乳腺 X 线显影的组织结构扭曲或结构紊乱等。采用立体定位技术，精准定位 X 线片中的可疑病灶，有助于指导外科手术。

乳腺 MR 检查设备的扫描方案和磁场强度有很大差异，与乳腺 X 线检查或超声检查不同，MR 引导下的乳腺金属导丝定位活检适用于：仅在乳腺 MR 检查图像上发现的可疑恶性病灶，或者在乳腺 MR 引导下空心针活检时发现的不一致病灶或者非诊断性病灶。当 MR 显示的可疑恶性病灶范围大于乳腺 X 线检查或者超声显示的病变范围，或者病变范围超出之前放置的组织标记物，并且上述病变需要完整切除时，可行乳腺 MR 引导下的多根乳腺金属导丝定位。

三、乳腺组织标记定位夹

乳腺组织标记定位夹为已灭菌的单次使用的器械，由一次性穿刺针和可植入金属组织标记物组成，可在影像引导下经皮穿刺留置于乳腺病灶中，从而为后续影像学检查提供病灶的精准定位。乳腺组织标记定位夹主要有多方面的应用：

（一）乳腺组织标记定位夹在乳腺病灶活检后定位中的应用

乳腺组织标记定位夹最初的应用是将其放置于活检后的目标病灶中。可疑的乳腺病灶被部分或全部切除后，导致术后血肿或活检组织结构紊乱，在后续治疗中难以鉴别。如果活检时间距离手术时间的间隔较长时，也无法精准定位原发可疑病灶的位置。应在活检过程结束前，将乳腺定位夹经皮肤放置在活检腔中，从而可以清晰地标记出原发病灶的位置，为患者的再次手术和后期随访提供良好的依据。

（二）乳腺组织标记定位夹在新辅助治疗中的应用

新辅助化疗为乳腺癌患者提供更多的手术方案选择。但是部分新辅助化疗的患者，可以临床的完全缓解。这就对影像医生、外科医生、病理医生提出了新的挑战。在原发乳腺病灶首次穿刺后放置乳腺定位标记夹，则成为唯一有指导价值的标记物[18]，不仅有助于新辅助治疗疗效的评估和手术定位，而且对术后病理的评估也有一定的指导意义。如果患者有多病灶或卫星灶存在时，建议所有病灶内分别放置形态不同的定位夹。对于活检病理证实有淋巴结转移的患者接受新辅助化疗，可在目标淋巴结内置入乳腺标记定位夹，以定位新辅助治疗后标记的腋窝转移淋巴结并在前哨淋巴结活检（sentinel lymph node biopsy，SLNB）时被完整切除，从而增加手术切除的成功率。

（三）利用乳腺组织标记定位夹处理多发病灶

乳腺的多发病灶在多个活检位点可能有不同的病理结果，一些病灶需要切除，而另一些只需要定期随访；在这种情况下，标记定位夹可用于精确制订手术计划，并有助于乳房影像的后续随访观察。如果是多灶性乳腺癌或范围较大的导管原位癌，在不同的活检点放置定位夹有助于手术计划的制订。定位夹在影像图像中很容易被识别，可在术前作为标记物指导导丝的放置，精准地标记出需手术的病灶范围。定位夹的使用可以减少阳性切缘的发生率，减少再次干预的需要[19]。

（四）有利于术前定位

通过乳腺组织标记定位夹植入可以识别和准确定位活检病灶。活检部位在影像图像上清晰可见，有助于手术计划的制订，为术前定位提供了明确的标志。对于较大的病变，最好在肿块四周进行定位标记，以便准确估计手术需切除的腺体体积。对临床不能触及的肿物进行切除时，可利用乳腺组织标记定位夹指导手术切除从而降低切缘阳性率，且切除的乳腺组织量更少，显著减少对患者的创伤。

（五）在病理诊断中的应用

乳腺组织标记定位夹还能帮助病理医生在大量标本中快速找到目标区域，节约时间成本。在经皮活检术后的乳腺切除标本的病理处理中，切除标本的大体检查可能没有异常，术中标本快速X线摄影未见明显异常微钙化；在这种情况下，定位夹对活检部位的标记是病理学家选择乳腺切除标本进行显微分析的唯一方法[20]。

综上，乳腺组织标记定位夹应用得越来越广泛，了解不同类型乳腺组织标记定位夹的特征，掌握其放置的适应证，能帮助医生在不同的临床情况下更好地为特定的患者选择合适的乳腺组织标记定位夹。

四、其他标记物

钛夹和结扎夹可在X线摄影检查、CT、MR等影像学检查中显影，故在乳腺疾病手术中主要用于标记残腔切缘以及乳腺癌保乳手术中术腔的定位以便于术后辅助放疗的瘤床定位等，便于患者术后复查。由于两者的应用范围和方法类似，故一并介绍。

（一）乳腺癌保乳术中术腔定位

在乳腺癌保乳术中进行术腔定位，便于冷冻结果出来后进一步的手术切除。主要的方法是在术腔从十二点钟方向腔周边缘位置开始使用钛夹/结扎夹标记，按顺时针方向360°依次标记腔周边缘，并分别标记为序号①②③④⑤⑥，按顺序类推。相应位置的病理标本标记为相同序号标本，从而方便术中冷冻病理结果与再次手术边缘的位置一一对应。

（二）乳腺癌保乳术术中肿物和钙化灶边缘定位

乳腺保乳术中切除的肿物和钙化灶组织需要明确其方位，从而指导下一步术中钼靶照片结果的再切问题。在乳腺癌保乳术中将切取的乳腺肿物和钙化灶边缘使用两个钛夹/结扎夹标记十二点钟位点、用一个钛夹/结扎夹标记九点钟位点，送术中钼靶检查。根据术中钼靶检查的影像，评估切取的乳腺肿物标本的边缘与乳腺肿物的距离，一般距离应≥1cm，若某个方位的乳腺肿物标本切缘不足够，则在患者乳房术腔相应方位补切，获得标本与乳腺肿物标本相应位置放置在一起，重新行术中钼靶检查。

（三）乳腺癌保乳术后，辅助二次手术定位

当术中冷冻病理活检结果与术后病理结果不一致，术后病理提示切缘阳性时，患者需要进行二次手术切除至切缘阴性。若二次手术为乳腺癌保乳术，则按原来术区瘢痕切开，找到第一次手术术腔，找到第一次手术标记的十二点钟方向位点的钛夹/结扎夹，根据十二点钟方向位点的钛夹/结扎夹，分别辨认其余钛夹/结扎夹标记的乳腺腔周边缘组织的序号。根据第一次手术术后病理结果，扩大切除某一边缘组织，取该处剩余边缘组织送检，根据术中冷冻病理结果决定下一步手术方案。

（四）乳腺癌保乳术术中术腔定位便于术后辅助放疗的瘤床定位

保乳术术后44%～86%的复发发生在原瘤床附近或原肿瘤所在象限，欧洲癌症研究及治疗小组显示，保乳术后瘤床加量同侧乳房内的复发率下降40%。目前，全乳放疗加瘤床加量仍然是乳腺癌保乳术术后放射治疗的推荐治疗模式。精确定位瘤床的范围是瘤床加量的重点和难点，需要在术中利用钛夹/结扎夹精准定位瘤床的位置，从而为后续的放疗提供精准的范围和加量的依据。

（刘强　杨雅平　申时雨　蒋小芳）

参考文献

［1］ Stevens G M, Jamplis R W. Mammographically directed biopsy of nonpalpable breast lesions[J]. Arch Surg, 1971, 102(4):292-295.

［2］ Frankl G, Rosenfeld D D. Xeroradiographic detection of occult breast cancer[J]. Cancer, 1975, 35(2):542-548.

［3］ Simon N, Lesnick G J, Lerer W N, et al. Roentgenographic localization of small lesions of the breast by the spot method[J]. Surg Gynecol Obstet, 1972, 134(4):572-574.

［4］ Schwartz G F, Goldberg B B, Rifkin M D, et al. Ultrasonographic localization of non-palpable breast masses [J]. Ultrasound Med Biol, 1988, 14 Suppl 1:23-25.

［5］ Yang Y, Liu J, Gu R, et al. Influence of factors on mammographic density in premenopausal Chinese women [J]. Eur J Cancer Prev, 2016, 25(4):306-311.

［6］ Frank H A, Hall F M, Steer M L. Preoperative localization of nonpalpable breast lesions demonstrated by mammography[J]. N Engl J Med, 1976, 295(5):259-260.

［7］ Kopans D B, DeLuca S. A modified needle-hookwire technique to simplify preoperative localization of occult breast lesions[J]. Radiology, 1980, 134(3):781.

［8］ Hall F M, Kopans D B, Sadowsky N L, et al. Development of wire localization for occult breast lesions: Boston remembrances[J]. Radiology, 2013, 268(3):622-627.

［9］ Parker S H, Klaus A J. Performing a breast biopsy with a directional, vacuum-assisted biopsy instrument[J]. Radiographics, 1997, 17(5):1233-1252.

［10］ Edeiken B S, Fornage B D, Bedi D G, et al. US-guided implantation of metallic markers for permanent localization of the tumor bed in patients with breast cancer who undergo preoperative chemotherapy[J]. Radiology,1999,213(3):895-900.

[11] Dash N,Chafin S H,Johnson R R,et al. Usefulness of tissue marker clips in patients undergoing neoadjuvant chemotherapy for breast cancer[J]. AJR Am J Roentgenol,1999,173(4):911-917.

[12] Shah A D,Mehta A K,Talati N,et al. Breast tissue markers:Why? What's out there? How do I choose? [J]. Clin Imaging,2018,52:123-136.

[13] Thomassin-Naggara I,Lalonde L,David J,et al. A plea for the biopsy marker:how,why and why not clipping after breast biopsy? [J]. Breast Cancer Res Treat,2012,132(3):881-893.

[14] Brenner R J. Percutaneous removal of postbiopsy marking clip in the breast using stereotactic technique[J]. AJR Am J Roentgenol,2001,176(2):417-419.

[15] Margolin F R,Kaufman L,Denny S R,et al. Metallic marker placement after stereotactic core biopsy of breast calcifications:comparison of two clips and deployment techniques[J]. AJR Am J Roentgenol,2003,181(6): 1685-1690.

[16] Rosen E L,Baker J A,Soo M S. Accuracy of a collagen-plug biopsy site marking device deployed after stereotactic core needle breast biopsy[J]. AJR Am J Roentgenol,2003,181(5):1295-1299.

[17] Dotto J E,Lee C H,Tavassoli F. Macroscopic and microscopic images of the collagen-titanium biopsy site marker clip[J]. Int J Surg Pathol,2006,14(1):35-36.

[18] Edeiken B S,Fornage B D,Bedi D G,et al. US-guided implantation of metallic markers for permanent localization of the tumor bed in patients with breast cancer who undergo preoperative chemotherapy[J]. Radiology,1999,213(3):895-900.

[19] Eby P R,Calhoun K E,Kurland B F,et al. Preoperative and intraoperative sonographic visibility of collagen-based breast biopsy marker clips[J]. Acad Radiol,2010,17(3):340-347.

[20] Samimi M,Bonneau C,Lebas P,et al. Mastectomies after vacuum core biopsy procedure for microcalcification clusters:value of clip[J]. Eur J Radiol,2009,69(2):296-299.

第二章

体表标记

术前体表标记是最简单、易行的乳腺病灶定位方式。准确的体表标记可缩小术中切除的病灶范围,有效提高手术准确性,减少手术操作对病灶周围组织的损伤,缩短手术时间。对比于其他定位方式,体表标记具有无创、花费低、可重复性强等特点,因而被临床工作者及患者广泛接受,具有较高的临床应用价值。但单一的体表标记仅是在体表做出相应记号,无法在乳腺组织内对病灶进行精确定位,且当定位体位与手术体位不一致时,体表标记可能与病灶实际位置错位,尤其是定位下垂乳房中的病灶及细小病灶时误差更甚。故临床上多采用体表标记联合其他定位方式共同辅助临床医生进行病灶手术切除。

随着医学影像学技术的进步及现代乳腺癌外科治疗学的发展,目前已有多种方式运用于乳腺病灶体表标记,以更好地协助手术医师。在本章,我们按照超声、X线、MR三种不同的影像成像方法引导下的体表标记和体表标记的几种特殊技术分别进行阐述。

第一节　乳腺超声引导下体表标记

一、简介

欧美女性多为脂肪型乳腺,乳腺X线病灶检出率较高。而中国大多数女性乳腺结构具有较扁平而致密的特点,因此,对于触诊阴性的乳腺可疑小包块,乳腺X线阳性检出率相对较低,尤其对极高密度的乳腺,X线的敏感性可能低至30%~48%[1,2]。而随着超声技术的发展,高频超声在临床应用中越来越广泛,研究表明,超声检查对乳腺病灶具有较好的敏感性及特异性,对于乳腺肿块的鉴别准确度可达90%以上[3]。超声引导下对探查到的乳腺肿物、钙化病灶、腋下肿大淋巴结、腋下软组织转移病灶、术后残腔及定位夹进行体表标记,操作简便、迅速。我国回顾性研究发现外科医生可依据超声报告描述的方位结合体表标记在术中顺利找到肿块,术后复查证实所定位的乳腺病灶被全部完整切除,说明超声引导下体表标记具有良好的临床应用价值[4-7]。除此以外,超声检查还具有减少患者接受X线辐射次数以及花费较低等优势,故超声引导下体表标记成为最常用的乳腺病灶体表标记方式。临床中为进一步提高定位的准确性,多采取超声引导下体表标记联合乳腺组织标记定位夹、乳腺金属定位导丝、亚甲蓝染色等联合定位方式,均可以达到准确手术切除病灶的目的[8]。

二、类型

(一)超声引导下单一体表标记

当乳腺病灶较大、没有必要联合采用其他的定位方法,或者在一些条件滞后的基层医院、没有条件开展其他乳腺病灶定位技术时,可以采用超声引导下单一的体表标记。

（二）超声引导下体表标记联合亚甲蓝染色

需要定位的目标病灶较小、触诊阴性,但因种种原因不想联合使用耗材进行定位时,还可以在体表标记的同时,超声引导下向病灶内注射亚甲蓝进行染色,以帮助外科医生术中更好地辨认病灶并顺利切除。

（三）超声引导下体表标记联合导丝/定位夹定位

如果需要定位的目标病灶比较小、触诊阴性,仅用体表标记的方法,不足以引导外科医生精准切除病灶,在条件允许的情况下,可以同时联合其他的定位方法,例如在病灶中心位置置入乳腺金属定位导丝或乳腺组织标记定位夹。

三、适应证

、 超声引导下体表标记的适应证广泛,基本上所有超声下可见的乳腺或腋窝病灶、术后残腔或定位夹均可以在超声引导下进行体表标记。

（一）触诊阳性的乳腺病灶

有些乳腺病灶较大,虽然可以触诊到,但是乳腺病灶距离体表的距离、周围乳腺组织的硬度、病灶是否为多灶性等因素都会导致触诊到的病灶范围和实际病灶范围有一定的误差,为了更精确地获知病灶范围,可以进行超声引导下体表标记,精确勾勒出病灶轮廓。

（二）触诊阴性的乳腺病灶

对于触诊阴性的乳腺病灶,不进行任何术前定位直接手术,是非常盲目的做法,极易导致病灶的漏切、多次切除、过多切除正常的组织,所以对这一类病灶,术前定位应用广泛,而体表标记则是其中最简单易行的方法。

（三）需要行超声引导下微创活检术的单发或多发乳腺病灶

微创手术术前体表标记的目的,一是为了更好地设计微创手术的切口以达到美观的需求,二是为微创手术术后病理为恶性病灶的后续进一步开放手术定位。

（四）需要采用其他定位方法进行定位的乳腺病灶

在采用X线引导下金属导丝定位时,需要先在X线上测量好需要的数据,在体表标记出金属导丝的进针点位置。

（五）新辅助治疗后明显缩小的乳腺癌病灶

有部分乳腺癌患者在新辅助治疗前做了体表文身定位或采用其他的定位方法记录肿物轮廓信息,但是有很多病灶的新辅助治疗疗效显著,病灶达到临床部分缓解或完全缓解,即缩小或完全消失,需要在新辅助治疗结束后,在术前行超声引导下乳腺病灶的体表标记或对原病灶中心放置的金属夹进行体表标记。

（六）切除或切取活检术术后病理为恶性的乳腺病灶

活检术术后病理为恶性的乳腺病灶,无论影像学下是否可以看到残留病灶,均需要对原术腔进一步行开放手术(如改良根治术或保乳手术等)扩大切除范围以保证无癌残留。在开放手术前,可以通过超声引导下探查到的术腔血肿、积液或残余肿物进行体表标记。

四、操作步骤

（一）操作前准备

超声引导下单一体表标记前,不需要进行备物和签署患者知情同意书,但是操作医生需要与手术医生充分沟通,并充分告知患者操作目的。超声引导下体表标记联合乳腺金属定位导丝或乳腺组织标记定位夹定位,属于有创操作,需要充分告知患者操作的目的和必要性、可能出现的并发症等风险性,并签署知情同意书。超声引导下体表标记联合亚甲蓝染色定位前,不需要签署患者知情同意书,但需要充分告知患者操作的目的和必要性、可能出现亚甲蓝过敏的风险性。

（二）操作过程

1. 按患者手术体位正确摆放患者体位,一般取仰卧位,双手抱头置于枕部。

2. 定位的操作医师使用高频探头进行乳房探查,移动探头,使乳腺病灶/术后残腔中心位置显示在图像边缘,用记号笔在探头对应边缘画出平行线,然后旋转探头90°,使探头十字交叉并重复上述操作,得到一"+"标记,此即为病灶中心于体表的投影。为防止标记被擦拭,可予局部皮肤消毒后,用1ml注射器的针尖于皮肤做划痕进行标记。再将病灶的上、下、左、右缘分别显示在图像边缘,记号笔在探头对应边缘画点,画线将四个点连接呈"○"形标记,此即为病灶/术后残腔大致范围。为精确定位,可反复进行校对(图2-1-1)。

3. 超声引导下测量并在超声报告中记录病灶/术后残腔所处的乳房位置、距乳头的距离、距皮肤的距离。

4. 对于需要体表标记联合亚甲蓝染色定位乳腺病灶的病例,在体表标记之后,超声引导下在肿块表面选好穿刺点,常规消毒皮肤,用1ml注射器吸取适量亚甲蓝,进针前确保针尖前段无亚甲蓝,在超声下见针尖进入肿块后缓慢注入亚甲蓝0.1~0.2ml,退针时边退边负压抽吸注射器以避免皮肤及皮下染色。

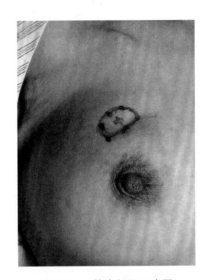

图2-1-1 体表标记示意图

5. 对于需要联合定位夹、导丝定位的患者,常规皮肤消毒、铺巾,在体表标记之后,超声引导下选取穿刺点,予适量利多卡因于病灶局部麻醉后,超声引导下将定位夹/导丝置入病灶中心,并保存超声图像,导丝末端打结、覆盖纱布后胶布固定于体表。

（三）操作后注意事项

体表标记结束后,如果体表是用记号笔标记,且手术不是当天进行,嘱患者沐浴时不要用力擦洗标记的位置或用有机溶剂(如乙醇等)擦拭,必要时可用记号笔反复描画以加深印记。如果联合进行了乳腺金属定位导丝定位,嘱患者不要触碰导丝末端,以防止导丝脱落。

五、影像学表现

超声引导下体表标记操作过程中,可定位、测量病灶所处乳房位置,距乳头的距离、距皮肤的距离,保存图像、记录于超声报告中(图2-1-2)。对于联合体表标记及亚甲蓝定位的患者,超声图像中原低回声病灶内可见高回声的亚甲蓝注入,随亚甲蓝逐渐扩散后,回声稍减低,但回声仍较原低回声病灶高(图2-1-3)。

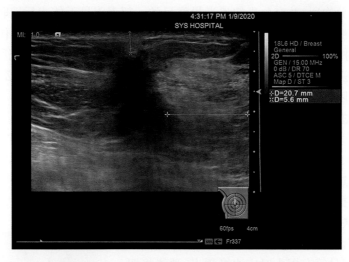

图 2-1-2 超声引导下病灶于乳腺组织内定位

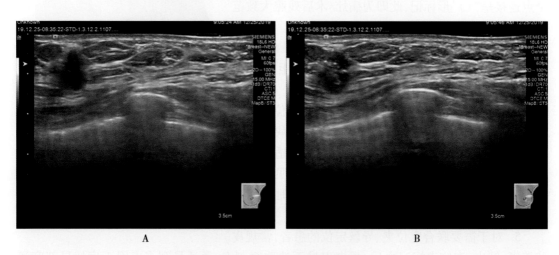

图 2-1-3 超声引导下亚甲蓝染色
A. 染色前；B. 染色后

六、术前、术中和术后的应用

（一）术前应用

体表标记在术前的应用，我们主要来讲一下在微创术前和恶性病灶新辅助化疗前后及术前的应用。

行乳腺微创手术，因病灶病理结果未知，万一切除的病灶后续需要行开放手术，而手术的日期待定，记号笔标记易淡化和消失。所以，一般是用 1ml 注射器，将需要行手术切除的所有病灶一并在皮肤表面划痕标记出位置。标记出位置之后，综合考虑美观、减少开口、进针位置是否容易操作等因素，选择合适的微创切口位置。在微创术前就进行体表标记，如果病灶后续需要行开放手术，不会出现术腔因无血肿、积液而在影像学检查下无法辨认的后顾之忧。

乳腺癌术前化疗是指在对乳腺癌实施局部治疗方法（如手术或放疗）前所做的全身化疗，目的是使病灶缩小、及早杀灭看不见的转移细胞，以利于后续的手术、放疗等治疗。对暂时无法手术切除的乳腺癌患者而言,接受术前化疗可能使肿瘤缩小甚至消失,达到部分缓解或完全缓解、重新获得手术机会。但由于病灶的变化一般无法在体表观察到,新辅助化疗前后病灶大小对比、手术范围的确定存在一定困难,很多医院的医生都进行了各种发明和尝试。这一部分内容我们将会在本章第四节超声引导下体表标记的几种特殊技术里阐述。

(二)术中应用

乳腺病灶超声引导下的体表标记在术中的应用,毋庸置疑,就是给外科医生提供病灶的体表投影信息,指导手术切口的选择及引导乳腺病灶的切除。

对于超声下不能显示的乳腺病灶,在采用了 X 线引导下病灶乳腺金属定位导丝定位之后,如果复查乳腺 X 线证实针尖位置和实际病灶位置有偏差,但因种种原因不能再次调整针的位置,可以在超声引导下将乳腺金属定位导丝针尖位置在体表进行标记,以利于外科医生综合 X 线上所示乳腺金属定位导丝针尖和实际病灶相对位置关系,决定手术切口和手术入路路径。

对于完成新辅助化疗之后病灶达到临床完全缓解的乳腺癌患者,超声下已看不到病灶,如果化疗前在病灶内放置了金属定位夹,此时可以在超声引导下将金属定位夹的位置标记在体表,指导外科手术。

(三)术后应用

超声引导下乳腺病灶体表标记,常规会记录病灶在乳房的位置,测量病灶与乳头、体表之间的水平和垂直距离,并保存图像,一并体现在超声报告中,以便医生在术后随访患者时查阅。

七、手术方式

对于乳腺病灶单一体表标记或体表标记联合亚甲蓝染色定位的患者,其手术方式如下:患者取合适的手术体位,充分暴露手术野,方便手术操作和配合。根据体表标记,术者综合考虑乳房大小、病灶大小、病灶和体表、乳头的距离等个体特征,设计合适和美观的手术切口(图 2-1-4)。乳头乳晕后方及乳晕外周 1cm 以内的病灶可取乳晕切口;乳房下皱襞及腋尾区 1cm 以内的病灶可选取相应隐蔽的切口,保证切口隐蔽的同时又容易寻找病灶;其余部位的

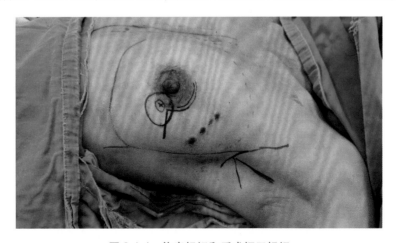

图 2-1-4 体表标记和手术切口标记

病灶则直接在病灶表面取弧形切口。切口位置于体表用记号笔标记。在标记的部位行手术切口,切开皮肤、皮下,切口深度由病灶距皮肤的距离决定(图2-1-5)。若病灶位于腺体深层,可切开腺体全层,仔细寻找。若可扪及肿块或联合亚甲蓝染色定位,则使用组织钳钳夹肿物,直视下完整切除肿块及部分周围组织,若不能清楚扪及肿物,则参照体表标记和超声的提示,将疑似病灶及部分周围组织切除。术中剖视确认病灶包含其中,并核实病灶大小是否与术前超声所描述的大小相吻合。

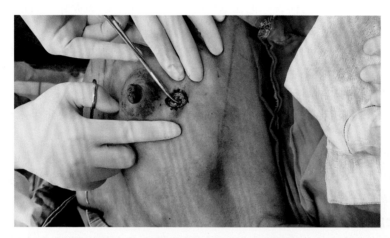

图2-1-5　体表标记后手术入路案例图

对于联合应用了其他定位方法的患者,其手术方式在后续章节有具体阐述。

八、优缺点和注意事项

超声引导下体表标记的目标可以是乳腺肿物、乳腺钙化、乳腺结构扭曲、肿大的淋巴结,也可以是术后残腔、术后血肿、金属夹或金属导丝的针尖等,下面阐述一下超声引导下体表标记的优缺点和注意事项。

(一)优点

1. 超声引导下病灶体表标记的方法简单易行,整个过程耗时少,即使是新上岗的医生简单培训后就可以进行操作,在基层医院也可顺利开展;定位时机选择灵活,可在手术前几天或手术当天进行,不影响手术进度。

2. 不需要使用额外的医用耗材,费用低。

3. 较之乳腺金属定位导丝或乳腺组织标记定位夹定位法,单一体表标记法事先不需要签署患者知情同意书,不需要行局部麻醉,对患者没有创伤,不会增加患者的心理压力;同时,定位时不需要挤压乳房,患者一般采取仰卧位,乳房处于自然放松状态即可;定位后患者没有不适感,几乎不会发生任何并发症。

4. 使用乳腺金属定位导丝定位后,当导丝插入路径和手术最佳入路路径不一致时,为了将导丝顺利取出,有时会影响手术医生对手术切口的选择,但单一体表标记就不会存在这类问题,手术医生可以按照原计划进行切口的选择和手术入路。

5. 在定位术后残腔时,应用乳腺金属定位导丝或乳腺组织标记定位夹均可能发生脱落、移位等现象,影响手术进程,而采用体表标记的方式就避免了这种现象发生。

6. 切除不可触及的恶性病灶时,在体表标记的指导下手术,相比于盲切,可提高保乳手术概率,并且有助于提高病灶阴性切缘率、降低重切率和再次手术率,同时最大限度降低了对周围正常乳腺组织的损伤,提高了术后的美观程度。

（二）缺点

1. 患者体位变化、乳房过于丰满或松弛下垂、局部麻醉用药等因素都会影响超声引导下单一体表标记的准确度。特别是触诊阴性的病灶,有时会因此出现手术时间延长、切除组织过多、病灶漏切的情况,导致术后感染或血肿并发症发生风险增高、美容效果差、需要再次手术切除漏检病灶、增加患者心理负担。

2. 病灶太小时,行单一体表标记可能不足以引导术者准确切除病灶,此时需要联合应用其他的乳腺组织标记物如乳腺金属定位导丝或乳腺组织标记定位夹定位病灶。

3. 当需要定位的目标在超声下显示不确切时,例如簇状钙化、金属夹等,可能会出现定位错误,此时需要结合 X 线中相应位置的表现来判断目标。

4. 联合亚甲蓝染色定位时,亚甲蓝的剂量和注射时间是影响定位效果的关键因素。剂量过多容易使染色区过大;染色时间过长,容易造成染色剂弥散,污染术野。

（三）注意事项

1. 患者术前定位体位一定要与手术体位一致,尤其是乳房体积较大时,应避免体位变化导致的病灶移位、病灶位置与体表标记范围不相符合。

2. 记号笔标记的轮廓线禁用乙醇等有机溶剂擦洗,以免颜料褪色脱落。

3. 如果开放手术采用局部麻醉,应尽量采用乳腺后间隙肋间神经阻滞麻醉的方法,这样既可达到满意的麻醉效果,又能避免麻醉药物局部过多积聚误导术者错误切除。

4. 术中切除病灶后应立即肉眼检查大体标本,并送冷冻快速病理检查,如与术前检查明显不符,须立即再次探查,避免漏切等错误。

九、案例分享

（一）乳腺癌病灶超声引导下体表标记案例

患者王××,女,43 岁,确诊左乳外上浸润性导管癌。肿物距离乳头 4.5cm,距离皮肤 0.9cm,于超声引导下在体表标记(图 2-1-6)。手术方式为左乳癌保乳根治术。

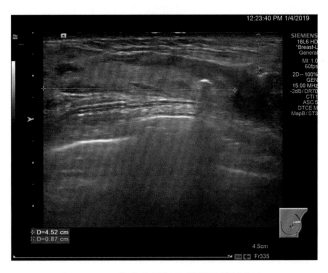

图 2-1-6　乳癌病灶超声引导下体表标记

（二）乳腺钙化灶超声引导下体表标记案例

患者潘××,女,53岁,X线下发现右乳下方可疑钙化,行乳腺超声检查,可在同一位置看到钙化,距离皮肤1.3cm,于超声引导下行右乳钙化体表标记(图2-1-7)。其病理为良性,手术方式为右乳区段切除术,术中进行标本摄片,可见钙化包含其中。

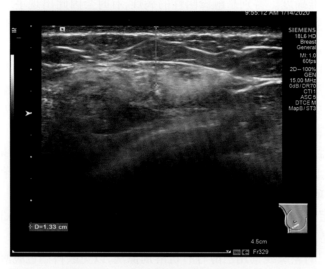

图2-1-7 钙化灶超声引导下体表标记

（三）乳腺癌活检腔超声引导下体表标记案例

1. 患者殷××,女,48岁,左乳上方肿物微创切除活检术后确诊为乳腺浸润性导管癌,超声下可见术腔血肿形成,距离皮肤0.8cm,于超声引导下体表标记(图2-1-8)。手术方式为左乳保乳根治术。

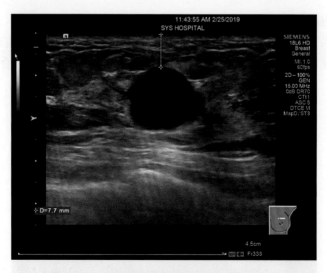

图2-1-8 乳腺癌活检腔超声引导下体表标记

2. 患者梁××,女,46岁,右乳内下肿物切除活检术后确诊浸润性导管癌,超声下可见术后不规则低回声区,考虑为原术腔,距离皮肤1.1cm、距离乳头0.7cm,于超声引导下行体表标记(图2-1-9)。手术方式为右乳癌保乳根治术。

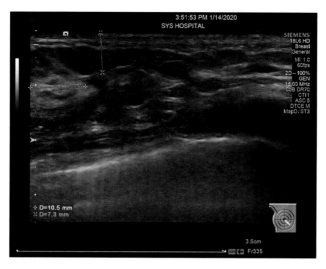

图 2-1-9　乳腺癌活检腔超声引导下体表标记

第二节　乳腺 X 线引导下体表标记

一、简介

虽然乳腺 X 线检查会随着乳腺密度的增加,对乳腺病灶的敏感性显著下降,但在乳腺钙化病灶的发现与诊断方面,尤其是对于非常细小的钙化灶显示诊断时,乳腺 X 线明显优于其他影像检查方式[9,10]。有报道指出,50%～60%乳腺触诊阴性病灶是恶性钙化灶,并且很多原位癌患者仅以恶性钙化为唯一征象。因此,乳腺 X 线对于乳腺触诊阴性病灶的诊断具有独特价值,并且是目前唯一一种被证明可以降低乳腺癌死亡率的筛查方式。对于乳腺 X 线发现的钙化病灶、腺体结构扭曲、乳腺组织标记定位夹,而超声无法探查到时,可通过乳腺 X 线片进行测量,得出其大体位置,做体表标记。不过由于乳腺 X 线摄片体位可能与体表标记体位以及手术体位不一致,导致其定位效果欠佳,通常需要和乳腺金属定位导丝联合使用[11,12]。

二、类型

(一)乳腺 X 线引导下单一体表标记

对于触诊阴性且仅在 X 线下显影的病灶,如果没有条件进行乳腺金属定位导丝定位,例如没有专业的乳腺影像医生、没有计算机辅助定位系统而医生又没有手动定位经验,或者患者因心理恐惧、紧张、或出现迷走神经反应等原因不愿或不宜采用有创定位方法时,可以仅行 X 线引导下的手动单一体表标记。

(二)乳腺 X 线引导下体表标记联合乳腺金属定位导丝定位

对于触诊阴性且仅在 X 线下显影的病灶,如果有充分的条件开展乳腺金属定位导丝定位,就可以在 X 线引导下手动或计算机辅助进行病灶的体表标记联合乳腺金属定位导丝定位。联合定位比单一体表标记能更好地引导病灶的手术切除。

三、适应证

（一）乳腺 X 线发现的触诊阴性但超声无法探查到的乳腺病灶

X 线检查发现的、超声检查未见到的钙化灶或结构扭曲、局灶不对称等可疑病灶，可以对照 X 线上的病灶位置，再次行超声复查，如果可以发现之前漏诊的病灶，即行超声引导下体表标记，如果不能确定是否为漏诊病灶或依旧无法发现病灶，即行 X 线引导下病灶体表标记。

（二）新辅助化疗后超声下病灶完全缓解的病灶

乳腺癌患者经新辅助化疗后达到病灶完全缓解，原肿物在超声下无法探查到。如果新辅助化疗前在肿物中心放置过乳腺组织标记定位夹，可以在 X 线和超声联合检查下行乳腺组织标记定位夹体表标记，如果新辅助化疗前未放置乳腺组织标记定位夹，但 X 线下可见乳腺病灶化疗后的蛛丝马迹例如结构扭曲，可以在 X 线引导下行病灶体表标记。

（三）X 线上表现为钙化超出肿物范围的病灶

对于肿物伴微钙化的病灶，肿物范围超声下可以明确，但 X 线下发现钙化超出肿物的范围，此时在做超声引导下定位的同时，需要在 X 线下补充定位出钙化范围，以免漏切可疑钙化[13]。

（四）放置了乳腺组织标记定位夹的病灶活检腔

部分病灶在超声引导下行微创活检后行快速冷冻病理结果为恶性，随即放置了乳腺组织标记定位夹。开放手术前可以在 X 线引导下体表标记乳腺组织标记定位夹的位置，即为原活检术腔位置。

（五）放置了定位夹的临床完全缓解淋巴结

确诊癌转移的腋窝淋巴结，在新辅助化疗后超声下达到完全缓解，若在化疗前放置了乳腺组织标记定位夹，可以在 X 线引导下行乳腺组织标记定位夹标记的淋巴结体表标记。

四、操作步骤

（一）操作前准备

X 线引导下单一体表标记前无需特殊备物准备，无需签署患者知情同意书，但操作医生需要与手术医生和患者充分沟通，并告知患者操作目的。如果联合乳腺金属定位导丝定位，则需要签署患者知情同意书，充分告知操作的必要性和可能发生的风险。联合金属导丝定位可能出现的风险是穿刺部位疼痛、定位不准确需要调整导丝位置、多次重复拍摄 X 线片等。

（二）操作过程

这里主要介绍 X 线引导下手动定位的过程。计算机辅助定位系统主要用于乳腺金属定位导丝定位法，其导丝插入点和体表标记不一定一致，一般不用于体表标记。

1. 以乳头为中心，与身体长轴作垂直线及水平线得 x 轴、y 轴，将乳腺分为四个象限。根据乳腺 X 线片头尾位，经乳头以乳腺基底部作垂直线，测量钙化灶/定位夹距垂直线的最短距离，此即为钙化灶/定位夹距乳头 x 值。再重复上述操作通过乳腺 X 线片内外斜位，测得 y 值。

2. 嘱患者平躺，定位操作医师将患者乳房捏起，尽量模拟乳腺 X 线摄片过程中的乳腺位置,分别在头尾位及内外斜位画出上述测量值距离,所得交点即为钙化灶/定位夹位置,用记号笔于体表作"+"标记。为防止标记被擦拭,也可予局部皮肤消毒后,利用1ml注射器针尖于皮肤划痕作出标记。

3. 为精确定位,可再予超声复查体表标记处,若探查到遗漏病灶,可于超声引导下再次行乳腺病灶体表标记。

4. 对于需要联合导丝定位的患者,将病灶中心体表标记点作为穿刺点,进行消毒铺巾,垂直皮肤插入导丝,根据肿物距皮肤距离调整导丝深度,术后可再次予乳腺X线检查以明确是否准确定位,必要时再予调整。定位准确后,将导丝末端打结、覆盖纱布、使用胶布固定于皮肤。

(三)操作后注意事项

X线引导下单一体表标记,若采用记号笔标记,嘱患者沐浴时不要用力擦洗。X线引导下体表标记联合乳腺金属定位导丝定位,还需要告知患者不要触碰导丝。

五、影像学表现

X线引导下行病灶体表标记前,先在乳腺X线片上测量出病灶中心距离乳头的水平和垂直距离(图2-2-1),然后根据测量的距离在患者体表标出病灶的投影位置。

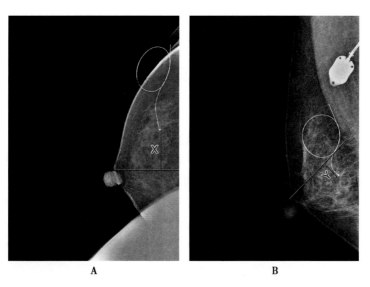

图2-2-1 乳腺X线引导下钙化灶定位
A. CC位;B. MLO位

六、手术方式

X线引导下单一体表标记的手术方式与超声引导下单一体表标记手术方式相同,详见第二章第一节。X线引导下体表标记联合乳腺金属定位导丝或乳腺组织标记定位夹定位的手术方式,与导丝定位和定位夹定位下手术方式基本一致,详见第五章第二节。

七、优缺点和注意事项

X线引导下的乳腺病灶单一体表标记是对没有条件、有禁忌证而不能进行导丝定位或导丝定位失败的有效补充,有其优势和局限性。

（一）优点

1. 方法简单易行,便于基层医院非乳腺影像专科医生操作。

2. 属于无创操作,患者易于接受。

3. 不需要医用耗材,节省费用。

4. 避免了因调整导丝而受到多次 X 线照射。

5. 因病灶表浅或患者不当体位导致导丝插入失败、脱落时,体表标记是一种有效补充方法,避免了手术中对病灶的盲切。

（二）缺点

1. X 线引导下手动体表标记,将乳房完全还原成拍 X 线时的状态比较困难,通常定位不够精准。

2. X 线引导下体表标记联合乳腺金属定位导丝定位,当导丝定位位置和病灶实际位置有偏差时,需要对导丝进行调整或多次调整,这一过程会让患者感觉疼痛、受到多次 X 线照射、增加患者心理不适感。

3. X 线引导下体表标记联合乳腺金属定位导丝定位,当病灶位置表浅时可能会发生定位失败或导丝在术前脱落。

4. X 线引导下体表标记联合乳腺金属定位导丝定位,当病灶位置过深、贴近胸肌时,手动定位不宜掌握进导丝深度,可能会出现插导丝位置过深、引起患者胸膜反应。

（三）注意事项

二维钼靶上仅 1 个位可见的可疑病灶可以考虑行断层钼靶扫描。

八、案例分享

（一）X 线引导下钙化灶体表标记联合乳腺金属定位导丝定位

1. 患者严××,48 岁,X 线发现左乳外上可疑钙化,超声下左乳未见明显异常,行 X 线引导下体表标记联合乳腺金属定位导丝定位(图 2-2-2),手术方式为左乳区段切除术,术后病理为纤维囊性乳腺病,囊肿形成,合并硬化性腺病,间质胶原纤维增生,伴钙化。

2. 患者覃××,42 岁,X 线发现左乳内侧钙化,超声下左乳未见明显异常,行 X 线引导下体表标记联合乳腺金属定位导丝定位(图 2-2-3),手术方式为左乳癌保乳术,术后病理为导管原位癌。

（二）X 线引导下定位夹体表标记联合乳腺金属定位导丝定位

患者伍××,37 岁,确诊左乳癌,行左乳癌肿超声引导下乳腺组织标记定位夹定位,行新辅助化疗 4 疗程后复查超声未探及肿物及金属夹,行 X 线引导下乳腺组织标记定位夹体表标记联合乳腺金属定位导丝定位(图 2-2-4)。

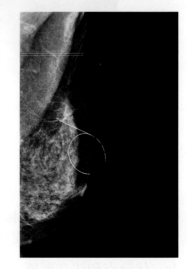

图 2-2-2　X 线引导下良性钙化灶体表标记联合金属导丝定位

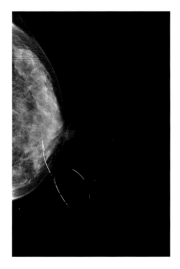

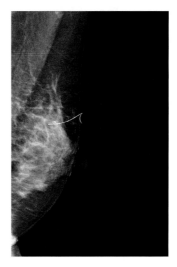

图 2-2-3　X 线引导下恶性钙化
灶体表标记联合金属导丝定位

图 2-2-4　X 线引导下金属夹体
表标记联合金属导丝定位

第三节　乳腺磁共振成像引导下体表标记

一、简介

磁共振成像(magnetic resonance imaging, MRI)引导下的乳腺病灶定位技术自 19 世纪 90 年代开始应用至今,现已发展成为继乳腺 X 线和超声引导下乳腺病灶定位技术的又一重要补充。目前,在国外,MRI 引导下乳腺病灶定位与活组织检查已发展成为乳腺 MRI 检查必备的技术之一,已被欧洲乳腺影像协会纳入了最新的 MRI 检查指南[14],而该技术在国内的开展仍处于试验阶段,缺乏基本的操作共识。另外,由于乳腺 X 线及乳腺超声费用低、便利、可操作性好,MRI 引导的体表标记受磁环境和检查方式的限制以及较高成本的费用问题,并不作为首选。但 MRI 检查对于乳腺病灶具有较高的敏感度,可发现临床触诊、乳腺 X 线检查及乳腺超声检查阴性的乳腺病变,也可对乳腺 X 线检查及超声检查发现但难以判断的病灶进行评估。而且当 MRI 发现乳腺可疑病灶时,经超声对照 MRI 图像复查,发现病灶的概率较低[15]。除此以外,由于检查体位不同、乳腺软组织移位等原因,即使超声复查到病灶,也不能确定该病灶与 MRI 发现的为同一病灶[16]。因此,在 MRI 发现乳腺隐匿的可疑病灶后,对其进行 MRI 引导下的定位也尤为重要。由于乳腺 MRI 检查体位是俯卧位,手术时患者为仰卧位,按照检查体位的定位会产生一定的偏倚,其中病变深度偏倚最大,临床医师需要了解其中的变化规律以指导更加精准地切除病灶[17]。

二、类型

(一)体表标记物定向装置引导下的体表标记/联合导丝定位

对于触诊阴性且仅在 MRI 下显影的病灶,患者不愿采用有创、需要医用耗材的定位方法时,可以仅行体表标记物定向装置引导下的单一体表标记。此种方式操作简单,但对于病灶定位的精准性较低,对操作医师的经验要求较高,多联合导丝定位。

（二）计算机辅助的立体定向装置引导下的乳腺病灶体表标记/联合导丝定位

对于乳腺钼靶和超声未能发现，仅能通过 MRI 检查发现的可疑病变，可考虑行计算机辅助的立体定向装置引导下病灶定位或活检以明确诊断。与体表标记物定向装置比较，其在精确性方面有很大的提高，但其装置结构复杂。

三、适应证

MRI 引导下体表标记主要适用于乳腺 MRI 发现的，而乳腺 X 线及乳腺超声无法探查到的可疑病灶，且是在对照 MRI 图像复查超声仍然不能探查到或不能确定的病灶。在造影增强 X 线发现的乳腺病灶，如果没有 MRI 禁忌证，可以在 MRI 引导下行体表标记或导丝定位。如果有 MRI 禁忌证，则选择行低剂量 X 线引导下定位。

四、操作步骤

（一）操作前准备

目前研究表明 MRI 对比剂具有良好的耐受性，全身毒副作用及局部不良反应较少发生，但极少数患者由于特异体质或各种事先不能预知的原因，有发生过敏或对肾脏损害等副作用的可能性，应告知患者并签署知情同意书。若需联合乳腺金属定位导丝定位，其属于有创操作，需要充分告知患者操作的目的和必要性、可能出现的并发症等风险性，并签署知情同意书。

（二）操作过程

1. 对于体表标记物定向装置引导的体表标记　标记物是根据病灶的位置粘附于乳腺皮肤表面且在 MRI 显影。操作中，通过 MRI 扫描移动标记物的位置，直至标记物中点位置与病灶中心在同一层面显示。

2. 对于计算机辅助的立体定向装置引导下的乳腺病灶定位

（1）患者俯卧于 MR 设备（3.0 T）7 通道乳腺线圈专用定位活检穿刺架上，根据 MRI 检查发现的可疑病灶的部位选择外侧位、内侧位或者轴位压迫定点，以病灶最近点距离体表最近为原则，保证操作过程中体位不变。

（2）静脉注射增强对比剂钆喷酸葡胺（gadopentetate dimeglumine，Gd-DTPA），剂量为 0.2mmol/kg，注射速度 2ml/s。进行乳腺多期动态增强扫描，观察局部是否出现强化病灶，一旦出现强化病灶即可停止扫描。

（3）将图像发送至 DynaCAD 工作站，工作站进行数据分析处理后，可确定定位标记病灶所在。

（4）如需要置入导丝或进行活检，则按照三维定位软件计算出的病灶深度和方位进针，对导丝外露部分予以有效固定，局部加压包扎。

（三）操作后注意事项

体表标记物定向装置引导的体表标记，若采用记号笔标记，嘱患者沐浴时不要用力擦洗。计算机辅助的立体定向装置引导下的乳腺病灶体表标记联合乳腺金属定位导丝定位，还需要告知患者不要碰撞定位部位以免导丝移位或脱落。

五、影像学表现

MRI 扫描得出图像后，软件计算出病灶方位和深度数值（图 2-3-1）。

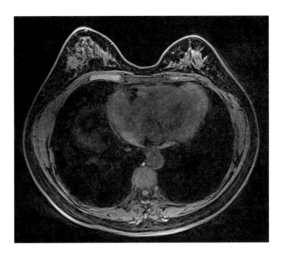

图 2-3-1 乳腺 MRI 定位影像学表现

六、手术方式

MRI 引导下病灶体表标记的手术方式与超声引导下单一体表标记手术方式相同,详见第二章第一节。MRI 引导下体表标记联合乳腺金属定位导丝定位或定位夹的手术方式,与导丝定位和定位夹定位下的手术方式一致,详见第五章第二节。

七、优缺点和注意事项

(一) 优点

1. 对于造影增强 X 线下发现的乳腺病灶,多数在 MRI 上也可以看到,采用 MRI 定位对人体没有辐射,避免了患者多次接受 X 线照射。

2. 对于超声和 X 线下不能显示而 MRI 检出的可疑病灶,为了引导手术精准切除病灶,MRI 引导下定位是不可或缺的方法。

(二) 缺点

1. MRI 增强扫描时用到造影剂,造影剂可能引起不良反应,例如过敏反应、钆沉积、肾源性系统性纤维化等。

2. 由于 MRI 检查需要俯卧位、定位耗时长,患者会感到不适,有幽闭恐惧症的患者不宜采用。

3. 费用相对高昂。

(三) 注意事项

1. 凡装有心脏起搏器,体内留有含铁磁性物质如动脉夹、金属假关节等,以及严重心脏病的患者严禁做此检查。

2. 有精神症状以及婴、幼儿患者预先服用镇静药。

3. 患者身上所有携带的金属物件都应去掉,特别是被检部位带金属纽扣的衣物等。

第四节 特殊体表标记技术

目前,由于临床中有效的新辅助化疗可使乳腺肿瘤降期,将不可手术的患者变为可手术,将不可保乳的患者变为可保乳,可尽量减少手术对乳腺的损伤,尽可能保留完整乳房,在乳腺癌综合治疗中运用越来越广泛。部分患者在新辅助化疗数个疗程后,肿瘤病灶逐渐缩小,且研究发现临床中约10%的患者可获得临床完全缓解,使临床医师难以准确确定原发肿瘤的位置及最初边界。而这一定程度上导致手术切除范围难以确定,对于有行保乳术需求的患者而言:切除范围过大致使乳房变形;切除范围过小会导致术中切缘阳性甚至术后复发风险增高。对于行改良根治术的患者而言:若皮肤切除范围过大可导致皮瓣张力过大;皮肤切除范围过小则会导致皮肤癌残留[18]。因而,如何在新辅助化疗后续治疗过程中准确定位肿瘤病灶范围以及其最初的边界显得至关重要。传统的坐标标记法界定肿瘤边界是按照肿瘤病灶的最长径及以中点为圆心确定圆面积,致使界定的肿瘤范围容易偏大,手术切除过多正常乳房组织;组织标记物法是在影像技术引导下在肿瘤病灶中置入组织标记物,对病灶进行定位,但此方法虽较精确,但无法确定肿瘤最初边界,不能准确评估新辅助化疗的疗效,除此以外金属标记物还存在移位、脱落的风险[19]。为了克服以上方法在乳腺病灶定位应用中的缺陷,我国学者进行了各种尝试,发明了一些不错的方法。

一、文身技术体表标记

文身技术是利用专业文身机将文身专用颜料刺入乳腺癌患者皮肤底层,对肿瘤边缘进行体表标记,虽然在操作中文身深度可能要触及真皮层,导致患者感到轻微疼痛,尤其是在病灶范围较大的患者中,文身标记路线偏长,但是此方法可以较准确定位乳腺肿瘤病灶,提高手术切除率,增加保乳率,除此以外还可以了解肿瘤对化疗的敏感性。我国学者黄文祯通过对比文身技术及传统坐标标记法,发现行文身技术标记的患者,病灶手术切除范围往往较小,并且切缘病理情况也优于传统坐标标记法。因而文身技术体表标记具有一定的临床推广价值[20]。

文身标记法的操作过程如下:在拟行第一次新辅助化疗之前,与手术医生沟通后,按患者手术体位正确摆放患者体位,一般取仰卧位,双手抱头置于枕部;使用高频探头进行乳房探查,将病灶的上、下、左、右缘分别显示在图像边缘,记号笔在探头对应边画点,画线将四个点相连成标记线,此即为肿瘤病灶最初的边缘,超声下测量肿物距皮肤的距离;利用专业文身机,根据肿物距皮肤的距离调整进针深度,接通电源;将局部皮肤进行消毒2~3次;用文身机沿标记线等距离文身6个点。

二、乳腺尺膜或体表贴

同样为解决如何确定乳腺癌行新辅助化疗患者的原发肿瘤病灶的准确位置及最初边界这一问题,我国学者崔建春[21]发明研制了乳房尺膜(由透明不干胶软薄膜制成,尺膜上由以中心孔为圆心的圆周线和射线组成,分别标记肿瘤病灶与乳头的距离和肿瘤病灶所在的角度),该标记法可有效标记肿瘤病灶本身的位置及其边界。除此以外,相比于文身技术,此种体表标记属于无创操作,具有较好的重复性,价格也相对低廉,便于广泛开展及推广。

乳腺尺膜标记法的操作步骤如下:在拟行第一次新辅助化疗之前,与手术医生沟通后,按患者手术体位正确摆放患者体位,一般取仰卧位,双手抱头置于枕部;为了能够将平面的尺膜准确地粘贴于乳腺表面,可在270°处将尺膜剪开,粘贴时可将该处适当重叠以保证尺膜与乳房皮肤良好贴合;对于非隆起性乳腺肿瘤病灶,将尺膜直接贴于皮肤上,超声引导下确定边界,即正向标记(图2-4-1);对于隆起性乳腺肿瘤病灶,尺膜只粘贴于肿瘤病灶以外的正常乳房皮肤上,即反向标记(图2-4-2);用记号笔在尺膜上将肿瘤病灶的边缘进行记录;取下标记好的尺膜,保存,并常规留取照片。

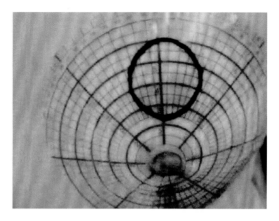

图 2-4-1　正向标记

另外,西安交通大学第二附属医院的医生发明了一种与乳腺尺膜相类似的辅助超声波定位乳腺病灶的体表贴(图2-4-3),在 2019 年获得了国家新型实用专利[22]。该种体表贴包括由上向下层叠的透明敷贴和底贴,底贴可分离地粘贴于透明敷贴上,透明敷贴中心开设一直径为 18~22mm 的第一镂空孔;在透明敷贴上第一镂空孔外的位置上设有多个第二镂空孔,多个第二镂空孔构成以第一镂空孔为圆心的同心圆,且相邻两个同心圆的距离是 8~12mm;同一个同心圆上的相邻的两个第二镂空孔的中心线之间的夹角为 30°。使用时将透明敷贴从底贴上剥离,根据第一镂空孔 1 和第二镂空孔 2 的位置将透明敷贴贴于乳房表面,体表贴贴好后,采用超声进行检查,超声发现病灶后在病灶对应体表贴镂空位置进行标记,并按标记内容在超声报告中描述乳房病灶位置。这种体表贴粘贴在乳房的表面,可完全贴合乳房的弧度,这样在定位时可将乳房的表面弧度考虑进去,克服因乳房的柔软及可移动性带来的病灶位置的不确定性,有效地辅助超声进行乳腺病灶精确定位。

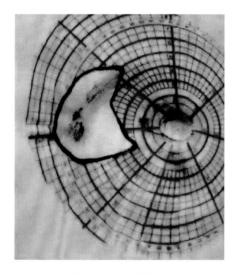

图 2-4-2　反向标记

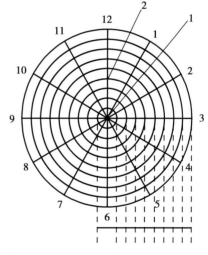

图 2-4-3　辅助超声波定位乳腺病灶的体表贴的结构示意图

三、乳腺肿瘤体表投影钟形定位装置

中南大学湘雅二医院的医生发明了一种体表投影钟形定位装置,用于定位乳腺病灶,同样也在 2019 年获得了国家新型实用专利[23]。如图 2-4-4、图 2-4-5 所示,本实用新型提供的乳腺肿瘤体表投影钟形定位装置为一半圆球体,该半圆球体包括环形底座 1、首端带固定环的软尺 2 以及半圆弧支架 3,支架一端固定于环形底座九点刻度位置,支架另一端固定于底座三点刻度位置,支架中间设有环形固定部 4,该环形固定部为乳头仿形部。软尺一端可分离地设于支架的环形固定部上,环形固定部中心点与球心在同一条直线上,所述环形底座上设置与钟表一致的刻度线 5,即环形底座上包括十二大格刻度线,每大格刻度线与球心连线之间的夹角为 30°,每大格再细分五小格,每小格刻度线与球心连线之间的夹角为 6°。所述环形底座上设有用于软尺穿设的弧形通槽 6。参见图 2-4-5,使用时,将软尺固定环固定放置乳头仿形部上,另一端穿设弧形通槽,在环形底座上移动以便确定乳腺肿瘤上横轴两端点(顺时针点数小者为 A 点、点数大者为 B 点)、纵轴两端点(距乳头远者为 C 点、近者为 D点)、横轴与纵轴交叉点即中心点(E 点)分别距乳头的距离,记录各点与乳头连线所指的点数,软尺上有长度刻度,用于测量乳腺肿瘤上各点距乳头的距离。图 2-4-5 中椭圆形及其上五个点为乳腺肿瘤及其各点示意图,例如某点可定义为"10:24,3.0cm",3.0cm 为某点距离乳头的距离,通过软尺测得,10:24 为该点与连线时在钟表式底座上所指的时间点数。

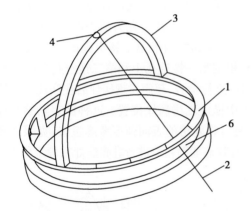

图 2-4-4　乳腺肿瘤体表投影钟形定位装置的结构示意图

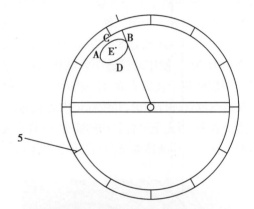

图 2-4-5　乳腺肿瘤体表投影钟形定位装置的结构示意图俯视图

该装置优点在于成本较低,操作简便迅速,可重复多次使用,定位精准,可做到无创伤乳腺肿瘤体表投影定位,通过对乳腺肿瘤体表投影的大小、位置可得出具体数据,可对原乳腺肿瘤体表投影进行准确的复原,便于医生进行测量、记录、对比等。

四、乳腺体表标记板

我国学者邓双南[24]为进一步提高乳腺 X 线定位的准确性,设计并制作了一种能定位触诊阴性病变的乳腺体表标记装置:乳腺体表标记板。该装置主要由下托板和上压板两部分组成(图 2-4-6)。操作前,首先要测量患者乳腺 X 线片中病灶横、纵坐标尺寸,操作时,为模拟乳腺 X 线摄片时乳房摆放体位和压迫程度,用下托板将患者乳房向上托起,而上压板用于压迫乳房,两板同时操作。将镂空窗口刻度尺的 0 刻度对齐患者乳头位置;最后将原乳腺 X 线片上所测量的病灶尺寸通过镂空窗口进行标识,标识完成后做纵向及横向坐标轴垂线,两线交叉点即为病灶的体表投影(图 2-4-7、图 2-4-8)。研究证明此定位装置能完成触诊阴性而乳腺 X 线摄片发现阳性病灶需要手术的患者术前体表标记。对于乳房下垂明显,造成定位与手术体位偏差较大的患者,此定位装置在一定程度上虽可协助手术切除病变,但仍无法达到精确定位的目的。

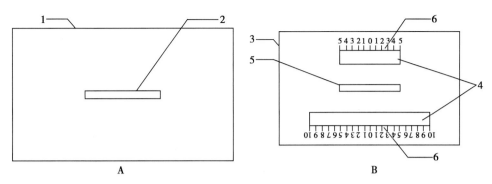

图 2-4-6 乳腺病变体表标记板
A.1. 托板, 2. 把手; B.3. 压板, 4. 镂空窗口, 5. 把手, 6. 刻度标尺

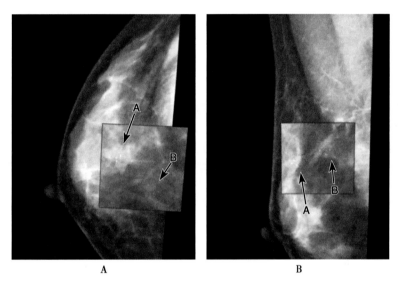

图 2-4-7 钼靶片上放大钙化灶
A. 头尾位; B. 内外斜位

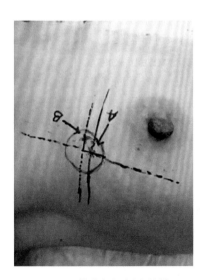

图 2-4-8 体表标记板定位情况

五、逸仙标记法

对于术前化疗的患者病灶的体表轮廓定位,孙逸仙纪念医院乳腺肿瘤中心多年采用一种非常简单有特色的方法保存患者化疗前病灶的体表轮廓,方法如下:超声引导下在患者体表用记号笔勾画出病灶轮廓,拿一张 A4 白纸,如果患者肿物过大,径线超出 A4 纸范围,选取更大规格的纸张,将白纸整齐对折两次,在两道折痕交点即纸的中心位置裁剪出一个圆形镂空,然后将纸张覆盖在患者乳房上,镂空放置在乳头位置,用记号笔根据患者体表的标记描画出病灶轮廓(图 2-4-9),并画出胸骨上窝、病灶侧的腋窝等解剖标志。在纸上写好患者年龄、住院号、轮廓勾画定位日期等信息,归类存档。患者做完术前化疗后、手术前,超声引导下检查化疗后的病灶情况,如果没有临床完全缓解,就采用同样的方法,在超声引导下,将病灶轮廓再次在体表标记、勾画轮廓,然后将之前保存的病灶轮廓纸拿出来依前覆盖在患者体表,用记号笔沿病灶轮廓力透纸背,将轮廓画在患者

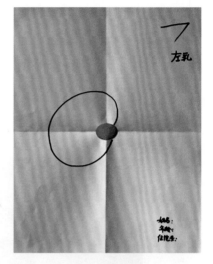

图 2-4-9 病灶轮廓图

体表。这样,病灶化疗前后的轮廓直观对比,给外科医生提供病灶定位、病灶手术切除范围的参考。

第五节 小 结

采用何种影像形式的引导来进行体表标记、是否需要联合其他定位法,很大程度取决于以下因素:病灶类型;何种成像方式能最清晰、准确地显示病灶;是否有可靠的设备和相关的专业人员;患者的耐受度和接受度。

如果乳腺病灶可以在超声下清晰显示,因超声引导下定位方便快捷,更为容易操作,患者体位舒适、接受度高,故为首选。可疑钙化灶多数在 X 线下显示,如果复查超声可见,依然首选超声引导下定位。乳腺组织标记定位夹通常在 X 线和超声下均显影,但有时因放置处的组织回声较高,导致超声下不好分辨,此时可以结合 X 线进行定位。腋下肿大淋巴结因位置特殊,在乳腺 X 线检查时不一定能显示,一般是在超声引导下定位。磁共振检查对钙化灶的检出不敏感,但对乳腺病灶的总体敏感度较高,当磁共振发现超声和 X 线不显示的可疑病灶时,首选用磁共振引导下的定位。

条件允许的情况下,除了体表标记,通常要结合使用其他定位工具如乳腺金属定位导丝或乳腺组织标记定位夹等。体表标记虽然不够精准、有其局限性,但是在存在其他定位方法禁忌证时,例如乳房里有假体存在时,其他有创定位方法极易损伤假体,此时体表标记发挥了不容忽视的作用。

（顾然 梁静 刘凤桃 林婉宜）

参考文献

［1］ Mandelson M T,Oestreicher N,Porter P L,et al. Breast Density as a Predictor of Mammographic Detection: Comparison of Interval and Screen-Detected Cancers［J］. Journal of the National Cancer Institute,2000,13（92）:1081-1087.

［2］ Day N,Warren R. Mammographic screening and mammographic patterns［J］. Breast Cancer Res,2000,4（2）: 247-251.

［3］ 赵奕文,金秀红,翟大明,等.术前超声下导丝定位切除乳腺触诊阴性病变的价值［J］.医学研究杂志, 2017,46（1）:56-59.

［4］ 于淼.不可触及乳腺低回声病灶体表定位手术 237 例［J］.武警医学,2015,26（10）:1049-1051.

［5］ 秦洪真,丁康,张均歆,等.超声体表定位切除临床不可触及乳腺病变 23 例分析［J］.人民军医,2012,55（7）:652.

［6］ 荆波.术前超声体表定位对手术切除乳腺不可触及小包块的临床应用［J］.中国社区医师医学专业, 2012,14（2）:258.

［7］ 姜玉新,荣雪余,孙强,等.乳腺肿块的术前超声引导定位［J］.中华超声影像学杂志,2000,9（11）: 646-647.

［8］ 张海燕,温婧,罗静,等.彩超引导下亚甲蓝染色及体表标记双定位切除乳腺触诊阴性肿块的应用及体会［J］.临床医药文献电子杂志,2018,5（09）:16-18.

［9］ Moriya T. Diagnosis of non-palpable breast cancer（image-detected breast cancer）［J］. Breast cancer（Tokyo, Japan）,2005,12（4）:249.

［10］ Nelson H D,Tyne K,Naik A,et al. Screening for Breast Cancer:Systematic Evidence Review Update for the U. S. Preventive Services Task Force［J］. Ann Intern Med,2009,10（151）:242-727.

［11］ 徐静,江颖,刘文帅,等.乳腺 X 线立体定位体表标记在触诊阴性乳腺钙化灶诊治中的应用［J］.中国临床医学,2017,24（1）:26-30.

［12］ 谭欢,曾勇明,张静,等.应用数字乳腺机对乳腺隐匿性病灶的二维体表定位法［J］.重庆医科大学学报,2007,32（8）:882-883.

［13］ Kalambo M,Dogan B E,Whitman G J. Step by step:Planning a needle localization procedure［J］. Clinical imaging,2019,60（1）:100-108.

［14］ Mann R M,Kuhl C K,Kinkel K,et al. Breast MRI:guidelines from the European Society of Breast Imaging［J］. European radiology,2008,18（7）:1307-1318.

［15］ Meeuwis C,Peters N H,Mali W P,et al. Targeting difficult accessible breast lesions:MRI-guided needle localization using a freehand technique in a 3. 0 T closed bore magnet［J］. European journal of radiology, 2007,62（2）:283-288.

［16］ Brenner R J,Rothman B J. Detection of primary breast cancer in women with known adenocarcinoma metastatic to the axilla:use of MRI after negative clinical and mammographic examination［J］. Journal of magnetic resonance imaging,1997,7（6）:1153-1158.

［17］ 胡晓欣,顾雅佳,肖琴,等.乳腺实质性病变的 MRI 定位研究:俯卧位与仰卧位对照［J］.肿瘤影像学, 2017,26（04）:255-261.

［18］ 彭衍琛.乳腺癌新辅助化疗治疗 TE 方案与 TEC 方案的应用价值对照［J］.中国处方药,2017,15（6）: 62-63.

［19］ 董愉.超声诊断在老年乳腺癌新辅助化疗患者病灶变化显示中的价值探讨［J］.临床医学研究与实践,2017,2（8）:135-137.

［20］ 黄文祯,巫艳艳,刘志勇.纹身技术在乳腺癌新辅助化疗患者中的应用［J］.中国医学创新,2018,15（31）:36-38.

［21］崔建春,张强,李立,等.乳腺癌新辅助化疗的乳房肿物体表定位膜定位［J］.肿瘤研究与临床,2012,24(8):527-529.

［22］惠文涛.一种辅助超声波定位乳腺病灶的体表贴:CN201820391494.4［P/OL］.(2019-04-26)［2020-08-01］.http://dbpub.cnki.net/grid2008/dbpub/detail.aspx? dbcode＝SCPD&dbname＝SCPD2019&filename＝CN208784788U&uid＝WEEvREcwSlJHSldRa1FhcEFLUmVicE1ZaCtzYzhmZGxzZG0ycEgyZU5DTT0＝$9A4hF_YAuvQ5obgVAqNKPCYcEjKensW4IQMovwHtwkF4VYPoHbKxJw!!

［23］易文君,赵飘.一种乳腺肿瘤体表投影钟形定位装置:CN201821563600.9［P/OL］.(2019-07-23)［2020-08-01］.http://dbpub.cnki.net/grid2008/dbpub/detail.aspx? dbcode＝SCPD&dbname＝SCPD2019&filename＝CN209136896U&uid＝WEEvREcwSlJHSldRa1FhcEFLUmVicE1ZaCtzYzhmZGxzZG0ycEgyZU5DTT0＝$9A4hF_YAuvQ5obgVAqNKPCYcEjKensW4IQMovwHtwkF4VYPoHbKxJw!!

［24］邓双南,王文艳,李青国.乳腺病变体表定位板的研制及临床应用［J］.西部医学,2017,29(09):1247-1249.

第三章

乳腺金属定位导丝

第一节 乳腺金属定位导丝简介

一、介绍

依据 2019 年国家癌症中心发布的全国癌症报告,乳腺癌发病率占据女性恶性肿瘤的首位。近年来,乳腺 X 线筛查和超声检查逐渐普及,筛查检出的肿瘤越来越小,体格检查无法触及,临床中这类病变称为不可触及的乳腺病灶。罹患此类疾病的患者往往可行乳腺保乳手术。研究已经证实保乳手术是一种安全、有效的乳腺癌治疗方法,此种术式通常仅切除目标肿瘤及周边合适的正常组织,可避免切除过多正常组织[1]。此外,保乳手术亦可适用于肿瘤负荷较大行新辅助化疗后肿瘤缩小的患者。

目前,对于 NPBL,外科活检仍不失为一种准确、可靠、且常用的介入手段。新辅助化疗后肿瘤明显缩小亦增加了术中寻找肿瘤的难度。无论是 NPBL 还是新辅助化疗后明显缩小的肿瘤,术前的精准定位均是手术成功的关键,也是亟待解决的问题。在 1976 年,Frank 首先报道了乳腺 X 线引导下金属定位导丝定位 NPBL 引导手术切除乳腺病变的技术[2]。经过40 余年的发展和改良,乳腺金属定位导丝的装置和技术日趋成熟,并能够指导外科医生高效、安全地切除目标病变。据文献报道,乳腺金属定位导丝定位引导下的乳腺病变区段切除,标本边缘阴性率为 71%~87%[3]。现阶段的乳腺金属定位导丝由穿刺针和导丝组成,有多种规格型号,穿刺针为 16~20G,导丝长度为 3~15cm[1]。依据导丝远端倒钩形状,金属定位导丝主要分为单钩和双钩两种类型,其可在乳腺 X 线、超声、磁共振或计算机体层摄影引导下放置。通常我们选择显示病变最清楚,操作最简单,并且患者舒适度最高的成像方式来引导乳腺金属定位导丝的植入。一般情况下,乳腺金属定位导丝定位适用于 NPBL,肿瘤切除活检手术残腔,多发病灶以及新辅助化疗后肿瘤明显缩小的定位。

二、发展历史[4]

在 20 世纪 70 年代,在波士顿四家不同医院内,有四位乳腺影像医生分别独立尝试开展乳腺病变术前金属定位导丝定位技术,这开创了 NPBL 术前定位的先河,以下是四种金属定位导丝的雏形:

(一) Ferris M. Hall 博士提供(Beth Israel Hospital)

在 Beth Israel 医院,采用金属定位导丝定位乳腺 NPBL 的想法最先是由 Howard Frank 博士(一名胸外科医生)于 1976 年提出来的。因为在 1976 年,Howard Frank 博士收治了一名特殊的女性患者,该名患者的乳腺 X 线检查发现了不可触及的异常表现,即使这个异常表现为良性病变的征象,但是该名患者仍然坚持活检。在 Frank 博士的实验室内,他与一名乳腺 X 线方面的专家(Ferris M. Hall)讨论了这名患者的术前定位问题,并提出了很多想法。在手术当天,Frank 博士指导 Hall 博士将脊髓穿刺针改造成乳腺金属定位导丝。首先从 25G 的脊髓穿刺针中取出导丝,切断导丝的针座,并用止血钳将导丝远端折成约 4mm 的弯钩,然后将导丝穿入 25G 的穿刺针内(并保证导丝弯钩端露出穿刺针,另一端露出穿刺针 1mm)。患者呈仰卧位,局部麻醉后,在没有影像设备引导的情况下,Hall 博士将改造的金属定位导丝植入乳腺目标病变区域,退出穿刺针,导丝留置在乳房内,Frank 博士循着金属定位导丝找到目标病变,并将其切除。

有了 Frank 金属定位导丝的雏形,随着技术的发展,改造的乳腺金属定位导丝的植入可以在乳腺 X 线设备引导下进行。金属定位导丝由穿刺针和导丝两部分组成,到达目标区域后,医生拔出穿刺针,留下导丝固定在目标区域。外科医生循着导丝找到并切除目标病变,并行术中标本乳腺 X 线摄影,确保已完整切除导丝及病变。因为此类金属定位导丝的倒钩端超过了穿刺针,所以此类金属定位导丝只能前进,无法回缩重新定位。当时美国乳腺 X 线摄影只有侧位摄影,没有斜位摄影,所以大乳房深部病变的定位尤为困难。在金属定位导丝应用初期,因为定位技术的不成熟,乳腺外科和 X 线摄影医生认为金属定位导丝尖端到病变的距离不超过 2cm 即可。如果两者之间的距离大于 2cm,则乳腺 X 线定位医生在定位后的乳腺 X 线片上标注包括病变和金属定位导丝的圆圈。

随后,Simon 博士(Hall 的同事)在上述金属定位导丝的基础上设计了构造相对复杂的金属定位导丝,但因其成本较高,这些金属定位导丝并未商业化生产。

(二) Daniel B. Kopans 博士提供(Massachusetts General Hospital)

1976 年,Frank 发明的乳腺金属定位导丝已经能够基本满足乳腺病变的术前定位,也获得了乳腺外科医生的普遍认可。但是,在 Massachusetts General 医院,一名从事乳腺 X 线诊断的医生(Daniel B. Kopans)认为 Frank 金属定位导丝存在不能重复定位的缺点,他希望乳腺金属定位导丝能够重复定位直到定位满意,并且导丝可以从穿刺针内穿过,穿刺针拔出后导丝可以重新固定在组织内。Kopans 博士发现如果导丝的倒钩部分过度弯曲,当倒钩被推出穿刺针时,倒钩就会弹开并固定在组织内[5,6]。

基于上述发现,Kopans 博士改良了 Frank 金属定位导丝,并命名为弹性金属定位导丝。弹性金属定位导丝亦由穿刺针和导丝两部分组成。穿刺针可以多次重复定位直到定位满意,导丝的倒钩端过度弯曲,并倒钩端的导丝加粗,外科医生可循着导丝切除加粗导丝周围的病变,而导丝末端的倒钩仍可固定在周围组织内。据 Kopans 博士报道,运用弹性金属定位导丝定位乳腺病变,切除的乳腺组织更少,切除的范围不超过病变周围 5mm。在手术过程中,如果医生切除病变困难,医生可循着导丝将穿刺针插入组织内,协助寻找目标病变[6]。在患者等待手术时,柔软的导丝也可固定于皮肤表面,而不需要笨重的覆盖物。并且,患者可在局部麻醉下植入弹性金属定位导丝并手术,降低了门诊患者的风险,并达到了皮肤的美容效果。此外,因为弹性金属定位导丝能够精准定位乳腺 X 线发现的临床隐匿性病变,所以,它的应用优势也变相支持了乳腺 X 线用于筛查的观点。

(三) Marc J. Homer 博士提供(Tufts Medical Center)

1977 年,只有 Frank 乳腺金属定位导丝可用于乳腺病变的定位活检,但是此类金属定位导丝存在诸多缺点:首先,它不能重复定位,部分乳腺病变的定位需要多根金属定位导丝;其次,在手术过程中,外科医生无法触及导丝,所以,这类手术更具有挑战性;最后,导丝可能会被切断。1983年,毕业于麻省理工学院的三名毕业生向 Marc J. Homer 博士推荐了一台由镍钛诺制成的定位装置,这种镍钛诺是由镍和钛制成的合金,其形态可以随温度变化。当时,Homer 博士就职于塔夫茨医学中心(Tufts Medical Center),从事乳腺 X 线诊断及 X 线引导下乳腺病变定位工作。自此,他们开始尝试改造乳腺金属定位导丝,并希望改造后的金属定位导丝能够克服 Frank 乳腺金属定位导丝的缺点。最终,他们研制出"J 形乳腺金属定位导丝"。J 形乳腺金属定位导丝亦由穿刺针和导丝组成,其最大的特点是导丝倒钩端呈 J 形,这也是该类金属定位导丝名称的由来。根据 Homer 博士报道,J 形金属定位导丝可以重复定位直到定位满意(在 X 线片上,导丝倒钩端距离病变 1cm 范围内)。依据乳腺金属定位导丝的设计,金属定位导丝插入目标区域后,定位的操作医生需要拔出穿刺针,仅仅留下导丝定位目标病变。但是,通常情况下导丝是不可触及的,为了方便外科医生在手术过程中能够触及导丝,降低手术难度,Homer 博士认为穿刺针无需拔出,可以跟随患者进入手术室。这种情况下,外科医生可以清楚地看到穿刺针的进针深度,并能够触及穿刺针,目标病变也不必一定在 J 形导丝最远端,只要在金属定位导丝的穿刺路径就可满足定位要求。

(四) Norman L. Sadowsky 博士提供(Faulkner Hospital)

Norman L. Sadowsky 博士曾经就职于彼得·本特·布里格姆医院(Peter Bent Brigham Hospital)和福克纳医院(Faulkner Hospital)。因为对乳腺 X 线筛查和诊断的热爱,Sadowsky 博士于1971年成立了一个乳腺影像中心,这也是最早一批乳腺影像中心之一。他认为 Frank 金属定位导丝帮助解决了乳腺临床隐匿性病变的定位问题,但是该金属定位导丝仍存在以下缺点:首先,导丝的倒钩位于穿刺针尖端以外,需要局部麻醉和皮肤切口,并且无法重复定位乳腺病变,其次,导丝倒钩比较短,不能完全固定在乳腺组织内,有被拉出的风险。针对上述缺点,Kopans 博士发明了弹性金属定位导丝,弥补了 Frank 金属定位导丝的缺点,但是弹性金属定位导丝内导丝的倒钩端仍有被切断的风险。为此,Sadowsky 博士又对弹性金属定位导丝进行了改进,使外科医生在手术过程中更容易触及金属定位导丝,并不易切断导丝倒钩。改进后,穿刺针由 3~9cm 的不锈钢无菌套管组成,每个套管都有一个近端手柄。定位成功后在 X 线片上测量皮肤穿刺口到病变的距离(×cm),将患者及对应×cm 的穿刺针送至手术室。手术前,外科医生循着导丝将×cm 的穿刺针插入乳房,术中医生可触及穿刺针,协助寻找目标病变,并防止手术刀切断导丝。

三、类型

根据乳腺金属定位导丝的尖端形状,金属定位导丝主要分为单钩(图 3-1-1)和双钩(图3-1-2)两种类型。单钩仅是单根金属定位导丝,导丝尖端呈"∠"形,穿刺针退出后不可再进入重新定位;双钩则是两根金属定位导丝扭紧而成,导丝尖端呈"Y"形展开,穿刺针退出后如果定位不满意还可将导丝尖端拉回穿刺针内重新定位。在临床应用中,两种类型的乳腺金属定位导丝并无优劣之分,不同类型金属定位导丝的选择往往依据外科医生的手术要求。

(一) 乳腺单钩金属定位导丝

各公司生产的乳腺单钩金属定位导丝的结构大同小异,均由穿刺针及导丝组成。现介绍乳腺单钩金属定位导丝的结构,如图 3-1-3 所示。

(二) 乳腺双钩金属定位导丝

以下介绍乳腺双钩金属定位导丝的结构,如图 3-1-4、图 3-1-5 所示。

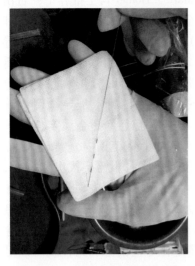

图 3-1-1　乳腺单钩金属定位导丝

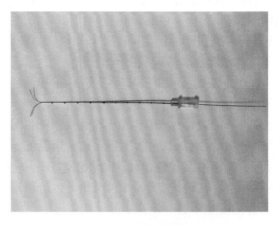

图 3-1-2　乳腺双钩金属定位导丝

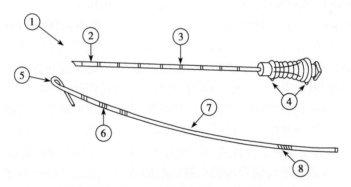

图 3-1-3　乳腺单钩金属定位导丝
①穿刺针;②超声下显像;③1cm 深度参考标识;④定向装置;⑤倒钩;⑥标记珠串珠;⑦金属定位导丝;⑧可触及展开串珠

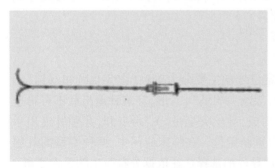

图 3-1-4　乳腺双钩金属定位导丝

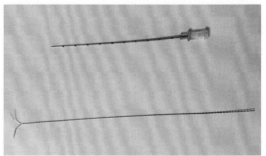

图 3-1-5　乳腺双钩金属定位导丝
双钩金属定位导丝主要由 2 个部件组成:一是配有一体式 Luer 锁紧螺母的穿刺针,以及一根其远端配有两个锁紧元件的导丝。有不同长度的导丝(LW0037、LW0057、LW0077、LW0107、LW0137)可供选择

双钩金属定位导丝内的导丝由两个金属丝扭紧而成,定位前需将双钩金属导丝包藏于穿刺针内,植入乳腺内达到目标病灶后,将导丝推出穿刺针外使尖端呈"Y"形展开,这样的设计使得定位时经皮肤、皮下组织及腺体到达病变位置后,推入金属导丝,拔除定位针后,金属导丝尖端释放呈"Y"形停留在病灶内不容易移位。

1. 双钩金属定位导丝在细节上特异的结构特点,以下进行简单介绍。

双钩金属定位导丝主要由2个部件组成:作为引导器的穿刺针和一根在其远端是外展为"Y"形的金属导丝。定位前,需要手动将导丝内置于作为导引器的穿刺针内,可外展的双钩必须包藏于穿刺针尖的斜面内,不可外露,以免定位过程穿破正常乳腺组织造成损伤,而且倒钩外露可能会增大穿刺的阻力,如图3-1-6所示。当达到目标病灶的中心,可慢慢内推导丝,外撤穿刺针,逐渐暴露外展的双钩,如图3-1-7所示。再用力推出,"Y"形双钩外展更完全,双钩间的角度逐渐增大,如下图3-1-8所示。完全暴露双钩后便可外退穿刺针,使得定位导丝单独、完整留在患者体内。一旦植入乳房内,只能通过手术取

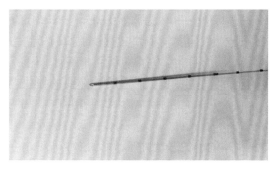

图3-1-6 乳腺双钩金属定位导丝(包藏着内置的导丝)

出。此金属导丝为一次性使用医疗物品,不可重复使用到不同患者身上,否则可能造成不同患者间的交叉感染风险。

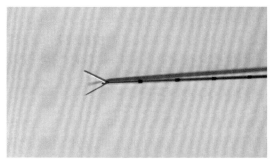

图3-1-7 乳腺双钩金属定位针导丝末端

金属导丝末端的"Y"形双钩倒钩逐渐被推出穿刺针末端的斜面而外展

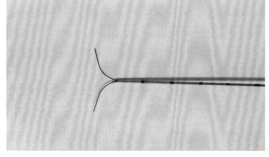

图3-1-8 完全外展"Y"形双钩的导丝

当完全外展时,双钩间的夹角>120°,这样保证金属定位导丝能牢固扎于目标肿物的内部而不轻易脱出

2. 因为双钩的金属定位导丝有着其独特的设计,使得双钩导丝的倒钩释放后仍可回拔撤回定位导丝内而重新定位,所以它的使用过程跟单钩定位导丝略有差异。具备一定特色。

双钩导丝可重新放置和撤出:如果导丝需要重新放置或者撤出,则应通过握紧导丝近端并缓慢地向前推送穿刺针将锁紧元件撤至穿刺针中。当导丝的紧密螺旋部分完全暴露于锁紧螺母以外时,则表明锁紧元件已被完全撤至穿刺针中。重新放置穿刺针至目标部位并重新设定导丝的锁紧元件;当锁紧元件展开时,即表明导丝锁定就位。可以将穿刺针撤出或者留置于原位以防止手术时偶发的导丝截断。

第二节　乳腺金属定位导丝的临床应用

一、适应证

（一）乳腺金属定位导丝在不可触及的乳腺病灶中的应用

随着乳腺 X 线和乳腺超声筛查的普及和人们体检意识的提高，越来越多 NPBL 被发现。对于 NPBL，部分需要通过手术切除，并病理活检。乳腺 X 线普查资料示：2%～4%的妇女有 NPBL，其中 20%～30%为恶性病灶[8]。NPBL 的检出使乳腺外科医生面临着新的问题，由于肿块位置较深、病变较小，这类病灶临床上无法扪及，导致术中不易准确判断病变位置，造成手术耗时长；而且为了完整包绕目标病灶，争取一次成功，外科医生可能扩大切除范围，切除过多的正常乳腺组织，从而造成不必要的损伤，影响术后乳房外在美观性。当然，对于细小而且位置较深的乳腺肿物也可以使用真空辅助旋切术，即通俗所说的微创手术的方式切除活检，该手术方式可以切除临床上无法触及的乳腺病灶。但此方法有一定的创伤，然而，对于微创活检确诊的恶性肿瘤，则无法准确对病变进行病理上的大小分期；此外，若肿物确诊为恶性需再次手术，但病灶已被完全切除，二次手术前仍需行精准定位辅助外科精准切除可能的残余病灶。

术前 NPBL 的精准定位能为外科医生解决巨大的难题，而影像学引导下的乳腺病灶金属导丝定位正是解决此难题的关键钥匙。Megan Kalambo 等多次强调：导丝引导定位（wire guided location，WGL）被广泛认为是术前影像引导病变定位的标准技术[9]。可见影像成像引导下导丝定位已成为手术活检的首选方案，其可以指导临床手术方案的选择及准确地切除病变，最大限度地保留正常乳腺组织，改善患者术后的乳腺外观，大幅度提高乳腺疾病患者的生活质量，同时如果是恶性病变也可作为保乳手术的重要技术依托。利用此方法既得到了可疑病灶明确的病理诊断，能及时治疗；对于非恶性病灶也去除了病灶癌变的风险，减轻了患者的心理负担。

（二）乳腺金属定位导丝在钙化中的应用

乳腺钙化在乳腺癌的 X 线诊断中具有非常重要的意义，它是乳腺癌最常见有时甚至是唯一的 X 线征象。它不仅可帮助乳腺癌的确诊，而且约有 4%～10%的病例，钙化是诊断乳腺癌的唯一依据，在临床触诊阴性的乳腺癌患者中至少有 50%～60%是单独凭钙化而作出诊断的[10]，而全数字化乳腺 X 线摄影使乳腺细微结构的显示率及分辨率得到大幅度的提高，影像设备的日益精良使得越来越多临床触诊阴性微小钙化病灶被发现。虽然钙化的发现对于乳腺疾病的诊断有重要作用，但如果仅仅依靠乳腺摄影中微钙化的形态、分布、大小等表现，尤其是这些钙化缺乏特征性表现时，诊断医生对其定性较为困难。国外对这类细小钙化病变的处理手段有：细针穿刺活检（fine needle aspiration，FNA）、X 线或 B 超引导下粗针穿刺活检、真空辅助旋切活检或 X 线引导下金属导丝定位切除活检。FNA 诊断存在很多不足之处，因其仅能作出细胞学诊断，25%以上的 FNA 细胞标本不足至假阴性率较高。临床统计 FNA 的敏感性为 85%～88%，特异性为 56%～91%，准确率为 62%～89%，因此 FNA 在临床上并未被广泛采用[11]。超声检查对乳腺的微小钙化病灶显示没有乳腺 X 线敏感，即使超声能检出钙化灶，但探查费时较长，同时需要检查的医师具有一定的经验和操作技巧，因而使用超声引导下对微小钙化灶进行粗针穿刺活检受到一定的限制。再者，对微小钙化灶进行超声引导下的粗针穿刺活检也只能去除 20% 的乳腺微小钙化灶,存在很高的假阴性。真空辅助旋切活检比粗针穿刺活检获取的组织量大,能去除 74% 的乳腺微小钙化灶,大大减少了获取标本的不足,降低了假阴性率,特别是在乳腺 X 线立体定位系统引导下的真空辅助旋切活检准确率大大提高,但是立体定位系统设备价格昂贵,限制了很多医院的使用。对临床外科医生来说如果无精准的术前定位对其进行切检也是一大难题。而 X 线立体定位置入金属导丝引导外科手术使乳腺内可疑病变能够做到定位、切检一次完成,是诊断不可触及病变的"金标准"方法,特别是对细小钙化,意义重大[12]。

(三) 乳腺金属定位导丝在手术残腔中的应用

部分患者曾进行过乳腺肿物的切取活检或切除活检确诊为恶性病变,后需进行再次手术达到根治目的。因原发病灶已被切除或发生形态的改变,通常只能通过影像学上残留的病变或者依赖于活检部位的血肿进行定位,部分案例是通过 X 线摄片对病变附近的解剖标志进行识别进而定位。如果活检距离手术间隔时间太长,活检部位水肿等术后表现消退,术腔恢复,则可能无法通过以上方式进行术前定位。在缺乏精准定位时行开放手术,往往为了保证切缘阴性而导致切除的乳腺组织范围过大,这样既耗费手术时间也造成患者不必要的损伤。使用金属导丝定位手术活检残腔,操作过程简单、舒适,对于手术医生来说定位精准、直观。

(四) 乳腺金属定位导丝在多发病灶中的应用

部分患者存在多发病灶或卫星灶的情况,而且肿物的大小不一,这种情况下对于肿物的全面切除有一定难度,特别是恶性病灶中的卫星灶,其完整切除边缘阴性决定了保乳手术的成败。这种情况下应用乳腺金属定位导丝进行定位十分合适。多发病灶术前均可植入金属导丝,保证恶性病灶能完整切除。关于行多根金属定位导丝植入的条件,部分学者[13]还提出了个人的观点:①病变长径大于 2cm;②肿块伴卫星结节;③肿块伴周围微钙化;④段性分布或者线样分布的微钙化。而且当多根金属定位导丝同时定位一个区域的乳腺病变时,金属定位导丝之间的最小距离没有限制。对于肿物较大但临床触诊不明显的肿物或乳腺 X 线上表现大片钙化但临床未能触及肿物的情况,利用乳腺金属定位导丝通过影像成像引导下植入后标记肿物范围,指导手术的切除从而降低切缘阳性率。通过多根金属定位导丝对病变的精准定位,既可为外科医师节省手术时间,又可减少患者乳腺组织的不必要切除,减少损伤。

(五) 乳腺金属定位导丝在乳腺癌新辅助化疗中的应用

新辅助化疗后完全缓解或者部分缓解的患者,确定原发肿物的位置成为确定保乳手术切除范围的重要因素。在乳腺组织标记定位夹出现之前,乳腺癌新辅助化疗患者的定位使用方法有限,无非都是化疗前肿物在影像显示下的体表投影,以便化疗后指导手术切除的具体位置,为切除边缘的范围等提供有效信息。这些方法简便有效无创经济,但均为体表标记,不能作为开放手术的精确参考。李洁冰等医生曾在早年国内介入大会上分享一种利用金属导丝进行定位的新方法,当中包括乳腺癌的新辅助化疗病例。他们对 30 例触诊不清的乳腺良性肿块,24 例新辅助化疗的乳腺癌,在超声引导下,将穿刺针刺入肿块,达肿块前缘,将金属导丝推入后退出穿刺针,此时导丝前端倒钩打开,固定于肿块边缘,体外保留导丝约 4.0cm,纱布覆盖固定。其中 24 例乳腺癌定位后继续化疗 2~3 个周期。以此金属导丝明确肿物边缘,指导化疗后手术的切除范围[14]。虽然这是一个有创的定位方法,而且患者带着外露的金属导丝度过几个化疗周期,给个人生活带来不便,还需要小心护理避免感染,具有一定风险,然而这是对新辅助化疗定位方法的大胆创新。此方法适用于对术前化疗较敏感的乳腺癌,精确定位后,不受肿块缩小的影响,较常规的体表定位法更易于影像下的观察和评价疗效,还可为保乳手术的切除范围提供一定的参考信息。

(六) 乳腺金属定位导丝在病理诊断中的应用

与乳腺组织标记定位夹作用相似,因为金属定位导丝能精确定位,可以帮助病理医生在大量标本中快速找到感兴趣区,节约时间成本。对于新辅助化疗患者,特别是对化疗效果非常理想,达到临床完全缓解的患者,超声及乳腺 X 线均无明显异常表现,标本离体剖开肉眼也未见明显异常,此时使用金属定位导丝与乳腺组织标记定位夹联合定位,可以提示病理科医生取材位置,节约时间,给予明确判断是否达到真正的病理完全缓解。

二、操作过程

乳腺金属定位导丝定位适合 NPBL(包括仅在乳腺 X 线检查片上可见的单纯钙化病灶),首次切除活检的手术残腔,多发病灶及新辅助化疗后完全缓解或者部分缓解的患者。乳腺金属定位导丝通常可在乳腺 X 线或超声引导下放置,少数情况下也可在 MR 或 CT 引导下放置。通常我们选择显示病变最清楚,操作最简单,并且患者舒适度最高的成像方式来引导乳腺金属定位导丝的植入。

(一) 乳腺 X 线三维立体定位引导下乳腺金属定位导丝的放置

乳腺 X 线立体定位引导活检是确诊 NPBL 的“金标准”[8],能达到 Gallagher 等[15] 提出的标准,导丝尖端与病灶的距离<5mm,对外科医生是很好的辅助。对于 NPBL 首选数字乳腺 X 线摄影(digital mammography,DM)引导下金属导丝立体定位病灶进行手术活检,因为其可以指导临床手术方案的选择及准确地切除病变,最大限度地保留乳腺组织,改善患者术后的乳腺外观,大幅度提高乳腺疾病患者的生活质量。

1. 乳腺 X 线三维立体定位引导下乳腺金属定位导丝的放置的适应证

(1) 仅在乳腺 X 线下发现的可疑病变:如乳腺的钙化病灶在超声探查下无明显异常;或者 X 线上显示的结构扭曲等。

(2) 乳腺 X 线显示的既往放置的乳腺组织标记定位夹,在超声下探查不明确。

2. 乳腺 X 线三维立体定位引导下乳腺金属定位导丝的放置的禁忌证

(1) 有重度全身性疾病及严重出血性疾病者。

(2) 因操作时间较长,操作步骤复杂,存在心理疾病患者。

3. 乳腺 X 线三维立体定位引导下乳腺金属定位导丝植入操作过程

(1) 定位前准备

1) 书面或者电子单,须包括如下患者信息:①体征,症状;②相关病史;③定位的具体原因或初步诊断。

2) 完整的影像学检查结果(乳腺 X 线和超声检查,尤其是乳腺 X 线片)。

3) 询问患者药物过敏史,确保无麻药过敏后向患者说明定位的益处,局限性和危险性,患者签署知情同意书。

4) 仔细阅片,记录病灶(以簇状细小钙化为例)位于哪侧乳房;内侧还是外侧;上方还是下方;CC 位病灶距离乳头多少厘米,病灶距离皮肤深度多少;MLO 位病灶距离乳头多少厘米,病灶距离皮肤深度多少,记录好测得数据。

(2) 操作过程

1）患者取坐位,拍摄患侧乳腺的 CC 位和 MLO 位,确定病灶位置。使加压框压迫固定病灶及周围组织局限于活检窗内,拍摄定位片,可能需要进行局部调整。

2）移动 X 线球管各摄左右 15°片一张,应用计算机计算导丝置入的目标病灶三维坐标值(X、Y、Z),并将坐标值数据传输到穿刺设备。

3）将穿刺架移动至计算所得的目标靶点处。

4）将金属定位导丝垂直刺入靶点,旋进皮肤至 Z 轴,差值为−5～−10mm,迅速拍摄左、右 15°立体定位片各一张,确定病灶与金属定位导丝的位置。

5）确定定位满意后,拔出金属定位导丝引导针,末端导丝释放并留置于目标病灶中心,再迅速拍摄左、右 15°立体定位片各一张,确定针尖穿过目标病灶则视为定位成功。

6）释放加压框,固定外露导丝并用无菌纱布包扎,垂直于穿刺定位角度常规摄片,打印片子同送手术室。

7）手术医生在金属定位导丝引导下把病灶及金属导丝完整切除,切除的组织连同金属导丝再行摄片,明确病灶是否完整切除,再将标本送往病理科进行制片行病理诊断。

（3）乳腺 X 线三维立体定位技术下乳腺病变金属导丝定位的注意事项[8]：

1）建议从距离病灶最近的皮肤进针,进针方向应与胸壁平行,以免穿透胸膜造成气胸。

2）只有当病灶与周围存在较明显的密度差别,使得穿刺前 X 线摄片图像上可清楚地显示病灶,操作人员才能准确地识别病灶并确定穿刺点。

3）病灶过于贴近胸壁、病灶贴近上方皮肤、病灶过于表浅及病灶贴近下方皮肤等情况选用立体定位系统需谨慎,并需安排好合适的体位进行定位。

4）操作中应根据乳房的致密程度,决定进针的深度,即非致密性乳腺增加少许进针深度(约 5mm),致密性乳腺增加较多进针深度(约 10mm)。

5）金属导丝定位完成后,退出时要用手托住乳房,以免因为重力因素影响定位准确性。

6）警惕患者发生迷走神经反应,临床表现为面色苍白、头晕、心跳加快,出冷汗和四肢乏力等,遇此情况需会处理,此时只需暂时停止活检,让患者平卧休息数分钟即可恢复。

7）嘱咐患者同侧上肢减少运动,避免人为造成金属导丝移位。

8）定位时向患者介绍定位操作过程,摆体位时尽量让患者舒适。操作者主动与患者谈心,分散其注意力,同时熟练操作缩短定位时间,可避免患者出现恐慌及迷走神经反应等并发症。一旦出现迷走神经反应,应立即停止操作,让患者平卧休息,症状会很快消失。

9）定位后及时手术,避免感染。

（4）乳腺 X 线三维立体定位引导下乳腺金属导丝定位需要乳腺外科医生,乳腺 X 线诊断医生,乳腺 X 线检查技术人员及病理科医生的密切配合。完成一例该病例需要经过如下程序：

1）乳腺外科医生开具乳腺立体定位引导下乳腺金属导丝定位乳腺病变申请单(必须清楚标注需要定位的目标病变)。

2）乳腺 X 线诊断医生寻找目标定位病变,并于相应皮肤表面大致标注病变位置。

3）乳腺 X 线检查技术人员遵照诊断医生标注的病变位置,并依据上述操作规范(见上面规范)将目标病变位置放置于压迫板活检框内。

4）乳腺 X 线诊断医生依据上述操作规范放置定位导丝至目标病变区域,并将体外部分的导丝固定于皮肤表面,并及时将患者转运至手术室。

5）乳腺外科医生循着金属导丝寻找并切除目标病变及导丝。

6）切除的手术标本及金属导丝行术中乳腺 X 线摄影,确保病变及金属导丝完整切除。

7）手术室输送人员将带有金属导丝的手术标本送至病理科,病理科出具病理报告。

8）乳腺 X 线诊断医生需随访病理报告,评估影像表现与病理的一致性。

此外,我们中心在很长一段时间都使用一种简易的定位方法,在过去的时候我们中心不具备乳腺 X 线的立体定位系统设备时,对于一些需要活检的成簇细小钙化,如无较为精准的定位方式,只能通过对乳腺 X 线片的钙化分布判断其大致所在位置而后行金属导丝定位引导手术,但此方法很可能导致漏切或对乳腺腺体过度切除从而造成不必要的损伤。我们暂且把此法命名为乳腺 X 线片引导下乳腺金属导丝定位。

（二）乳腺 X 线片引导下乳腺金属导丝定位的过程

1. 乳腺 X 线片引导下乳腺金属导丝定位的适应证

（1）仅在乳腺 X 线下发现的可疑病变:如乳腺的钙化病灶在超声探查下无明显异常;或者 X 线上显示的结构扭曲等但缺乏立体定位系统的设备。

（2）乳腺 X 线显示的既往放置的乳腺组织标记夹,在超声下探查不明确。

2. 乳腺 X 线片引导下导丝定位的禁忌证　有重度全身性疾病及严重出血性疾病者。

3. 乳腺 X 线片引导下乳腺金属定位导丝植入操作过程

（1）定位前准备

1）书面或者电子单,须包括如下患者信息:①体征,症状;②相关病史;③定位的具体原因或初步诊断。

2）完整的影像学检查结果(乳腺 X 线和超声检查,尤其是乳腺 X 线片)。

3）询问患者药物过敏史,确保无麻药过敏后向患者说明定位的益处,局限性和危险性,患者签署知情同意书。

4）仔细阅片,记录病灶(以簇状细小钙化为例)位于哪侧乳房;内侧还是外侧;上方还是下方;CC 位病灶距离乳头多少厘米,病灶距离皮肤深度多少;MLO 位病灶距离乳头多少厘米,病灶距离皮肤深度多少,记录好测得数据。

（2）操作过程

1）患者仰卧位,同侧手臂外展与躯干成 90°,嘱患者保持体位。

2）根据定位前记录的数据还原在患侧乳房上,CC 位病灶位于外侧还是内侧,距离乳头多少厘米,做标记点;模仿乳腺 X 线 MLO 位摄片角度(一般为 45°),病灶位于上方还是下方,距离乳头多少厘米,做标记点(图 3-2-1)。根据两个数据点可得出坐标轴上的一个点,在乳房重点标记此点。

3）检查定位导丝包装和产品是否损坏,检查其失效日期。确定产品未受损并且未过期,则打开包装(图 3-2-2)。

4）医生戴手术帽,无菌手套,然后对患者进行患侧乳房全乳皮肤消毒,铺无菌手术铺巾。

5）医生将乳腺金属定位导丝从穿刺针内取出,详细检查导丝及穿刺针,确定装运期间产品未受损(图 3-2-3)。

6）于重点标记的点处进行皮下注射 5% 的盐酸利多卡因,后捏起该处乳腺组织,垂直入针至腺体深部,回抽未见血后边推麻药边退针,直至把整个入针通道进行了局部麻药浸润,然后将穿刺针于该点刺破皮肤后沿方才的麻醉路径垂直插入,插入时也必须捏起该处乳腺组织使明显隆起,观察深度参考标记,根据先前记录的 CC 位与 MLO 位病灶距离皮肤深度,

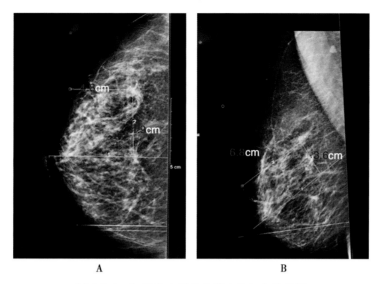

A
B

图 3-2-1　记录乳腺 X 线上需定位钙化的数据
A. CC 位；B. MLO 位

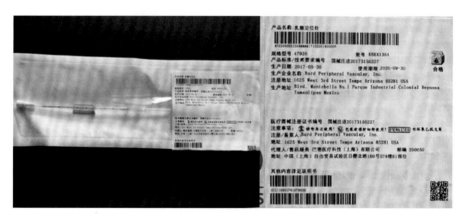

图 3-2-2　检查金属定位导丝的外包装

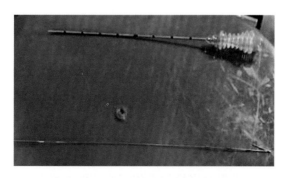

图 3-2-3　拆除外包装的金属定位导丝

金属定位导丝被包装在穿刺针内，倒钩朝向针座外侧，以防止倒钩受损。在放置时，需要将定位导丝转向，以便使倒钩首先滑动穿过针座

入针深度可取两数据中较深者,将针尖定位到乳腺病变中或其旁(深度参考标记相隔1cm),观察金属定位导丝是否垂直于乳房有无侧歪。

7）使金属定位导丝倒钩与穿刺针上的方向标记对齐,将定位导丝滑动到针座中,推进导丝,直至导丝上的触诊植入珠起点位于定位针的针尖处。

8）紧握金属定位导丝不动并将穿刺针往外先抽出约1.5cm释放倒钩。

9）完全退出穿刺针,将外露的金属导丝固定到皮肤表面上,以防止导丝在运送至手术室期间发生移动。

10）嘱患者进行患侧乳房CC位及MLO位摄片以明确定位导丝位置,及有无刺穿胸壁或位置过深扎入肌肉等,导丝是否位于病灶的中心或其旁。位置理想者打印乳腺X线片同患者一起送手术室(图3-2-4)。

11）位置理想者由操作医师再次消毒并加固外露导丝,也可以将线夹放置到皮肤表面的导丝上,可避免导丝迁移。

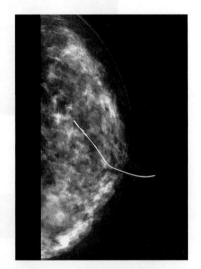

图3-2-4　定位后摄片确定位置

（3）乳腺X线片引导下乳腺金属导丝定位的优点:

1）操作简单,无需昂贵的立体定位系统,特别对于条件简陋的基层医院可开展。

2）可定位成簇细小钙化,仅在乳腺X线显影的较小的实性肿物或组织结构扭曲、结构紊乱等。

3）相对于立体定位系统,患者呈仰卧位,体位舒适,无较长时间压迫乳房,操作步骤简单,无明显不适,患者耐受性好。

4）仅根据定位前乳腺X线片得出数据定位,位置较为精准,有助于指导外科手术,术后仅再行患侧乳房的两个位置摄片,较立体定位系统下的金属导丝定位,减少多次摄片所致的辐射损害。

5）定位虽然没有立体定位系统精准,但能大致定位出病灶位置,为手术医生提供可靠的引导信息,性价比较高。

（4）乳腺X线片引导下导丝定位的注意事项:

1）因X线片引导下乳腺金属导丝定位无压迫板压迫止血,为防止过量出血导致定位失败或位置偏移,必须检查凝血功能。

2）此金属导丝定位过程中无任何影像手段引导,实质为盲穿,可能会入针过深造成肌肉损伤,甚至刺破胸壁造成气胸。所以,不管是局部浸润麻醉时还是插入穿刺针时均需模仿乳腺摄影检查体位,捏起包括目标病灶所在的乳腺组织,避免盲目插入定位针过深造成额外损伤。

3）穿刺定位过程病灶位置可能因血肿造成一定的偏移,如金属定位导丝倒钩距离目标病灶过远,则需再植入另一根金属导丝进行定位,不建议拔出原有导丝重新定位。

（5）乳腺X线片引导下乳腺金属导丝定位需要乳腺外科医生,乳腺X线诊断医生,乳腺X线检查技术人员及病理科医生的密切配合。完成一例该病例需要经过如下程序:

1）乳腺外科医生开具乳腺片引导下金属导丝定位乳腺病变申请单(必须清楚标注需要定位的目标病变)。

2）乳腺 X 线诊断医生寻找目标定位病变,并于相应皮肤表面大致标注病变位置。

3）乳腺 X 线诊断医生依据上述操作规范放置金属定位导丝至目标病变区域,并将体外部分的导丝固定于皮肤表面。

4）乳腺 X 线检查技术人员拍摄同侧乳腺 X 线片,确保导丝位于目标病变区域,然后将患者转运至手术室。

5）乳腺外科医生循着金属导丝寻找并切除目标病变及金属导丝。

6）切除的手术标本及金属导丝行术中乳腺 X 线摄影,确保病变及金属导丝完整切除。

7）手术室输送人员将带有金属导丝的手术标本送至病理科,病理科出具病理报告。

8）乳腺 X 线诊断医生需随访病理报告,评估影像表现与病理的一致性。

（三）乳腺超声引导下乳腺金属定位导丝的放置

乳腺超声检查具有无辐射,可重复性强,简便易行的优势,已经成为乳腺病患者初诊时辅助检查的首选。随着超声技术的提高,越来越多乳腺小肿瘤被检出,其中 20%~30% 为恶性病变[16],但是此类肿瘤通常较小或位置较深,临床上无法触及,外科医生往往需要在术中盲目地反复寻找病变。而乳腺金属定位导丝定位病变为外科医生提供了指引,外科医生可循定位导丝寻找并切除目标病变。目前,常用的乳腺金属定位导丝定位有两种:X 线立体定位和超声引导定位。因 X 线立体定位存在电离辐射,无法实时动态观察和定位体位与手术体位不符的缺点,目前 X 线立体定位主要适用于超声无法显示的病灶。与 X 线立体定位相比,超声引导定位有诸多优势:无电离辐射,实时动态观察定位导丝,定位体位与手术体位一致,费用低廉,患者更舒适等。所以,超声引导下乳腺病变金属定位导丝植入现已成为临床首选的方法。

1. **乳腺超声引导下金属定位导丝植入的适应证**

（1）乳腺超声发现未扪及的可疑乳腺病变,乳腺影像报告和数据系统(breast imaging reporting and data system,BI-RADS)≥4 类或部分 3 类病灶,若有必要时也可以考虑。

（2）乳腺病变完全或部分切除活检手术后,超声可清晰显示手术残腔者。

（3）乳腺癌新辅助化疗后,临床触诊未扪及原乳腺病变,超声可清晰显示原乳腺病变者。

2. **乳腺超声引导下金属定位导丝植入的禁忌证**　有重度全身性疾病及严重出血性疾病者。

3. **乳腺超声引导下金属定位导丝植入操作过程**　现以我中心常规使用的单钩金属定位导丝为例介绍超声引导下乳腺金属定位导丝的放置。

（1）定位前的准备

1）根据患者病历(①体征,症状;②相关病史:a. 过敏史,尤其是对麻药的过敏史;b. 特殊药物的使用,如阿司匹林,抗凝剂或者其他已知的影响出凝血时间的药物;c. 是否有出血的病史;③定位的具体原因或初步诊断),完整的影像学检查结果(乳腺 X 线片,报告及超声检查报告)及临床医生开具的书面定位申请单,核实患者信息,向患者说明放置乳腺金属定位导丝的目的、益处及局限性,解释操作过程,可能引起的不适和可能发生的危险,以及替代的定位方法。患者签署知情同意书。

2）准备无菌穿刺手术包,碘酒或乙醇,乳腺金属定位导丝,局麻药,消毒耦合剂。

（2）操作过程

1）患者仰卧位或仰卧斜位,同侧手臂抬起置于头顶上方,嘱患者保持体位。

2）超声扫查确定目标病变,并于体表标注病变范围及规划穿刺点位置。

3）协助护士打开无菌手术包,检查金属定位导丝包装和产品是否损坏,检查其失效日期。如果产品未受损并且未过期,则打开包装,使用无菌技术将产品转移到无菌区。

4）超声医生戴手术帽,口罩及无菌手套,并用一次性无菌探头套包裹探头,然后对患者进行皮肤消毒,铺无菌手术铺巾。

5）超声医生将导丝从穿刺针内取出,确定装运期间产品未受损(金属定位导丝被包装在穿刺针内,倒钩朝向针座外侧,以防止倒钩受损。在放置时,将需要使金属定位导丝转向,以便使倒钩首先滑动穿过针座)。

6）使用超声成像技术,再次找到目标病变位置。

7）按照选择的穿刺点,在超声成像设备引导下,于皮下及规划的进针路径注射适量的盐酸利多卡因,然后将穿刺针平行于超声探头方向插入到乳腺中,使其指向病变(最好平行于胸壁,以降低气胸的潜在风险),使用深度参考标记,将针尖定位到乳腺病变中(深度参考标记相隔 1cm),并使用超声成像技术,确认针的位置位于病变内,如图 3-2-5 所示。

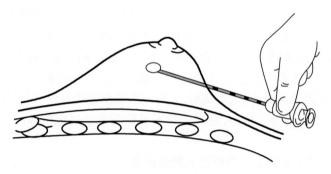

图 3-2-5　穿刺针到达病变

8）使导丝倒钩与针座上的方向标记对齐,将导丝滑动到针座中,推进导丝,直至导丝上的触诊置放珠起点位于针座近端(图 3-2-6)。

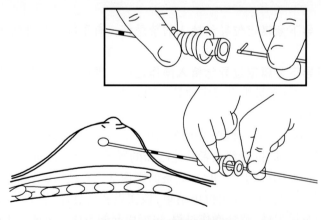

图 3-2-6　导丝推进穿刺针

9）固定导丝,将穿刺针抽出约 1.5cm(图 3-2-7)。

10）取出穿刺针,采用超声确认倒钩位置,于皮肤表面标注倒钩位置,并测量金属定位导丝的导丝倒钩距体表的距离。

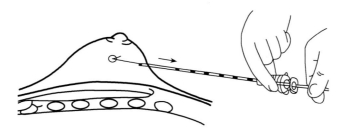

图 3-2-7 退出穿刺针

当导丝上的触诊置放珠完全处于针座内部时,放置倒钩

11) 将外露的导丝固定到皮肤表面上,以防止导丝在运送至手术室期间发生移动。也可以将线夹放置到皮肤表面的导丝上,有助于避免导丝迁移。

(3) 超声引导下运用乳腺金属定位导丝定位乳腺病变需要乳腺外科医生,超声医生及病理科医生的密切配合。完成一例该病例需要经过如下程序。

1) 乳腺外科医生开具超声引导下定位乳腺病变申请单(必须清楚标注需要定位的目标病变)。

2) 超声医生寻找目标定位病变,并于相应皮肤表面标注病变范围及规划皮肤穿刺点位置。

3) 超声医生遵照乳腺外科医生的要求,并依据超声引导下金属定位导丝定位的操作规范(见上面规范)放置金属定位导丝,并尽量确保倒钩位于病变中心位置。

4) 超声医生于皮肤表面标注倒钩位置,并测量金属定位导丝的导丝倒钩距体表的距离。

5) 超声医生将体外部分的导丝固定于皮肤表面,并及时将患者转运至手术室。

6) 乳腺外科医生依据超声医生标注的病变范围,倒钩位置及倒钩深度规划手术方案,切除目标病变及导丝。

7) 切除的手术标本及导丝行术中乳腺 X 线摄影,确保病变及导丝完整切除。

8) 手术室输送人员将带有导丝的手术标本送至病理科,病理科出具病理报告。

9) 超声医生需随访病理报告,评估影像表现与病理的一致性。

(四) 乳腺 MR 引导下金属定位导丝的放置

乳腺 MR 具有良好的软组织分辨率,没有电离辐射,已成为临床常用的辅助检查手段。运用乳腺 MR 进行筛查已经越来越普遍,尤其在 21 世纪的前十年中,乳腺 MR 检查数量显著增加[17-19]。所以,与诊断或筛查相比,乳腺 MR 引导下活检显得尤为重要。与乳腺 X 线检查或超声检查不同,不同乳腺 MR 检查设备的扫描方案和磁场强度有很大差异。不同医疗机构 MR 引导下金属定位导丝放置的扫描方案,规范程序等不尽相同,但是基本过程大同小异。依据文献报道及临床经验,现将乳腺 MR 引导下金属定位导丝放置的适应证、禁忌证及过程总结如下:

1. 乳腺 MR 引导下金属定位导丝植入的适应证 包括但不限于:

(1) 仅在乳腺 MR 检查图像上发现的恶性病变,或者在乳腺 MR 引导下空心针活检中发现的不一致或者非诊断性发现病变。

(2) 病变受位于乳房的位置或乳房大小的限制,在技术上不适合行乳腺 MR 引导下空心针活检的病变。

（3）MR 显示的恶性病变或者高危病变的范围大于乳腺 X 线检查或者超声显示的病变范围或者病变范围超出之前放置的组织标记物，并且上述病变需要完整切除时，可行乳腺 MR 引导下的多根金属定位导丝定位。

2. 乳腺 MR 引导下金属定位导丝植入的禁忌证

（1）有重度全身性疾病及严重出血性疾病者。

（2）注射造影剂后，无法在 MR 图像上确定原目标病变。此时，应建议患者在 6 个月内行乳腺 MR 复查以确保确实没有需要活检的目标病变。

3. 乳腺 MR 引导下金属定位导丝植入操作过程

（1）金属定位导丝植入前的准备：因 MR 引导下金属定位导丝植入涉及乳腺 MR 的扫描，乳腺内目标病变的识别，定位器械的安全管理及使用，所以 MR 引导下的金属定位导丝植入应该由培训合格的技术人员，医师，医学物理师协同完成。

1）根据患者病历（①体征，症状；②相关病史：a. 过敏史，尤其是对钆类药物的过敏史；b. 特殊药物的使用，如阿司匹林，抗凝剂或者其他已知的影响出凝血时间的药物；c. 是否有出血的病史；③定位的具体原因或初步诊断），完整的影像学检查结果（乳腺 MR 片，报告及 X 线、超声检查报告）及临床医生开具的书面定位申请单核实患者信息，向患者说明放置乳腺金属定位导丝的目的，益处及局限性，解释操作过程，可能引起的不适和可能发生的危险，以及替代的定位方法。患者签署知情同意书。

2）准备 MR 专用定位装置，无菌穿刺手术包，碘酒或乙醇，乳腺金属定位导丝，局麻药等。

（2）乳腺 MR 引导下金属定位导丝植入的操作过程：

1）将患侧乳房轻或中度压迫固定于网格板。

2）MR 扫描获取动态增强前图像，以确保目标病变大致位于网格板有效区域内。

3）MR 扫描获取动态增强后图像，以确保目标病变精确地位于网格板有效区域内。

4）使用计算机辅助检测系统（computer-aided detection，CAD）标注目标病变的网格坐标位置，确定皮肤进针口。

5）依据 MR 引导下金属定位导丝定位规范，将金属定位导丝植入目标病变内。

6）将外露的导丝固定到皮肤表面上，以防止导丝在运送至手术室期间发生移动。也可以将线夹放置到皮肤表面的导丝上，有助于避免导丝迁移。

7）患侧乳房行乳腺 X 线检查，明确金属定位导丝位置。

（3）乳腺 MR 引导下定位乳腺病变同样需要乳腺外科医生、技术人员、乳腺 MR 诊断医生、医学物理师及病理科医生协同完成。完成一例该病例需要经过如下程序[20]。

1）乳腺外科医生开具乳腺 MR 引导下定位乳腺病变申请单（必须清楚标注需要定位的目标病变）。

2）乳腺技术人员完成扫描方案，乳腺影像医生确定需要定位的目标病变，并规划可能的皮肤穿刺点位置。

3）操作医生遵照乳腺外科医生的要求，并依据乳腺 MR 引导下金属定位导丝定位的操作规范（见上面规范）放置金属定位导丝，并尽量确保倒钩位于病变中心位置。

4）操作医生将体外部分的导丝固定于皮肤表面，并及时将患者转运至手术室。

5）乳腺外科医生依据乳腺 MR 操作医生规划的金属定位导丝植入路径规划手术方案，切除目标病变及导丝。

6）切除的手术标本及导丝行术中乳腺 X 线摄影，确保导丝完整切除。

7）手术室输送人员将带有导丝的手术标本送至病理科,病理科出具病理报告。

8）操作医生需随访病理报告,评估影像表现与病理的一致性。

三、影像学表现

目前,国内外公认的乳腺影像检查方法包括乳腺 X 线摄影,超声检查,MR 及核医学检查。不同检查方法成像原理不同,乳腺金属定位导丝的表现亦不相同。

（一）X 线摄影引导下放置金属定位导丝的影像表现

首先我们需要了解 X 线成像的基本原理,X 线之所以能使人体组织在荧屏上或胶片上形成影像,一方面是基于 X 线的穿透性、荧光效应和感光效应;另一方面是基于人体组织之间有密度和厚度的差别。当 X 线透过人体不同组织结构时,被吸收的程度不同,所以到达荧屏或胶片上的 X 线量即有差异。这样,在荧屏或 X 线片上就形成明暗或黑白对比不同的影像。因乳腺组织均为软组织结构,所以乳腺 X 线摄影采用软 X 线。40kV 以下管电压产生的 X 线,因其能量低,波长较长,穿透物质的能力较弱,称为软 X 线。用这种射线进行的摄影称软 X 线摄影,适用于身体组织较薄,不与骨骼重叠及原子序数较低的软组织,故又称为软组织摄影,其可用于乳腺,咽喉和阴茎等部位的 X 线检查。在乳腺 X 线检查片上,金属呈高密度,可清晰显示乳腺金属定位导丝的形状及位置(图 3-2-8)。

（二）超声引导下放置金属定位导丝的影像表现

超声检查是利用超声的物理特性和人体器官组织声学性质上的差异,以波形、曲线或图像的形式显示和记录,借以进行疾病诊断的检查方法。人体各种器官与组织都有它特定的声阻抗和衰减特性,因而构成声阻抗上的差别和衰减上的差异。超声射入体内,由表面到深部,将经过不同声阻抗和不同衰减特性的器官与组织,从而产生不同的反射与衰减。这种不同的反射与衰减是构成超声图像的基础。将接收到的回声,根据回声强弱,用明暗不同的光点依次显示在影屏上,则可显出人体的断面超声图像,称这为声像图。用于超声引导下植入的乳腺金属定位导丝的导丝倒钩端往往具有超声波下增强的设计(图 3-2-9)。

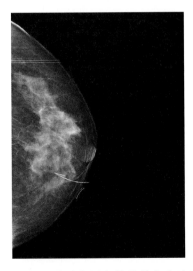

图 3-2-8 乳腺金属定位导丝在乳腺 X 线图像上的表现

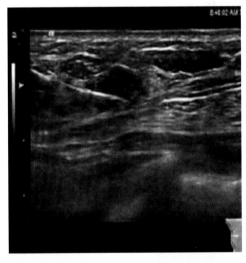

图 3-2-9 乳腺金属定位导丝在超声图像上的表现

（三）磁共振引导下放置金属定位导丝的影像表现

MRI 是通过对静磁场中人体施加特定频率的射频脉冲,使人体组织中的氢质子收到激励而发生磁共振现象,当停止发射射频脉冲时,利用氢质子在弛豫过程中感应出的 MR 信号而成像的。目前,我们中心尚未开展 MRI 引导下乳腺金属定位导丝的植入技术。据文献报道,在 MRI 增强图像上,金属定位导丝呈低信号表现[21-25]。

四、乳腺金属定位导丝的潜在并发症和注意事项

（一）乳腺金属定位导丝定位的潜在并发症

1. 导丝定位处疼痛。
2. 血肿形成。
3. 血管迷走神经反应[26]。
4. 金属定位导丝进针位置可能与手术拟定的切口位置不符,影响后续手术。
5. **术中导丝被切断**　切除的手术标本和金属定位导丝行乳腺 X 线摄影,保证导丝及目标病变被完整切除[27]。
6. **导丝移位**　导丝在乳房内移位可能导致非目标病变的切除及目标病变的残留,导丝移位到乳房外时会损伤周围组织,如导丝移位至胸腔引起气胸,导丝移位至心包造成延迟性心脏损伤,导丝移位至假体可能造成假体破裂[1,28-31]。

（二）乳腺金属定位导丝定位的注意事项

1. 务必核实患者基本信息和签署的知情同意,例如,姓名,年龄,病区,病变位置(尤其是多发病变,注意核对需要定位的目标病变)等。
2. 注意医疗安全,例如,询问患者过敏史,告知定位过程,嘱患者保持体位。
3. 金属定位导丝尽量平行胸壁进针,防止针尖插入胸腔。
4. 乳腺影像医生须密切关注病理结果,如病理结果与影像表现不一致需与外科医生及病理医生沟通切除的标本位置及取材,并 6 个月密切随访观察。

五、随访

对于接受超声引导下的金属定位导丝定位进行的乳腺手术的患者,理论上可术后一周内复查乳腺彩超,探查细微病灶是否消失。但考虑到术后短期内术区水肿回声紊乱或者局部积液,对于细微病变的探查本来就存在难度,术后短期多次复查会造成患者经济的损耗,切合实际的建议是术后 1 个月后复查,而术后 3 个月后复查可能更能为医生及患者接受。

对于接受乳腺 X 线引导下的金属定位导丝定位进行的乳腺手术的患者,鉴于对术后术区水肿影响观察及患者恢复情况的考虑,建议术后必须在短期 3~6 个月内复查 X 线片,观察病灶是否被切除。

对于接受乳腺 MRI 引导下的金属定位导丝定位进行的乳腺手术的患者,建议术后 6 个月内复查乳腺 MRI,观察术后情况。

六、案例分享

Megan Kalambo 曾经提出:对于有资格接受保乳手术(breast conserving surgery, BCS)的早期乳腺癌患者,导丝引导定位被广泛认为是术前影像引导病变定位的标准技术。在术前定

位过程中,病变的位置、大小、类型和形态在术前定位中起着重要的作用。成功的术前规划需要回顾所有相关的影像学资料、结合影像学报告和病理报告,并特别注意活检前和活检后的影像学检查,评估目标病变以及组织标记物的类型和位置。术前与外科医生的沟通是计划过程的关键,以确保在复杂病例中明确定位目标[9]。从中我们可以得出几点:①影像学引导下肿物定位对于外科手术的重要作用;②每个定位方案的制订均基于患者所有资料的回顾分析,包括病史、患者影像资料、病理资料,还需结合患者意愿,是谨慎的、全面的智慧的结晶;③强调了沟通的重要性,需要定位的医师与外科医师的紧密沟通,讨论出适合患者的定位方案。

(一)超声引导下金属定位导丝定位的案例分享

1. 个案一:患者萧××,48岁,因既往有乳腺多发囊肿病史于乳腺专科就诊,行乳腺彩超检查发现左乳外上2点钟位可见一低回声肿物(距乳头2.8cm距皮肤0.7cm,大小约0.8cm×0.7cm×0.8cm),形态不规则,长轴与皮肤平行,边缘不规整(模糊;成角),后方回声无明显变化,肿块内部回声尚均匀,内可见强回声光点,彩色多普勒血流显像(color Doppler flow imaging,CDFI):肿物内部可见点状血流信号。超声提示左乳外上肿物——性质待查(BI-RADS:4B)(图3-2-10);而行乳腺X线检查无明显异常,鉴于超声BI-RADS分类为4B,应行肿物活检,穿刺活检结果示导管原位癌。需入院手术治疗。根据患者的实际情况,考虑到患者肿物较小,为NPBL病灶,建议的手术方案是术前当天行超声引导下左乳肿物的金属导丝定位后,再送手术室当天手术,术中切除肿物先行术中乳腺专用的X线摄片后立送病理科行病理检查。

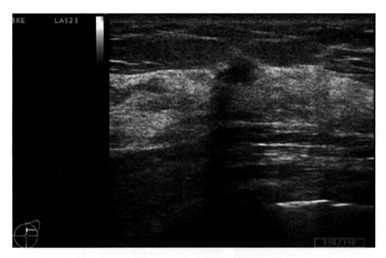

图3-2-10 确诊前超声

对于患者来说,鉴于患者超声的BI-RADS评分是4B类,考虑恶性的可能性是10%~50%,然而该患者的乳腺X线却没有可疑的征象,考虑可能是患者腺体较致密而且肿物较小,致密腺体行X线检查时因腺体叠加遮蔽了相应位置的较小肿物而没有显示异常。已经确诊恶性,需行手术治疗,对于这种NPBL病灶,如无精准的术前定位,外科医生手术时将非常被动,而术前的定位方案以金属导丝定位左乳肿物最佳。

患者手术当天进行超声引导下乳腺金属定位导丝左乳肿物定位,如前面介绍的步骤,操作医师先再次探查目标病灶,做好定位前准备,开包消毒铺巾,进行局部麻醉后,导丝置于穿刺针内,沿麻醉通道插入病灶内,外撤1.5cm,完全退出穿刺针,再次探查金属导丝与肿物的关系,确定金属导丝的倒钩位于肿物中心(图3-2-11)。固定包扎外露金属导丝。

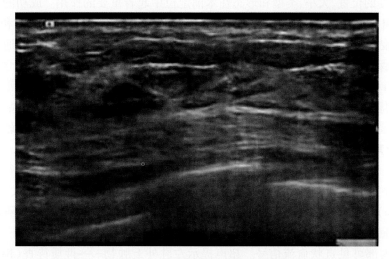

图 3-2-11 导丝置入后再次确定位置

外科医生在金属导丝的引导下探查且切除肿物,以金属导丝为中心行楔形切除术,检查切下的标本,是检查导丝的尖端是否在切下的标本内,术中应适当用力提拉导丝以提示病变方位,但切忌用力过猛以免拉断导丝或使其移位。送术中乳腺 X 线摄影,确定导丝完整无残留后送病理检查,术后病理结果是左乳导管原位癌(高级别),伴多灶微小浸润,符合浸润性导管癌,未见明确的脉管癌栓,前哨淋巴结活检无浸润。

2. 个案二:患者郑××,35 岁,体检发现双乳钙化灶 10 月余,于本中心复查乳腺 X 线,双乳可见弥漫分布的不定形钙化,以双乳外上为著,考虑良性可能性大(BI-RADS:4A)(图 3-2-12),行乳腺彩超也可见双乳上方密集钙化(图 3-2-13)。虽然钙化考虑良性,但仍有活检的必要,建议入院行手术活检。根据患者的实际情况,鉴于乳腺 X 线所示钙化位置与超声位置大致相符,用彩超引导的方法定位经济、准确、损伤少,比用 X 线引导下的定位有优势,建议的手术方案是术前当天行超声引导下双乳钙化灶予金属定位导丝定位后,再送手术室当天手术,术中切除病灶,先行术中乳腺专用的 X 线摄片后立送病理科行病理检查。

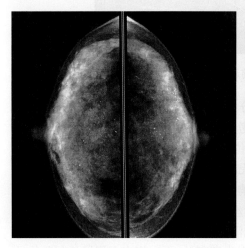

图 3-2-12 乳腺 X 线显示的双乳钙化

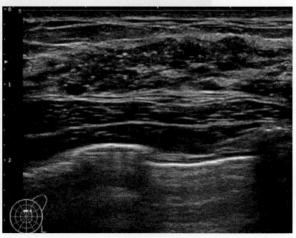

图 3-2-13 超声显示左乳上方密集钙化

　　患者手术当天进行超声引导下钙化灶金属定位导丝定位,如前面介绍的步骤,操作医师先再次探查目标病灶,做好定位前准备,开包消毒铺巾,进行局部麻醉后,因为钙化灶在超声的显示并不是十分明显,故打麻药建议直接在超声的引导下到达钙化灶的后间隙,减轻局麻后的显影不清情况,尽可能地减少对钙化观察的不良因素,而且不影响麻醉的效果。金属导丝置于穿刺针内,沿麻醉通道插入病灶内,外撤1.5cm,完全退出导引器针,再次探查金属导丝与钙化的关系,确定导丝的倒钩位于钙化区域。固定包扎外露导丝。考虑患者是钙化病灶,乳腺X线摄影显示更佳,导丝定位后送至乳腺X线室摄片观察钙化与金属导丝的位置关系,如图3-2-14所示。

　　在金属导丝的引导下探查且切除病灶,检查切下的标本,检查导丝的尖端是否在切下的标本内,送术中乳腺X线摄影,确定导丝完整及钙化完整切除后送病理检查,术后病理结果:标本①(左乳钙化组织)纤维囊性乳腺病,合并纤维腺瘤,伴钙化及硬化性腺病,并见普通型导管增生。标本②(右乳钙化组织)纤维囊性乳腺病,伴钙化及硬化性腺病,囊肿形成。

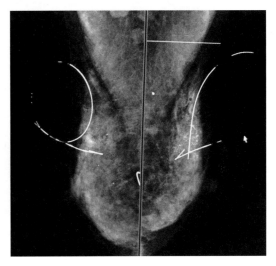

图3-2-14　导丝定位后行乳腺X线摄影确定导丝与钙化位置

　　3. 个案三:患者曹××,50岁,因左乳肿物就诊,行乳腺彩超检查发现左乳肿物,考虑恶性,其旁可见一小的病灶,不除外卫星灶可能,而行乳腺X线检查考虑左乳癌,建议入院行手术治疗。患者较大肿物临床可触及,穿刺为恶性,其旁细小结节不除外卫星灶可能,鉴于卫星灶太小如进行穿刺活检可能未必为阳性结果,术中行冰冻病理检查可能更为合适。患者保乳愿望强烈。根据患者的实际情况,虽然考虑多发恶性病灶,但为同个象限,不存在保乳手术的禁忌证,可试行保乳手术。建议的手术方案是术前当天行超声引导下乳房较小肿物的定位金属导丝定位后,再送手术室当天手术,术中切除肿物先行术中乳腺专用的X线摄片后立送病理科行病理检查。

　　患者手术当天进行超声引导下左乳较小肿物定位金属导丝定位,如前面介绍的步骤相似,操作医师先再次探查目标病灶,做好定位前准备,开包消毒铺巾,进行局部麻醉后,因为肿物较小,麻醉后在超声的显影欠佳,如上述钙化灶定位时操作相似,打麻药建议直接在超声的引导下至目标病灶的后间隙,尽量减少显影不清的状况,而且不影响麻醉的效果。沿麻醉通道插入病灶内,外撤1.5cm,完全退出穿刺针,再次探查金属导丝与肿物的关系,确定导丝的倒钩位于目标病灶区域。固定包扎外露导丝。

　　在金属导丝的引导下探查且切除病灶,检查切下的标本,确定导丝完整及肿物完整切除后送病理检查,术中病理结果是浸润性导管癌,试行保乳手术,两次冰冻显示边缘阳性,未能保乳,行左乳改良根治术+假体植入手术。

　　4. 个案四:患者钟××,32岁,确诊乳腺癌行新辅助化疗后,确诊恶性后行恶性病灶的乳腺组织标记定位夹植入,化疗期间密切观察化疗效果,标记定位夹起很好的提示作用。现患者已完成术前新辅助化疗,需进行手术治疗。术前复查乳腺彩超检查发现原左乳上方恶性病灶已完全消失,超声仍可见细小的标记定位夹影(图 3-2-15),行乳腺 X 线检查无明显异常,鉴于患者化疗效果极好,但恶性病灶,手术治疗才是根本治疗,仍需行手术,患者年轻,保乳愿望强烈。根据患者的实际情况,建议的手术方案是术前当天行超声引导下乳房内组织标记定位夹的乳腺金属导丝定位后,再送手术室当天手术,术中切除肿物先行术中乳腺专用的 X 线摄片后立送病理科行病理检查。

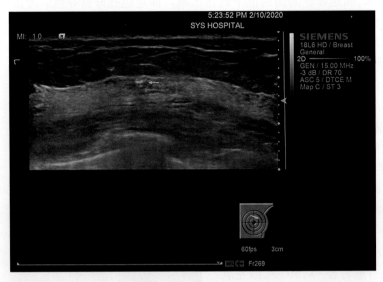

图 3-2-15　左乳癌新辅助化疗后,原肿物消失仅剩组织标记定位夹影

患者手术当天进行超声引导下左乳上方组织标记定位夹的金属导丝定位,与前面介绍的钙化定位操作相似,操作医师先再次探查定位夹,做好定位前准备,开包消毒铺巾,进行局部麻醉后,迅速把穿刺针沿麻醉通道插入定位夹区域,外撤穿刺针,探查金属导丝与定位夹的关系,确定导丝的倒钩位于定位夹区域,体表定位组织标记定位夹。固定包扎外露导丝。

(二) 乳腺 X 线片下的乳腺金属导丝定位的案例分享

1. **个案五:**患者方××,47 岁,体检发现右乳钙化灶 10 月余,于本中心复查乳腺 X 线,是右乳外上簇状不定形钙化(BI-RADS:4A),行乳腺彩超检查无异常。虽然此案例中钙化考虑良性为主,但活检仍有必要。根据患者的实际情况,鉴于该患者只有乳腺 X 线显示钙化病灶,超声无异常,不能采用超声引导下的钙化定位方法。建议的手术方案是术前当天行乳腺 X 线片引导下右乳钙化灶行乳腺金属定位导丝定位后,再送手术室当天手术,术中切除病灶先行术中乳腺专用的 X 线摄片后立送病理科行病理检查。

患者手术当天进行乳腺 X 线片引导下钙化灶行乳腺金属定位导丝定位,测量患者的乳腺 X 线,明确定位的目标病灶,测量数据:病灶位于 CC 位外侧,距离乳头 4.9cm,距离皮肤 4.8cm(图 3-2-16);病灶位于 MLO 位的上方,距离乳头 3.6cm,距离皮肤 6.8cm(图 3-2-17)。所测数据在患侧乳房做坐标标记。做好定位前准备,开包消毒铺巾,于重点标记的点处进行皮下注射 5% 的盐酸利多卡因,后捏起该处乳腺组织,垂直入针至腺体深部,回抽未见血后边推麻药边退针,直至把整个入针通道进行了局部麻药浸润,然后将穿刺针于该点刺破皮肤后沿方才的麻醉路径垂直插入,插入时也必须捏起该处乳腺组织使明显隆起,观察深度参考标记,根据先前记录的 CC 位与 MLO 位病灶距离皮肤深度,入针深度可取较深那组数据,将针尖定位到乳腺病变中或其旁(深度参考标记相隔 1cm),观察金属定位导丝是否垂直于乳房有无侧歪。后退出穿刺针,外固定导丝、覆盖纱块,送患者至乳腺 X 线室进行患侧乳房 CC位及 MLO 位摄片以明确金属定位导丝位置(图 3-2-18),位置理想者打印乳腺 X 线片同患者一起送手术室。完成后操作医师再次消毒并加固外露导丝,避免导丝迁移。

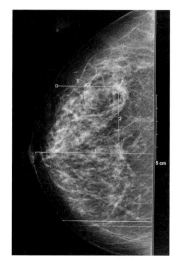

图 3-2-16 右乳钙化灶 CC位测量数据

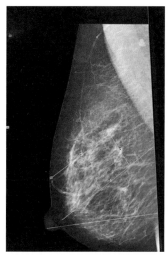

图 3-2-17 右乳钙化灶 MLO位测量数据

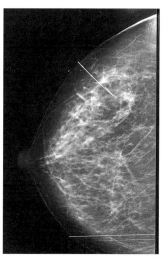

图 3-2-18 右乳钙化灶导丝定位后摄片确定钙化与导丝位置

在金属导丝的引导下探查且切除病灶,检查切下的标本,是检查导丝的尖端是否在切下的标本内,并术中乳腺 X 线摄影,确定导丝完整及钙化完整切除后送病理检查,术后石蜡切片结果右乳纤维囊性乳腺病,多发囊肿形成,伴钙化。

2. 个案六:患者冯××,45 岁,体检发现左乳钙化,行乳腺 X 线,示左乳外上钙化,考虑恶性可能性大(BI-RADS:4C)(图 3-2-19),行乳腺彩超检查无异常。因考虑为恶性病灶,需活检,但仅为乳腺 X 线显示病灶,如用 X 线引导下的微创活检,耗费人力物力,建议直接入院行手术活检。根据患者的实际情况,建议的手术方案是术前当天行乳腺 X 线引导下左乳钙化灶行乳腺金属定位导丝定位后,再送手术室当天手术。

患者手术当天进行乳腺 X 线片引导下钙化灶行乳腺金属定位导丝定位,操作步骤与前面个例相似,测量并记录所需数据。所测数据在患侧乳房做坐标标记。做好定位前准备,开包消毒铺巾,于重点标记的点处注射 5%的盐酸利多卡因局部麻醉,然后将穿刺针于该点刺破皮肤后沿方才的麻醉路径垂直插入,插入时也必须捏起该处乳腺组织使明显隆起,观察深度参考标记,根据先前记录的 CC 位与 MLO 位病灶距离皮肤深度,入针深度可取较深那组数据,将针尖定位到乳腺病变中或其

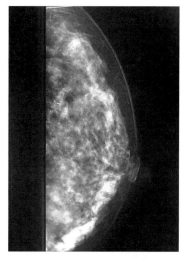

图 3-2-19 左乳钙化,CC 位

旁(深度参考标记相隔 1cm),观察金属导丝是否垂直于乳房有无侧歪。后退出穿刺器,外固定导丝、覆盖纱块,送患者至乳腺 X 线室进行患侧乳房 CC 位及 MLO 位摄片以明确金属定位导丝位置(图 3-2-20),位置理想者打印乳腺 X 线片同患者一起送手术室。完成后操作医师再次消毒并加固外露导丝,避免导丝迁移。

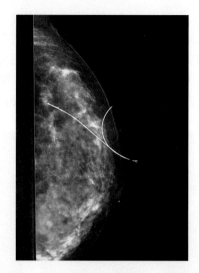

图 3-2-20 左乳钙化,导丝定位后摄片,CC 位

在导丝的引导下探查且切除病灶,检查切下的标本,是检查导丝的尖端是否在切下的标本内,送术中乳腺 X 线摄影,确定导丝完整及钙化完整切除后送病理检查,术后石蜡结果为左乳腺导管原位癌(中等级别),伴钙化及灶性微小浸润,浸润灶最大径为 0.25mm,未见明确脉管内癌栓。

七、综合联合应用

(一) 金属定位导丝联合体表定位

乳腺金属定位导丝定位 NPBL 病灶时,因病灶不可触及,定位后导丝深埋腺体内,病灶及金属导丝的倒钩具体位置不可知,故本中心的常规做法是金属定位导丝行定位后,超声再次探查将金属导丝倒钩位置予体表定位,给予外科医生感官上的引导信息。

(二) 金属定位导丝联合乳腺病灶乳腺组织标记定位夹联合体表定位

部分患者行新辅助化疗,常规植入乳腺病灶定位标记夹,即乳腺金属标记定位夹(通俗称为乳腺 Marker),如化疗效果显著,肿物明显缩小甚至消失不可触及,原肿物位置的信息仅能通过乳腺组织标记定位夹提供;金属 Marker 精细,不能宏观引导手术,此时联合定位导丝进行定位,是完美的组合。把金属定位导丝通过超声引导下植入乳腺组织标记定位夹旁,再于体表记录金属导丝倒钩及乳腺组织标记定位夹的位置,可为外科医生提供非常直观的定位信息。

(王红莉　刘凤桃　胡越　顾然)

参考文献

[1] Hayes MK. Update on Preoperative Breast Localization[J]. Radiologic Clinics of North America,2017,55(3):591-603.

[2] Frank HA, Hall FM, Steer ML. Preoperative Localization of Nonpalpable Breast Lesions Demonstrated by Mammography[J]. New England Journal of Medicine,1976,295(5):259-260.

[3] Corsi F, Sorrentino L, Bossi D,et al. Preoperative Localization and Surgical Margins in Conservative Breast Surgery[J]. International Journal of Surgical Oncology,2013,2013:1-9.

[4] Hall FM, Kopans DB, Sadowsky NL,et al. Development of Wire Localization for Occult Breast Lesions:Boston Remembrances[J]. Radiology,2013,268(3):622-627.

[5] Kopans DB, DeLuca S. A modified needle-hookwire technique to simplify preoperative localization of occult breast lesions[J]. Radiology,1980,134(3):781.

[6] Kopans DB, Meyer JE. Versatile spring hookwire breast lesion localizer[J]. AJR Am J Roentgenol,1982,138(3):586-587.

[7] Kwasnik EM, Sadowsky NL, Vollman RW. An improved system for surgical excision of needle-localized non-

palpable breast lesions[J]. Am J Surg,1987,154(5):476-477.

[8] 薛晓蕾,叶兆祥,赵玉梅,等.数字乳腺 X 线导丝定位技术在不可触及乳腺病变的应用[J].中国肿瘤临床,2011,38(6):339-341.

[9] Megan K,Basak E. Dogan. Step by step:Planning a needle localization procedure[J]. Clinical Imaging,2019,60(1):100-108.

[10] 陈国际,张保宁,王仲照,等.乳腺微小钙化定位切除的临床应用[J].实用癌症杂志,2006,21(2):165-166,172.

[11] 杨红霞,沃金善,杨红蕾.原发灶不明的颈部转移癌的治疗和预后(附 51 例分析)[J].肿瘤研究与临床,2000,12:123-124.

[12] 葛玲,钱秉帅,许顺良,等.立体定位导丝导向活检不能触及的乳腺病灶[J].中华放射学杂志,2001,35(3):189-192.

[13] Berg WA,Leung JWT. Diagnostic imaging:breast[M]. 3rd ed. Philadelphia:Elsevier,2019.

[14] 李洁冰,程文,张艳华.超声引导下乳腺小肿块导丝定位的临床应用[C].中国超声医学工程学会第二届全国介入超声医学学术交流大会,2013:365.

[15] Gallagher WJ,Cardenosa G,Rubens JR,et al. Minimal-volume excision of nonpalpable breast lesions[J]. AJR Am J Roentgenol,1989,153(5):957-961.

[16] 孙强,黄汉源,周易冬,等.X 线立体定位乳腺活检术的临床应用[J].中国实用外科杂志,2000,20(5):281-282.

[17] Bassett LW,Dhaliwal SG,Eradat J,et al. National trends and practices in breast MRI[J]. AJR Am J Roentgenol,2008,191(2):332-339.

[18] Stout NK,Nekhlyudov L,Li L,et al. Rapid increase in breast magnetic resonance imaging use:trends from 2000 to 2011[J]. JAMA Intern Med,2014,174(1):114-121.

[19] Wernli KJ,DeMartini WB,Ichikawa L,et al. Breast Cancer Surveillance Consortium. Patterns of breast magnetic resonance imaging use in community practice[J]. JAMA Intern Med,2014,174(1):125-132.

[20] American College Of Radiology. ACR practice parameter for the performance of magnetic resonance imaging-guided breast interventional procedures[EB/OL]. (2016)[2020-06-10]. www. acr. org/-/media/ACR/Files/Practice-Parameters/MR-Guided-Breast. pdf.

[21] 张庆,庄治国,许建荣,等.0.4T 全开放式和 1.5TMR 引导下乳腺病灶徒手穿刺定位法的临床应用[J].介入放射学杂志,2018,27(4):334-339.

[22] 赵玉年,唐金海,沈文荣,等.MRI 引导定位活检术对仅 MRI 显示乳腺病变的应用[J].临床放射学杂志,2015,34(6):889-894.

[23] Landheer M L,Veltman J,van Eekeren R,et al. MRI-guided preoperative wire localization of nonpalpable breast lesions[J]. Clin Imaging,2006,30(4):229-233.

[24] Wang H Y,Zhao Y N,Wu J Z,et al. MRI-guided wire localization open biopsy is safe and effective for suspicious cancer on breast MRI[J]. Asian Pac J Cancer Prev,2015,16(5):1715-1718.

[25] Davis P L,Julian T B,Staiger M,et al. Magnetic resonance imaging detection and wire localization of an 'occult' breast cancer[J]. Breast Cancer Res Treat,1994,32(3):327-330.

[26] Helvie M A,Ikeda D M,Adler D D. Localization and needle aspiration of breast lesions:complications in 370 cases[J]. Am J Roentgenol,1991,157(4):711-714.

[27] Homer M J. Transection of the localization hooked wire during breast biopsy[J]. Am J Roentgenol,1983,141(5):929-930.

[28] van Susante J L,Barendregt W B,Bruggink E D. Migration of the guide-wire into the pleural cavity after needle localization of breast lesions[J]. Eur J Surg Oncol,1998,24(5):446-448.

[29] Banitalebi H,Skaane P. Migration of the breast biopsy localization wire to the pulmonary hilus[J]. Acta Ra-

diol,2005,46(1):28-31.

[30] Azoury F,Sayad P,Rizk A. Thoracoscopic management of a pericardial migration of a breast biopsy localiza-tion wire[J]. Ann Thorac Surg,2009,87(6):1937-1939.

[31] Mayo R C,Kalambo M J,Parikh J R. Preoperative localization of breast lesions:current techniques[J]. Clin Imaging,2019,56:1-8.

第四章

乳腺组织标记定位夹和其他标记物

第一节　乳腺组织标记定位夹

一、介绍

在过去 20 多年里,得益于乳腺成像技术的发展与进步,乳腺疾病的监测和管理发生了巨大的变化。越来越多的乳腺病灶在早期即能被影像手段发现,而后在影像引导下予以活检以明确病理性质(包括旋切和穿刺活检)。活检通常在当前所有成像技术的引导下进行,包括乳腺 X 线立体定位引导穿刺活检,超声引导穿刺活检及超声引导下旋切活检,以及仅用于 MRI 可见病变的 MRI 引导下乳腺病灶穿刺活检。与此同时,随着乳腺癌治疗的发展,乳腺癌患者对术后生活质量的要求不断提高,越来越多的患者为了能保乳和保腋窝而接受术前新辅助治疗。随着这些临床决策的转变,乳腺病灶的精准定位成为乳腺外科临床实践中的一个重要组成部分。乳腺组织标记定位夹简称乳腺组织标记 Marker,乳腺金属标记物,为已灭菌的单次使用的器械,由一次性穿刺针和可植入金属组织标记物组成,可在影像引导下经皮穿刺留置于经活检或需新辅助治疗的乳腺或腋淋巴结病灶中,实现病灶精准定位以便于影像随访、多学科讨论、术前计划的制订、术中定位以及为切除病灶边缘阴性提供保障。

早在 20 年前,美国学者在 *Radiology* 杂志上提出可通过 11G 穿刺针经皮将金属标记物植入乳腺组织活检部位,为后续的手术切除提供参考。Parker 等[1]最初将乳腺组织标记定位夹应用于活检后目标病灶在影像学中不可见的情况下。随着对较小病变活检技术的提高,以及为获得更准确的病理结果而出现的活检设备尺寸的增大,当前乳腺组织标记定位夹在临床中的应用越来越广泛,以解决上述技术及设备上的进步所导致的活检后病灶影像学表现的模糊不清甚至完全消失。此外,乳腺组织标记定位夹在同侧乳房有多个病灶接受活检的情况中也非常有用,它能使外科医生准确评估不同病灶的严重程度,防止良性病变重复活检。乳腺组织标记定位夹在影像学中能很好地显影,从而有利于影像学上对良性病灶进行随访评估,同时能实现对接受术前新辅助化疗患者乳腺癌病灶的精确定位,保证术中病灶的完整切除并且尽可能保留不必要切除的正常乳腺组织。病理学家也能在大量的乳房切除标本中快速找到感兴趣区域,得出准确的病理诊断。

Thomassin-Naggara 等[2]针对乳腺组织标记定位夹在活检后的应用现状开展了一项调

查研究,主要在法国和加拿大放射科医生中进行。他们利用互联网调查网站设计了一种在线调查工具,用以评估乳腺活检后放置乳腺组织标记定位夹的具体操作方法和乳腺放射科医生的意见。所有参与的放射科医生被要求提供个人的实践数据,描述他们目前在乳腺 X 线立体定向、超声和 MRI 指导下使用乳腺组织标记定位夹的实践情况,并描述采取了哪些步骤对乳腺组织标记定位夹放置进行质量控制。结果显示,92.1% 及 96% 的法国和加拿大放射科医生表示曾使用过乳腺组织标记定位夹。在这两个国家,虽然超声引导下活检是最常用的活检方法,但是活检后在超声引导下行乳腺组织标记定位夹植入的占比并不多,38% 的加拿大放射科医生会系统地在每次活检后放置乳腺组织标记定位夹,而 30% 的法国放射科医生表示从未在这种情况下放置乳腺组织标记定位夹。而在立体定向或 MRI 指导下经皮穿刺活检后,大多数医生表示会使用乳腺组织标记定位夹进行定位。活检后乳腺组织标记定位夹放置与否主要与费用有关,加拿大医生出于费用考虑,更多在活检后使用蒙特利尔技术的乳腺组织标记定位夹,以减少费用。对于放置乳腺组织标记定位夹后的质量控制,大多数放射科医生选择在放置乳腺组织标记定位夹后行单侧乳房 X 线检查(法国 76.2%,加拿大 75%),且多数在经皮穿刺活检后的 7 天内进行(法国 77.8%,加拿大 97.3%)。多数放射科医生认为可接受的乳腺组织标记定位夹的位置是在距离靶病灶边缘垂直线范围 10mm 以内。大部分接受调查的医生认为活检后放置乳腺组织标记定位夹是一种很有效的技术,超过 75% 的病例得到了有针对性的手术治疗。

乳腺标记定位夹的临床应用量在不断增长,市上有多种定位夹可供选择。不同标记定位夹的内在组成、形状和相关的生物成分各不相同。此外,不同标记定位夹在不同成像模式下的可见性也存在差异,这可能会影响放射科医生对其的选择。了解不同类型乳腺组织标记定位夹的特征,掌握其放置的适应证能帮助放射科医生在不同的临床情况下更好地为特定的患者选择合适的标记定位夹。

二、类型

乳腺标记定位夹按其成分不同分为单一材料和复合材料,也可按形状以及与活检设备的兼容性进行分类。由于超声引导下的活检占所有乳腺活检的很大一部分,制造商开发的标记定位夹通常在超声下可以显影。最近,随着 MRI 引导下活检的发展,针对此类活检方法的标记定位夹被更多的设计出来。理想的定位夹应具备以下几个特征:超声下长期可见,MRI 植入后 MRI 影像可见,易于植入且植入后不易移位。

(一) 单一材料乳腺标记定位夹

单一材料纯金属乳腺标记定位夹是最早开发出来,也是至今临床上最常用的。纯金属定位夹有不同的形状,可用于标记多个活检位点。其主要成分是钛或不锈钢,也有少部分由其他金属合金制作而成[3],尺寸通常为 2~3mm。

钛是一种低密度、高强度、耐腐蚀的惰性金属。它具有很好的生物相容性,能够与人体骨骼融为一体,是大多数骨科和口腔外科手术的首选金属材料。大多数金属过敏可归因于镍,而钛夹不含镍,因此可以安全地用于报告多重过敏或对金属过敏的患者[4]。医用级不锈钢(316 和 316L)是一种镍含量在 10%~14% 之间的金属合金。BioDur 是一种金属合金,其性能与不锈钢相似,但几乎不含镍(小于0.05%)。镍钛诺是一种由镍和钛按近似相等的比例组成的记忆合金。由于其超弹性和生物相容性,镍钛诺已被用于血管支架、心脏瓣膜装置、鼻中隔缺损装置等。因为镍钛诺金属夹形状独特,尺寸往往比较大,因此放入乳腺组织后很容易在超声检查中被发现。

20世纪90年代末,位于蒙特利尔的Belinda Curpen博士及其同事提出了一种可替代金属夹的低成本组织标记定位夹系统,该系统包括一个小的钛夹以及一根18G的脊椎针,利用脊柱针可将钛夹放置到活检点。

钛夹最初是为小血管的手术结扎设计的,在一个分配器中预先包装成10个一组,可以用小钳子从中取出。在蒙特利尔改良技术下,钛夹可以提前准备好并储存在无菌容器中。将18G脊柱针导入器中的针芯取下,用小的无菌止血器将预先准备好的钛夹放入脊柱针尖端的斜面部分,然后针的尖端向上稍举高并轻轻敲击,这样钛夹就会进一步落在导入器中。如果需要多部位活检,可以提前准备好多个不同形状的钛夹。在每次活检结束时,用18G脊柱针将钛夹放置在相应的活检部位。操作过程中只需将针棒向前推,就可以轻松地将定位夹在乳腺组织中展开[5]。

蒙特利尔改良组织定位夹与传统金属定位夹相比进一步降低了成本,这在临床实际应用中有很大意义,因为经济因素通常是决定是否放置定位夹的重要原因之一[6]。此外,有研究表明70%的传统金属定位夹和63%的蒙特利尔改良定位夹都能放置在目标部位周边1cm范围内[7]。因此这两种定位夹在判断活检部位时都具有较高的准确性,且两者在组织中不易移位,都具有良好的长期稳定性。

此外还有非金属材质的高分子材料制成的乳腺组织标记定位夹。由于其非金属特性,与金属定位夹相比,MRI和X线上出现伪影的概率较低。这类乳腺组织标记定位夹由聚醚酮酮(polyetherketone ketone,PEKK)聚合物制成。已有研究证实此类定位夹的生物相容性高,可以永久放置在乳腺组织中[8]。

(二) 复合材料乳腺标记定位夹

复合材料乳腺组织标记定位夹由2~3mm的金属涂覆生物高分子材料组成。最常见的高分子材料包括胶原蛋白、聚乳酸、聚乙醇酸和水凝胶(表4-1-1)。复合材料乳腺定位夹有不同的形状可供选择,用于区分不同的活检部位。

复合材料乳腺定位夹相较于传统单一材料定位夹有一定优势。将其置于活检腔内后,涂覆在金属表面的高分子材料可通过吸收液体膨胀,进而填充组织活检腔,降低了随后标记物移位的风险。Rosen[9]通过分析定位夹与乳腺X线片上病变的相对位置来评估标记物放置的准确性,结果表明与传统的金属定位夹相比,胶原蛋白复合定位夹可有效减少定位夹移位的情况,且更准确位于活检位点1cm范围内。膨胀的填充物除了降低移位风险外,还可以通过直接压迫活检腔壁达到止血效果。此外,胶原蛋白可激活凝血级联反应,促进血小板黏附、聚集和活化,从而进一步起到止血效果。复合材料定位夹还可减少金属伪影,提高影像学显像性。定位夹植入后,由于填充材料的再吸收,6~8周后影像可见性会逐渐下降,但大多数包埋材料在超声检查中很容易被识别[10]。

目前在国际上应用的各品牌乳腺定位夹的分型及其特性比较见表4-1-1。

表 4-1-1 乳腺标记定位夹分型及特性[5]

乳腺标记定位夹	影像手段	大小	公司	生物材料	金属材质	形状
纯金属定位夹						
MicroMark Ⅱ	乳腺 X 线	8G	Devicor Medical Products	–	钛	带状
	超声	11G				
UltraCor	乳腺 X 线	14G	Bard Biopsy Systems	–	不锈钢	带状
	超声	17G				
	磁共振	17G				
Ultraclip	乳腺 X 线	17G	Bard Biopsy Systems	–	钛	带状/圈状/翼状
	超声					
TriMark	乳腺 X 线	9G	Hologic	–	钛	T 型
	超声	12G				
CeleroMark	乳腺 X 线	12G	Hologic	–	钛	T 型
	超声					
Biomarc	乳腺 X 线	18G	Edimex	–	氧化锆	钟型
	超声					
	磁共振					
蒙特利尔改良定位夹						
WeckAtrauclip	乳腺 X 线	18G	Weck Closure Systems	–	钛	带状
	超声					
Hemaclip	乳腺 X 线	18G	Weck Closure Systems	–	钛	带状
	超声					
复合材料定位夹						
MammoMark	乳腺 X 线	11G	Devicor Medical Products	胶原蛋白	钛	棒状
	磁共振	8G				
GelMark Ultra/ GelMarkUltraCor	乳腺 X 线	7G~ 14G	Bard Biopsy Systems	聚乳酸/ 聚乙醇酸	不锈钢	S 型
	超声					
	磁共振					
SenoMark/ SenoMarkUltraCor MRI	乳腺 X 线	7G~ 14G	Bard Biopsy Systems	聚乙醇酸	不锈钢/钛	S 型/ X 型/ O 型/ M 型
	超声					
	磁共振					
StarchMark/ StarchMarkUltraCor	乳腺 X 线	10G~ 14G	Bard Biopsy Systems	聚多糖	不锈钢	V 型
	超声					

乳腺标记定位夹	影像手段	大小	公司	生物材料	金属材质	形状
SecurMark	乳腺 X 线	9G~12G	Hologic	编织纤维	不锈钢/钛	T 型
	超声					
	磁共振					
HydroMark	乳腺 X 线	8G~13G	AngioTech	聚乙二醇	不锈钢/钛	圈状
	超声					
	磁共振					

上述类型定位夹中,Ultraclip Ⅱ Breast Tissue Markers、Ultraclip Dual Trigger Breast Tissue Markers、SenoMark Ultra Breast Tissue Marker 等系列已经在中国上市,这三类定位夹产品规格见表 4-1-2~表 4-1-4。

表 4-1-2　UltraClip Ⅱ Tissue Marker 乳腺组织标记物型号

型号	标记物形状	穿刺针长度	标记物材质
861017	带状	10cm	钛
861217	带状	12cm	钛
862017	翼状	10cm	Inconel® 625
863017	带状 PVA	10cm	钛及 PVA
864017	圈状	10cm	BioDur® 108
865017*	带状	10cm	钛
865517*	带状	15cm	钛

表 4-1-3　UltraClip Dual Trigger Breast Tissue Marker 乳腺组织标记物型号

型号	标记物形状	穿刺针长度	标记物材质
862017D	翼状 PVA	10cm	Inconel® 625 及 PVA
863017D	带状 PVA	10cm	钛及 PVA
864017D	圈状 PVA	10cm	BioDur® 108 及 PVA
862017DL	翼状 PVA	12cm	Inconel® 625 及 PVA
863017DL	带状 PVA	12cm	钛及 PVA
864017DL	圈状 PVA	12cm	BioDur® 108 及 PVA

表 4-1-4　*SenoMark Ultra Breast Tissue Marker* 乳腺组织标记物型号

适配旋切针品牌	型号	标记物形状	标记物材质
安珂 7G 旋切针	SMEC7C	圈状	BioDur® 108 及 PVA
	SMEC7R	带状	钛及 PVA
安珂 10G 旋切针	SMEC10C	圈状	BioDur® 108 及 PVA
	SMEC10R	带状	钛及 PVA
安珂 12G 旋切针	SMEC12C	圈状	BioDur® 108 及 PVA
	SMEC12R	带状	钛及 PVA
麦默通 11G 旋切针	SMMA11C	圈状	BioDur® 108 及 PVA
	SMMA11R	带状	钛及 PVA
豪洛捷 9G 旋切针	SMAT9C	圈状	BioDur® 108 及 PVA
	SMAT9R	带状	钛及 PVA
豪洛捷 12G 旋切针	SMAT12C	圈状	BioDur® 108 及 PVA
	SMAT12R	带状	钛及 PVA

三、适应证

（一）乳腺标记定位夹在乳腺病灶活检后定位中的应用

乳腺定位夹最初的应用是将其放置于活检后的目标病灶中。在定位夹应用于临床以前,当穿刺活检的结果表明需进一步行开放切除手术时,只能通过识别影像学上的残留病变来定位,或者依赖于超声对活检部位血肿等术后改变的识别[11],以及术前通过 X 线对病变附近的解剖标志进行识别定位[6]。但是如果活检距离手术间隔时间太长,往往无法通过这些影像学上的表现进行定位。此外,因无法保证定位的准确性,为保证切缘阴性常导致切除乳腺组织的范围过大[12]。即使在金属导丝定位下,已有报告显示获得足够量阴性边缘的女性患者数也不超过 62%[13-15]。而在定位夹应用于临床后,这一数字增加到 90%[16],需要再次切除的患者比例减少,从而节约了手术时间,减少了患者不必要的损伤。如果活检后患者出血较多,此时放置标记定位夹可能造成进一步出血,且因为血肿的形成而致使定位夹漂浮于其内,易造成定位夹移位,影响定位的准确性。这种情况就可以选用带有可吸收液体的复合材料定位夹,此类定位夹除定位目标病灶外还可有效帮助止血,例如嵌入胶原蛋白、水凝胶或葡聚糖的定位夹,或者可以考虑选择含有淀粉颗粒的定位夹。

超声引导下穿刺活检是乳腺科临床工作中最常见的操作。对于临床触诊不明显、将行开放手术的患者,空芯针穿刺活检后放置定位夹,有助于术前、术中精准定位以及保乳手术的成功实施。当活检的病灶体积较小,使用的真空辅助活检系统规格较大,或活检部分囊性病变时,活检后可能无法准确识别病灶部位,在这些情况下,可放置金属定位夹以便于病理结果良性时的定期随访或病理结果恶性时有助于后续手术定位。

超声引导下穿刺活检后放置定位夹的操作过程简单可靠,可准确指示活检部位。进行超声下操作时可直接观察到定位夹在病灶内的准确位置。研究表示超声引导下与立体定向引导相比,前者放置定位夹的精准度更高[17,18]。

　　立体定向真空辅助活检,即在乳腺 X 线引导下对可疑病灶进行活检。医生将需检查区域放置在乳腺压迫夹板中心,利用乳腺 X 线进行引导,这已成为检查可疑乳腺钙化和其他超声隐匿性病变的标准。乳腺 X 线引导下定位夹植入常用于对可疑钙化活检后的术腔定位。当钙化灶完全切除时,推荐术后用定位夹定位以明确活检部位[19]。乳腺定位活检后,如果活检病理结果是恶性,即使乳腺 X 线片显示钙化灶被取净或化疗后病灶消失,标记定位夹仍能有效标明活检区域,有助于开放手术时准确切除残留病灶,有效减少切缘阳性率和降低术后复发率。而且在活检术后的 X 线片中,标记定位夹能标记病灶部位,一定程度上帮助病理医生在随后的手术标本中迅速发现感兴趣区域。如果活检病理结果是良性,标记定位夹能显示原病灶的部位,用于长期随访,判断病灶的稳定性,以防活检假阴性的发生。除定位钙化外,标记定位夹还可应用于标记仅在一个体位的乳房 X 线投影中发现的病变,包括不对称密度,结构扭曲等。

　　当可疑病变仅能通过 MRI 发现且进行 MRI 引导下活检后,必须使用定位夹从而确保在后续 MRI 检查中能针对活检病灶进行随访观察。定位夹植入后进行乳腺 X 线摄影,可能利于乳腺 X 线片中的病灶定位。此外,后续开放手术中是否准确切除可疑病灶也可通过定位夹进行确认。

　　无论采用何种活检方式,组织活检后水肿、血肿等改变很容易掩盖目标病变,因此乳腺所有介入操作后均可放置定位夹明确病灶位置。当超声、X 线或 MRI 乳腺检查中发现一侧乳房有多发肿物时,建议于不同活检肿物内放置不同形状的定位夹,以帮助医生准确评估不同病灶的严重程度,防止良性病变的重复活检以及保证恶性病灶能被完整切除。当超声或 X 线提示的病灶和其他影像学检查提示的病灶位置接近,需鉴别是否是同一病灶时,建议在超声引导下或 X 线引导下放置标记定位夹,而后行其他影像学检查判断定位夹与病灶之间的位置关系,从而明确不同影像手段中病灶的吻合性。

（二）乳腺定位夹在新辅助治疗中的应用

　　新辅助化疗在临床实践中有着重要的作用,它将不可手术乳腺癌降期为可手术乳腺癌,还可将不可保乳的乳腺癌降期为可保乳的乳腺癌。此外,新辅助化疗也可以通过观察肿物的缩小程度及时评估患者对化疗方案的敏感性。然而,新辅助化疗对乳腺外科医生、影像医生和病理医生都提出了新的挑战,随着新辅助化疗成功率的提高,乳腺科医生偶尔会面临肿瘤完全或接近完全消退的情况。病理完全缓解,或达到临床缓解的患者,无论是临床体检或影像学检查都很难辨认原发病灶的位置,此时放置的乳腺标记定位夹具有重要指导价值[20]。

　　活检后超声引导下乳腺组织标记定位夹植入的首次描述适应证即接受新辅助化疗的乳腺癌患者。研究示超声引导下对 49 例患者的总计 51 例恶性肿瘤内植入定位夹以标记肿瘤床,预期该 51 例乳腺癌对术前新辅助化疗完全或几乎完全有效,化疗后预行乳腺癌保乳手术。结果表明,对于 47%(23/49)的患者,所植入的定位夹是她们术前仅存的肿瘤原发部位的证据。定位夹植入有效地解决了乳腺癌新辅助化疗完全或接近完全反应时肿瘤床的术前定位问题。对于乳腺原发病灶,早期 Dash 在研究中表明,在 28 名接受术前化疗的患者中,超过一半的患者(16/28,57.1%)可在定位夹放置中获益[15]。M. D. Anderson 癌症中心的一项回顾性研究分析了 373 例新辅助治疗后接受保留乳房手术的患者,其中 145 例在新辅助治疗前或治疗中放置了金属标记物,228 名患者未放置标记物。两组患者的临床肿瘤大小分期、核分级、雌激素受体状态、最终边缘状态以及新辅助化疗后残余原发病程度等分布相似。中位随访 49 个月(20～177 个月),其中 21 例患者的乳房发生局部复发。放置定位夹的患者术后 5 年局部控制率为 98.6%,而没有放置定位夹的患者 5 年局部控制率为 91.7%

($p=0.02$)。同时在多变量分析中,未放置定位夹的患者与放置定位夹的患者相比局部复发危险增加,危险比为 3.69($p=0.083$;95% CI,$0.84\sim16.16$)[21]。在 M. D. Anderson 癌症中心,是否需要在乳腺癌原发病灶内放置定位夹由参与治疗的肿瘤学家和放射科医生协调决定。当患者接受手术咨询时,外科医生也可以要求将定位夹放置作为其手术计划的一部分。当原发肿物变小变软而变得难以触及时,或在连续的影像学监测中肿瘤的大小缩小到 $1\sim2$cm 时,常建议超声引导下行定位夹植入。该研究结果表明新辅助化疗并实施保乳手术的患者放置定位夹与更好的局部控制相关,且相关性独立于肿瘤分期和其他临床病理特征。研究结果还表示,新辅助化疗后获得临床缓解或仅有微小癌症残留的乳腺癌患者,无论她们是否放置了定位夹,已有的治疗对肿瘤复发都产生了很好的局部控制效果。然而在新辅助化疗后仍有病理残留的患者中,放置定位夹会带来更好的局部控制效果。在病理残留肿瘤大小中位数相同(2cm)的情况下,植入定位夹的患者在局部控制效果上的改善具有统计学意义。研究中植入定位夹的病例没有乳腺局部复发,而在未植入定位夹的患者中有 10% 的病例出现局部控制失败。在有残余肿瘤的患者中,植入定位夹在局部控制效果上的优势非常明显。选择保乳手术的患者,在初始活检时放置定位夹可能是术前定位唯一可靠的标志。研究结论认为,在新辅助化疗前或化疗期间肿瘤准确标记在优化局部控制上的重要性被低估,可以通过多学科协作的方法来实现合理地选择患者以及选择植入定位夹的时间并达到最佳的治疗效果。R. Schulz-Wendtland 等[22]纳入 25 位超声引导下穿刺后植入定位夹并随后行新辅助化疗患者,结果表明这 25 位患者并未出现定位夹移位、血肿等不良反应,定位夹植入后不会影响新辅助治疗疗效的判断。研究强调数字乳腺 X 线检查较超声更易显示定位夹在肿瘤中的位置,因此在超声引导下植入定位夹后,可进行 X 线检查以确定定位夹是否被植入到目标病灶内。研究结果强调在新辅助化疗前于乳房内置入定位夹对乳腺癌保乳手术最佳局部控制的重要性,建议在肿瘤诊断早期即放置定位夹,有利于肿瘤的准确定位,为放射科医生和乳腺外科医生提供有价值的信息。此外,Ja Ho Koo[23]等在最新研究中指出,定位夹在超声下的显影效果与定位夹种类相关,LigaClip 和 Cormark 在超声下的显影效果优于 UltraClip,Cormark 是一种被胶原蛋白包围的金属定位夹。周围的胶原蛋白提供了额外的增强对比,使标记物更清晰可见。UltraClip 是一种由不可吸收聚乙烯醇(polyving akohol,PVA)聚合物和金属夹组成的标记物,而 PVA 并不助于提高超声下显影性。定位夹的显影效果在新辅助化疗前选择定位夹种类时应纳入考虑。

另外,无论患者后续是否接受保乳手术均建议新辅助治疗前原发灶中心放置定位夹,这有助于新辅助治疗疗效的评估、手术定位以及术后病理评估。如果患者有多病灶或卫星灶存在时,建议原发病灶内和卫星病灶内放置形态不同的定位夹。

腋窝超声检查常被用于乳腺癌患者腋窝淋巴结转移状态的初始评估,腋窝超声联合超声引导下淋巴结经皮穿刺活检的诊断敏感性为 $65\%\sim86\%$,特异性为 $96\%\sim100\%$[24-26],常用于指导手术分期。穿刺证实有淋巴结转移的患者可直接进行腋窝淋巴结清扫(axillary lymph node dissection,ALND),避免 SLNB 术后还需二次手术[27]。伴有腋窝淋巴结转移的乳腺癌患者常常考虑行新辅助化疗减轻肿瘤负荷。在接受新辅助化疗的患者中,约有 40% 的患者在手术切除后病理证实为淋巴结阴性,在人表皮生长因子受体 2(human epidermal growth factor receptor 2,HER2)阳性患者中,这一比例高达 $60\%\sim70\%$[28,29]。因淋巴结降期率高,临床医生逐步考虑对乳腺癌伴淋巴结转移但对新辅助化疗有良好临床反应的患者行腋窝 SLNB 手术,但如何在保腋窝时精准切除转移淋巴结是乳腺外科的重要问题。乳腺标记定位夹可用于定位新辅助治疗后的腋窝转移淋巴结,进一步确保转移淋巴结在行 SLNB 时能被完整切除,将不可保腋窝的乳腺癌降期为可保腋窝[30]。

SENTINA 前瞻性多中心队列研究表明新辅助化疗后与新辅助化疗前行 SLNB 相比,检出率较低(80.1% vs.99.1%),假阴性率(false negative rate,FNR)较高(14.2%,95% CI,9.9%~19.4%)[31]。SN FNAC 研究设置了更苛刻的条件,强制所有患者在新辅助化疗后行 SLNB 时采用免疫组织化学检查,结果表明当前哨 ypN0(i+)s 判定为阴性时 FNR 为 13.3%,当前哨 ypN0(i+)s 判定为阳性结果时 FNR 为 8.4%[32]。ACOSOG Z1071 研究则表明使用乳腺定位夹标记腋窝转移淋巴结可进一步降低 SLNB 的假阴性率。ACOSOG Z1071 所纳入的病例为接受新辅助化疗且伴有腋窝淋巴结转移的乳腺癌患者($T_0 \sim T_4$,$N_1 \sim N_2$),共入组 203 例患者,在淋巴结活检时即在活检淋巴结内放置一个定位夹。在 170 例(83.7%)cN_1、且至少 2 枚前哨淋巴结(sentinel lymph node,SLN)切除的患者中,141 例患者定位夹所标记的淋巴结被手术成功切除。在这 141 例患者中,107 例(75.9%)定位夹标记的淋巴结在 SLNB 时即被准确取出,此组患者 SLNB 的假阴性率为 6.8%(95% CI,1.9% ~ 16.5%)。在 34 例(24.1%)定位夹标记淋巴结在后续 ALND 中才被取出的患者中,假阴性率为 19.0%(95% CI,5.4%~41.9%)。未放置定位夹的患者(n = 355)和手术时未确定定位夹位置的患者(n = 29),假阴性率分别为 13.4% 和 14.3%。结论表明,对于诊断为乳腺癌伴淋巴结转移且接受新辅助化疗的患者,在腋窝淋巴结内经皮放置定位夹有助于进一步降低该患者群体中 SLNB 的假阴性率[33]。Abigail S. Caudle 等[34]在已确诊转移的腋窝淋巴结内植入定位夹的基础上,采用靶向腋窝淋巴结切除(targeted axillary dissection,TAD)[35],进一步将新辅助化疗后 SLNB 的假阴性率降低至 2%。ILINA 临床试验评估了术中超声引导下切除定位夹标记前哨淋巴结的可行性,共计 46 例病例,有 44(96%)例成功切除了定位夹定位的腋窝转移淋巴结。在接受 SLNB 及 ALND 的 35 名例患者中 77%(27/35)的患者的前哨淋巴结状态可以准确反映腋窝淋巴结情况,整体假阴性率为 4.1%(95% CI,0.1%~21.1%)[36]。如无新辅助治疗后前哨淋巴结活检的计划,也可放置金属标记物,有助于增加手术切除的成功率。

（三）利用乳腺标记定位夹处理多发病灶

活检后放置的标记定位夹在乳房 X 线片影像上清晰可见,有助于多学科团队成员之间讨论,特别是多灶性乳腺癌患者或局部广泛疾病得到确认的患者[37]。

多个活检位点可能有不同的病理结果,其中一些病灶需要切除,而另一些只需要随访监测即可。在这种情况下,标记定位夹可用于制订精确的手术计划,并有助于乳房影像的随访观察。

（四）在临床触诊阴性乳腺肿物中的应用

随着乳腺癌发病率升高,人们对乳腺癌的了解增加,越来越多的妇女接受常规乳腺癌筛查,触诊阴性的乳腺病变和早期乳腺癌更为常见。导丝定位是目前应用最广泛的临床触诊阴性乳腺病变术前定位方法,甚至被认为是定位方法的"金标准"。然而导丝定位也有多种缺点,包括导丝脱出、移位以及折断,此外放入导丝需要单独的手术操作,与放射科协调时的时间安排困难,以及患者的痛苦和不适、影响日常活动等[38]。也有文献报道,利用活检后形成的血肿对触诊阴性肿物进行定位[39]。利用血肿定位的缺点是血肿的吸收一般在活检后平均 14 天内发生,大多数血肿在 5 周内几乎完全吸收,这种定位方式不适用于在此时间范围之外进行手术的患者,如新辅助化疗的患者。且血肿的吸收时间无法定量预测,穿刺后早期进行手术的患者运用血肿定位更为可靠。

Lori F. 等[40]认为,超声引导下植入定位夹为术前无法触及的乳腺病变提供了一种有效而精确的定位方法。Lori F. 等对2014年1月至2015年7月连续行乳腺区段切除或病灶切除活检的220例患者进行回顾性分析,其中术前行定位夹定位的患者有107例,采用传统导丝定位法进行定位后手术的有113例;68%的患者因恶性病变而接受切除手术。放置导丝平均需要46min(20~180min),而超声引导下定位夹植入只需要5min($p<0.001$)。两组间的阳性边缘再切除率和切除标本大小无差异。研究证明定位夹植入定位可以成功的切除微钙化、新辅助治疗后的肿瘤以及未切除的无法在超声下看见的病变。切除标本中活检部位术后改变或标本中原发病变表明100%(107/107)的病灶被成功切除,且定位夹定位的患者没有术后相关的并发症,两名外科医生的再切除率没有差异。

Blumencranz PW 等[41]在一项单中心回顾性研究中纳入2009—2012年共691例患者,研究发现使用标准定位夹(即非水凝胶定位夹)的患者与使用水凝胶定位夹(HydroMARK)患者比,更多需要额外再使用导丝进行定位;立体定向活检中75.8%使用标准定位夹患者及17.1%使用HydroMARK患者额外利用导丝定位($p<0.0001$);超声引导下活检中22.6%使用标准定位夹患者及4.3%使用HydroMARK定位患者额外利用导丝定位($p<0.0001$)。而使用HydroMARK组和标准定位夹组的标本体积($p=0.1673$)和再切除率($p=0.1813$)差异无统计学意义。研究认为,利用HydroMARK进行定位,外科医生在不使用导丝定位的情况下也能进行部分乳房切除。在乳房部分切除标本体积和再切除率方面,HydroMARK与标准定位夹加导丝定位一样有效。使用HydroMARK可以节约成本,提高手术室和放射科的效率,患者也更舒适和方便。

使用定位夹定位临床触诊阴性乳腺病变,进行下一步手术切除或保乳治疗,是一种安全可行的方法。定位夹定位临床触诊阴性乳腺病变可以替代传统的术前导丝定位切除,减少定位时间,提高手术效率,减少导丝相关的并发症。

(五) 乳腺标记定位夹在影像学中的应用

定位夹在影像学检查中起着至关重要的作用。在乳房X线或MRI检查中发现的可疑病变通常需要进一步超声检查。超声引导下乳腺活检是可疑病变取样的首选方法。超声引导下活检包括空芯针活检和细针活检,是在实时影像引导下进行,比立体定向、MRI引导活检更经济有效。同时患者也更舒适,医生操作更便捷。

当用一种影像模式检查发现可疑病灶而使用另一种影像模式进行活检时,取样的病灶有可能与最初识别的可疑部位不一致。Meissnitzer 等[42]在回顾性研究中的结果显示,80例MRI检查发现的可疑病灶随后在超声引导下活检,病理均显示为良性病变。后续影像学随访中发现其中有10例(10/80,12.5%)超声引导下活检的部位与原MRI发现的可疑病灶不符,这10例病灶中有9例随后进行了MRI引导下活检,5例确诊为乳腺癌。因此,超声引导下活检后放置定位夹标记活检部位并且再次行乳腺X线/MRI检查对于了解不同影像模式之间的病灶相关性,确认最初发现的可疑病灶与取样标本是否一致是疾病诊断中非常重要的环节。如果发现两者不一致,可能需要进一步的评估或再行一次活检。

(六) 有利于术前定位

通过乳腺标记定位夹植入可以识别和准确定位活检病灶。活检部位在影像图像上清晰可视,有助于手术计划的制订,为术前定位提供了明确的标志。在处理多个活检位点时,定位夹尤其有用。对于较大的病变,最好在肿块四周进行定位标记,以便准确估计手术需切除的腺体体积。对临床不能触及的肿物进行切除时,可利用乳腺定位夹指导手术切除从而降低切缘阳性率。Corsi F 等[43]针对触诊阴性的乳腺癌患者进行研究,纳入者活检后通过 X 线或超声定位下在肿物内放置定位夹,并在术前予以定位,结果表明定位夹将有效指导手术切除并降低切缘阳性率,总共有 80.4% 的患者达到了切缘阴性,其中未使用定位夹标记组的切缘阴性率为 57.6%,使用定位夹标记组的切缘阴性率为 89.3%($p<0.0001$)。通过使用定位夹,再次切除率从 42.4% 降至 10.7%($p<0.0001$),且切除的组织量更少,显著减少对患者的创伤。

（七）在标记病灶范围中的应用

在临床实践中,影像检查提示范围较大的病变常在其内多个部位取样活检,从而判断不同部位病变严重程度,确定手术时必须切除的病灶范围。如果是多灶性疾病或广泛的导管原位癌,在不同的活检点放置定位夹有助于手术计划的制订。定位夹在影像图像中很容易被识别,可在术前作为标记物指导导丝的放置,精准的标记出需手术的病灶范围。定位夹的使用可以减少阳性切缘的发生率,减少再次干预的需要[44]。

（八）在病理诊断中的应用

当病变较小时,术前真空辅助活检可能已取出大部分病灶,这种情况下,很难在后续开放手术切除的标本中发现残留病灶。如果活检后放置定位夹以明确活检部位,开放手术后将切下的标本置于 X 线下检查定位夹的情况,有助于确认手术是否已将残留病灶准确切除。这也同样适用于乳腺癌新辅助化疗后病理完全缓解的情况[45]。

除了有助于明确残留病灶已被切除外,标记定位夹还能帮助病理医生在大量标本中快速找到感兴趣区,节约时间成本。特别是新辅助治疗后全乳切除的标本,如果肿瘤完全退缩,病理科医师难以通过肉眼寻找原发病灶的位置,金属标记物的放置将有助于病理科医师准确定位从而更好地进行病理诊断和疗效评估。在经皮活检术后的乳腺切除标本的病理处理中,切除标本的大体检查可能没有异常,术中标本快速 X 线摄影未见明显异常微钙化。在这种情况下,定位夹对活检部位的标记是病理学家快速准确对乳腺标本切片进行显微分析的唯一方法[46]。

四、操作过程

（一）乳腺组织标记定位夹植入前准备

1. 签署知情同意书　乳腺组织标记定位夹植入前向患者说明植入定位夹的目的和术中注意事项,以获得患者的配合,缓解患者心理压力。

（1）告知患者乳腺组织标记定位夹植入的获益:

1）乳腺组织标记定位夹将完全植入乳腺肿物或腋下淋巴结内,无异物感,日常生活不受限制。

2）乳腺组织标记定位夹植入有助于对病灶随访评估,实现病灶的精确定位,保证术中病灶的完整切除并且尽可能保留不必要切除的正常乳腺组织。

3）乳腺组织标记定位夹可在体内长期留置,有利于可疑病灶的跟踪随访。

（2）告知患者乳腺组织标记定位夹植入的风险:

1）植入失败,必要时或需再次行乳腺组织标记定位夹植入术。

2）麻醉风险。

3）操作过程中疼痛、出血以及可能损伤,包括神经损伤,血肿、气胸、血胸、心包或血管穿透伤。

4）发生植入物感染。

5）过敏反应。

6) 乳腺组织标记定位夹移位、脱落、MRI 伪影。

2. 操作人员及物品准备 乳腺组织标记定位夹植入术必须由具有医师资质并经专门培训的医师完成。可在穿刺专用房间或手术室内开展,要求室内采光通风良好,便于清洁消毒;如在乳腺 B 超、X 线和 MRI 下穿刺植入,应在符合要求的专用场地开展。配置物品包括乳腺组织标记定位夹产品组件、B 型超声机、穿刺包、常规消毒、局麻及抢救药物。

3. 植入前检查 检查乳腺组织标记定位夹产品包装有无破损,内容物是否完整,各机械装置正常,乳腺组织标记定位夹可被顺利击发。

4. 患者准备 询问患者是否有金属过敏,评估患者是否存在植入禁忌证(如有严重出血倾向、凝血机制障碍,或合并严重的心脑血管、肝脏、肾脏等原发性疾病难以耐受植入操作),患者换清洁病员服、戴手术帽,并取下所有金属物及饰品。

5. 体位 操作时患者取仰卧位(内侧病灶)或向非患侧适度侧卧位(部分外侧、上方及下方病灶),患侧上肢上抬,充分暴露患侧乳腺。

6. 穿刺前超声确认 超声定位病灶,了解其血流情况,并观察其与皮肤、胸肌及乳晕区的距离,拟定合适的进针口(必要时标记)、进针角度及路径,以便穿刺针短距离顺利进入病灶中心,并避免损伤乳房深部组织、减少对乳晕区组织和周边组织的损伤,同时参考外科手术术式的选择以便于进针口及针道在开放手术中的切除。

7. 消毒铺巾 戴无菌手套,安尔碘消毒患侧乳房,铺无菌洞巾,消毒探头(或套无菌探头套)。

8. 麻醉 将超声探头置于肿物较大径方向,超声引导下,以 2% 利多卡因进行局部麻醉。进针口一般位于距探头边缘约 1~2cm 的位置(根据病灶深度及范围灵活决定)。首先在进针口处皮内注射一皮丘,然后深入分层于肿物周边注射,注射前注意回抽,以免麻药误注入血管内。

(二) 乳腺组织标记定位夹植入的临床操作

市场上有多种类乳腺组织标记定位夹可供选择,不同乳腺组织标记定位夹植入方法略有不同。

1. 已在中国上市的定位夹型号(图 4-1-1、图 4-1-2),操作过程如下

(1) 将准备放置标记物部位施以充分麻醉。

(2) 检查产品的包装是否破损,取下穿刺针的保护鞘。

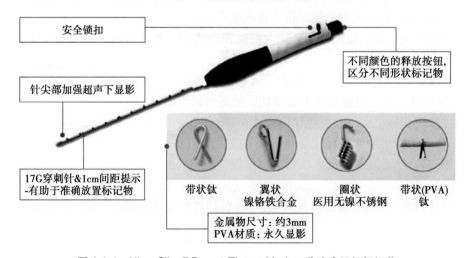

图 4-1-1 Ultra Clip Ⅱ Breast Tissue Marker 乳腺癌组织标记物

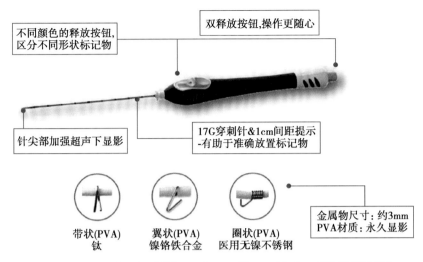

不同颜色的释放按钮,
区分不同形状标记物

双释放按钮,操作更随心

针尖部加强超声下显影

17G穿刺针&1cm间距提示
-有助于准确放置标记物

带状(PVA)
钛

翼状(PVA)
镍铬铁合金

圈状(PVA)
医用无镍不锈钢

金属物尺寸:约3mm
PVA材质:永久显影

图 4-1-2　Ultra Clip Dual Trigger Breast Tissue Marker 乳腺组织标记物

（3）根据临床实际选择使用适当的影像技术（超声、钼靶、核磁）定位引导,将乳腺组织标记物插入乳腺组织中,将穿刺针针尖穿刺到目标近端位置。

（4）在引导影像下确认穿刺针的位置,如有需要,重新引导穿刺针并重新确认位置。

（5）有两种方式释放定位夹,可依照操作者操作习惯进行选择:

1）直接拨动安全开关或旋转手柄后方释放按钮,使安全开关转到纵向裂隙位置,打开安全保险,用拇指或示指用力按压释放按钮,直到听到拍击声。注意不能尝试按压或牵拉安全开关来释放标记物。

2）掀起黄色蝶形保护片,将前触发按钮向前推或是用拇指或示指紧紧压下后触发器,触发按钮需按压到底,一直到听到"咔哒"一声或者两个触发器都紧紧卡入为止。

（6）小心地退出穿刺针,在引导影像技术下确认标记物的位置。

2. 专用于乳腺旋切活检术后,可与多个旋切活检装置相匹配的定位标记系统（图 4-1-3、

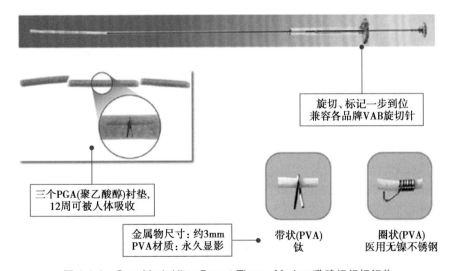

旋切、标记一步到位
兼容各品牌VAB旋切针

三个PGA(聚乙酸醇)衬垫,
12周可被人体吸收

金属物尺寸:约3mm
PVA材质:永久显影

带状(PVA)
钛

圈状(PVA)
医用无镍不锈钢

图 4-1-3　SenoMark Ultra Breast Tissue Marker 乳腺组织标记物
专用于乳腺旋切活检

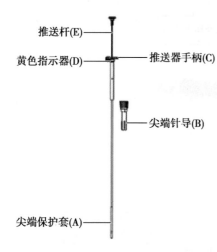

推送杆(E)

黄色指示器(D)

推送器手柄(C)

尖端针导(B)

尖端保护套(A)

图 4-1-4　SenoMark Ultra Breast Tissue Marker 乳腺组织标记物示意图

图 4-1-4),操作方法如下。

(1) 首先确认活检样本已采集完成,且刀槽处没有组织残余。

(2) 按下显示屏上"Marker or Anesthetic"(标记物或麻醉)按钮。

(3) 取下旋切针样本槽的盖子。

(4) 将尖端针导(图 4-1-4B)插入样本槽,确认完全插入。

(5) 请检查包装确保其完好无损。产品开封前应为无菌。

(6) 使用标准无菌技术,从包装中取出 Seno-Mark Ultra Breast Tissue Marker 乳腺组织标记物,检查有无损坏,然后取下尖端保护套(图 4-1-4A)。

(7) 从尖端针导将推送器插入活检旋切针。需注意的是推送器手柄(图 4-1-4C)穿过尖端针导时可能会有阻力。

(8) 推送器碰到旋切针近端时,根据需要旋转推送器,并继续推进手柄。

(9) 推进推送器,将黄色指示器推进推送器,将黄色指示器(图 4-1-4D)与旋切针的红色箭头对齐。推送器如图 4-1-5 所示。值得注意的是,若要妥善放置衬垫,黄色指示器必须完全顶住旋切针。

黄色　　　　　　　　　　　　　　　　　　　　　　红色

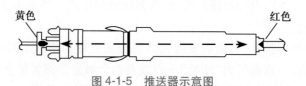

图 4-1-5　推送器示意图

(10) 推进推送杆(图 4-1-4E),即可立即释放所有衬垫。需要注意的是,释放时避免拉动推送器手柄,否则释放可能会失败。

(11) 将旋切针旋转 180°,让刀槽离开已释放的衬垫。

(12) 从旋切针中取出推送器。

(13) 妥善弃置推送器。

(14) 在引导影像技术下确认标记物的位置。

(三) 操作中注意事项

1. 注意不能尝试按压或牵拉安全开关来释放标记物。(如使用 UltraClip Ⅱ Breast Tissue Marker 乳腺组织标记物时)。

2. 建议在引导穿刺过程中暂不掀起黄色蝶形保护片,在释放前再掀起解除保险(如使用 UltraClip Dual Trigger Breast Tissue Marker 乳腺组织标记物时)。

3. 释放标记物时注意斜面针尖朝向需要标记的位置。

4. 为确保金属标记物定位的准确性,乳腺组织标记物的释放机制为金属推杆,非弹射式。

5. 请注意金属标记物释放后位置将位于针尖前方 2~3mm 处,穿刺针引导定位时需考虑。

五、注意事项

(一) 乳腺组织标记定位夹放置的准确性

在操作过程中,我们建议将穿刺针头到达病灶中心再释放定位夹。但由于麻醉药物、出血、组织挤压等影响,定位夹常常未能置于我们理想的位置。

一般来说,定位夹放置在病灶范围的 10mm 以内通常被认为是准确的、可接受的。早在 1997 年,Burbank F 等[18]对定位夹放置后的位置准确性进行了分析。立体定位活检后,经活检探针或不经探针共放置 149 个定位夹,并测量定位夹的位置。31 个定位夹记录了首次部署的位置以及首次乳房 X 线随访的位置;手术切除了 36 个有定位夹的活检点并检查,其中 18 个定位夹术前利用导丝定位。放置的 149 个定位夹中有 43 个是结果显示直接经皮放置的定位夹有 11% 发生了移位,经活检探针放置的有 7% 发生了移位,91% 的患者定位夹未发生移位。Rosen 等[47]回顾性分析了 111 例立体定位穿刺活检后放置定位夹的临床资料。分别记录患者病变类型、病变位置和活检方法。检查术前和术后的图像,并测量定位夹和活检点之间的距离。所有患者在放置定位夹后随即进行了轴位和斜位的 X 线摄片以评估定位夹和靶病灶之间的距离。研究发现,56% 的患者定位夹与靶病灶距离小于 5mm,16% 的患者定位夹和病灶距离为 6~10mm,还有 28% 距离大于 10mm;并且在 39 例后续病理提示恶性或不典型增生需再次手术的患者中,有 18 例距离大于 10mm。文章表明当切除可见病灶、进行乳腺穿刺活检时放置定位夹可标记活检部位,以防需要额外的活检。这些数据表明,在立体定向穿刺活检后放置定位夹中,金属夹的位置可能与活检部位的位置有很大差异。建议金属标记物放置后即刻进行两个体位 X 线摄片以评估位置的准确性。Margolin 等[7]比较了乳腺 X 线定位下采用不同大小的探针进行钙化灶活检而后放置金属标记物的准确性:119 例患者采用 11G 探针活检和金属标记物放置,109 例患者采用 18G 探针,术中 X 线立体定位系统显示两者分别有 97% 和 98% 的金属标记物放置在靶钙化灶 10mm 内,术后乳腺 X 线摄影检查则发现距离小于 10mm 的分别占 70% 和 63%,距离小于 15mm 的分别占 91% 和 90%。Isabelle 等[5]汇总了 9 项验证真空辅助立体定向活检后放置定位夹的研究数据,结果表明 71.3%(743/1 042)的病例在两个体位的乳腺 X 线检查中定位夹与靶病灶中心平均距离小于 10mm。其中两项研究表明定位夹放置 12 个月后的位移小于 9mm。并认为金属标记物的放置非常值得信赖,对临床有指导价值。

综上所述,活检后放置定位夹大多数能准确放置于靶病灶中心范围内,而有小部分因各种原因而导致放置位置距靶病灶中心大于 10mm。随着定位夹技术的不断更新,各种复合材料的定位夹因其生物学特性可进一步防止其移位。目前超声引导下放置定位夹后均建议行两个体位的乳腺 X 线检查,明确定位夹与靶病灶中心的位置关系,有利于进一步的准确定位。

(二) 乳腺组织标记定位夹在影像学下显影问题

前面章节提到,不同种类的乳腺组织标记定位夹在不同影像学检查下显影效果不同,医生可根据临床实际需求进行选择。David M[48]等比较了五种商业定位夹(包括 SenoMarkUltraCor MRI,Gel Mark UltraC,HydroMARK,SecurMark 和 UltraClip Enhanced Coil)在超声下的可见性。对 25 名女性参与者进行了一项单中心前瞻性比较研究,每位参与者被指定接受五种商业定位夹中的一种。记录定位夹植入后当时、6 周和 12 周的三个时间点的随访超声图像,并通过电子邮件向乳腺成像协会的成员发送调查问卷,要求他们在量表上对定位夹可见性进行评分。结果显示定位夹放置时显影最清晰的种类是 SecurMark。在活检后 6 周和 12 周,HydroMARK 在超声下显影最好,其显影效果随着时间增加而增强,在 12 周时仍能清晰可见。相反,其他四种定位夹的超声可见性从放置时到 6 周和 12 周的随访检查时稳步下降。HydroMARK 独特的材料性质(聚水凝胶成分吸收水分子)可能在随着时间增加超声能见度增加方面发挥了作用。Naomi Sakamoto 等[49]研究了 Ultra Clip 在病灶中和模型中的超声可见性和超声表现。放置于模型中的定位夹在超声中呈高回声结构,平均直径为 5.5mm,90%(9/10)的病例在超声中的显影与金属夹相对应,在其余 10%(1/10)病例中,表现为长径为 9.0mm 的高回声管状结构,对应于包裹在金属夹里面的膨胀的聚乙烯醇聚合物。而置于患者病灶中的定位夹,仅有 60%(9/15)能在超声下显影,表现为长 3.5mm 的高回声结构。Ultra Clip 的超声可见性与超声能否检测到靶病灶或活检后瘢痕无关[60%(6/10) vs. 60%(3/5)]。

　　有研究强调数字化乳腺 X 线较超声更易显示定位夹在肿瘤中的位置,因此在超声引导下植入定位夹后,可进行 X 线检查以确定定位夹是否被植入到正确的部位[22]。

　　乳腺组织定位夹在 MRI 上的显影能力对 MRI 完整和准确地评估疾病起着非常重要的作用。在肿瘤侵犯较广的乳腺癌患者中,MRI 相比乳房 X 线检查或超声检查更能准确地显示疾病的范围,而定位夹在病灶中的位置对于手术计划的制订是至关重要的。在 MRI 上被视为信号空洞的定位夹的磁敏感伪影应该很容易在所有层面上被观察到,但是定位夹的伪影不应该太大以至于掩盖了对周围组织的评估。影响定位夹在影像中显影度的因素有三个:质量、材料和形状。由不锈钢和 BioDur 108 制成的定位夹在 MRI 上伪影敏感性最强。钛夹,钛合金,即镍钛诺,和 Inconel 625 制成的定位夹产生的伪影一般,而碳涂层陶瓷夹和 PE-KK 夹产生的信号空洞伪影最弱[50-52]。若患者植入不同材质的定位夹,在用 MRI 检查乳腺时即可看到不同程度显影的定位夹。形状在 MRI 可见性中也起着重要的作用。Ami D. Shah 等[3]经验表明,Hologic 公司产的钛夹(TriMark®, CeleroMark®, SecurMark® familes)在 MRI 上可以很好地显影,而其他钛夹,如 s 形夹(Bard),伪影太小,可能无法可靠地可视化或有时只能在一个层面上显影。这可能是与定位夹的形状、金属的用量,以及尺寸大小有关。

　　虽然在 MRI 中伪影敏感性弱的定位夹显影差,但伪影敏感性强的会严重破坏磁场的均匀性,使信号畸变严重,金属物体周围组织呈大片无信号区,周围组织器官发生信号错位而变形。Sujata V 等[52]研究认为,所有定位夹周围的敏感性伪影都很小,虽然可测量,但不一定对所有患者都有临床意义。对于不需要做磁共振波谱分析(magnetic resonance spectroscopy,MRS,已成为标准乳腺磁共振成像评估肿瘤对治疗反应的潜在辅助手段)的乳腺癌患者,敏感性伪影的微小差异可能没有临床意义。然而,随着越来越多的微创活检的使用和这些活检的大多数结果为良性疾病,研究者认为具有最小易感性伪影的定位夹会是未来成像的理想选择。较大的信号空洞,即使在良性病变内,如果病变或其周围发展成乳腺癌,可能会影响将来对其行 MRS 分析。而与传统的钛金属定位夹相比,碳涂层陶瓷定位夹既容易在磁共振成像模型中被观察到,产生的磁化率伪影也更少,局部频率偏移更小,可提高乳腺 MRS 分析的一致性。

　　乳腺外科医生及放射科医生可根据患者放置定位夹的目的和患者的病灶特点来综合考虑选择适合的定位夹,方便手术方案的制订以及术后随访。此外,定位夹在乳腺 X 线跟踪随访中有时可能与钙化灶难以辨别,干扰放射科医师阅片。Katz 等[53]提示,在活检后放置的定位夹附近可能出现小金属碎片的情况,而这些金属碎片有可能在随后的乳房 X 线检查中被误认为是新的可疑钙化物。意识到这一现象,避免不必要的随访或活检。也有报告在立体定向活检及放置外包裹胶原蛋白的乳腺定位夹几个月后检查发现活检部位出现微钙化。随后的病理分析证实微钙化与嗜酸性异物,即与胶原蛋白堵塞有关。因此建议有放置定位夹的患者在病史中进行描述,在每次行影像检查前告知医师,避免诊断困难或因诊断失误造成不必要的活检和随访。此外,定位夹的胶原成分造成堵塞可能在病理上被误认为是局部淀粉样变性,因为胶原堵塞的刺激下存在致密的淋巴浆细胞浸润。因此,条件允许可将放置定位夹的型号在病史中具体描述。

(三)病灶的特点

不同影像检查方法对病灶的敏感性不同,病灶在乳腺中位置的深浅也各有差异,有时需根据病灶的特点考虑选择不同类型的定位夹。

例如一个病灶是在超声引导下进行取样活检,如果其位置较深,很难在乳腺 X 线照射下进行定位,则应考虑选择具有长期超声可见性的定位夹,如上文提到的 HydroMARK®,MammoSTAR®,Nitinol,或 PEKK clips。如病变位置较浅,靠近皮肤,不管在何种方法下进行活检,Shah 等[3]的建议是选择一个没有任何包裹材料的裸夹,因为材料可能吸收膨胀而突出于皮肤。研究者同样建议对于较小的病变也可以考虑使用裸夹,以便更精确地标记活检部位。

如果病变表浅或体积较小,又因随访需求需要使用超声下可视性强的定位夹,也可以考虑使用小型版本的 HydroMARK® 或 MammoSTAR®。娇小版的组织标记物由少量的包埋材料构成,但与标准版相比,不透明部分的大小没有变化。但是正由于包埋材料较标准定位夹减少,超声下可见性的持续时间也会比标准大小的定位夹相对要短。在对腋窝淋巴结取样活检时,如果计划确诊转移后进行新辅助化疗而需要对转移淋巴结进行定位,考虑新辅助化疗时间可能较长则最好留置具有长期可见性的定位夹。根据 Shah 等的经验,在这方面,HydroMARK® 的表现优于 MammoSTAR®。而且标准尺寸的定位夹比娇小版定位夹更受欢迎,因为其包埋的增加显影的材料更多,因此相比具有更长时间的超声下可视性。

(四)乳腺组织标记定位夹的移位

移位是乳腺定位夹放置后最常见的也是最严重的问题之一,未及时发现可能导致手术实施上的失误。乳腺定位夹移位中最常见的类型是纯金属夹的移位[54],可能移位至病灶同一象限不同位置,也可能移位至与病灶不同的象限。定位夹移位可在活检后立即发生,也可在随后的随访乳房 X 线照片中被发现。移位会影响乳腺 X 线照片结果的解释和下一步手术定位。在随后的乳房 X 线检查中,不应该简单的假定定位夹是准确地位于活检部位,要仔细判断病灶的位置。为了确保需要手术切除的病灶的准确定位,识别定位夹与目标病灶位置的关系至关重要。

目前多项研究认为乳腺定位夹放置的理想位置是在目标靶病灶范围的 10mm 以内[5],如超过 10mm 可认为存在乳腺定位夹的移位。关于定位夹的移位的研究中,有回顾性研究分析了 111 例乳腺 X 线立体定位引导下放置乳腺定位夹的病例,乳腺 X 线复查发现 56% 的乳腺定位夹和目标靶病灶距离小于 5mm,16% 的乳腺定位夹和目标靶病灶的距离在 6~10mm,28% 的乳腺定位夹和目标靶病灶的距离大于 10mm[47],由此可见乳腺定位夹的移位并不是一个罕见问题,如何减少移位的发生是值得医生考虑的,移位发生后也应早期诊断必要时重新植入不同形状的定位夹。不同材质的定位夹移位的风险可能不一。David M Pinkney[55]等比较了四种商业定位夹 HydroMARK®,MammoMARK™,MammoStar™ 和 Secur-Mark®在乳腺组织中发生移位的风险,27%(22/80)的定位夹发生了移位,其中 19/22 的移位大于 10mm。平均净位移最大的是 MammoMARK™,其次是 HydroMARK®、SecurMark® 和 MammoStar™(分别为 13.9mm、7.7mm、5.8mm 和 4.7mm),不同商业定位夹移位差异无统计学意义。仍有 73%(58/80)的定位夹未发生移位。文章将商业定位夹发生移位与传统金属定位夹相比,发现前者总体移位率低于后者。商业定位夹低移位率可能与其使用可在活检腔内自我扩膨胀的聚合包埋剂有关。

目前建议在放置乳腺定位夹后立即复查乳腺 X 线以评估乳腺定位夹位置的准确性。发现移位发生后,可再次植入不同形状的定位夹进行定位,目前认为可能导致乳腺定位夹的移位的主要原因包括:手风琴效应、活检时血肿导致定位夹未固定、定位夹留置位置的影响、由于活检腔的空气吸收导致定位夹位置的改变、组织牵拉移位和新辅助化疗后定位夹位置改变。

1. **乳腺组织标记定位夹位置的测量**　如何测量定位夹的位置,判断其是否准确位于目标病灶范围内十分重要。已有多个测量系统可用来评估定位夹放置的准确性,显示定位夹是否发生移位。

(1) 定位夹放置术后行乳腺 X 线检查:此方法可用于超声引导下定位夹植入,X 线引导下的定位夹植入和 MRI 引导下的定位夹植入。在穿刺放入定位夹后可立即行单侧乳腺 X 线检查,此时乳房没有受到穿刺时的外力形成组织压缩,减压到原来的体积和形状。获得定位夹植入术后两个位(头尾位和侧斜位)的乳房 X 线片后,可在阅片系统上对定位夹到活检部位的距离进行测量。

(2) 比较立体定位片上的图标:如患者是行 X 线引导下的定位夹植入,可将部署后获得的目标病灶和定位夹在立体定位放射图上的坐标进行比较,可得到定位夹和目标病灶在 x 轴(左-右)、y 轴(乳头-胸壁)和 z 轴(头-尾)上距离的测量值。值得注意的是,这些测量数据是在乳房被压缩时获得的,而乳房压缩可产生手风琴效应,该效应产生的误差可能会被低估。

(3) mask 测量系统:当活检部位或残余病灶可见时,可用直接法测量病变中心或活检腔到定位夹在两个投影位上的距离,当活检部位或残余病灶不可见时,可使用 mask 测量方法。该方法是在活检前和活检后两个 X 线片中都使用一张膜纸,在清晰的 X 线胶片上印上膜纸,在纸上标记活检后图像中标记定位夹的位置,再将膜纸与活检前 X 线胶片进行比对,对应图像中目标病灶的位置,即可利用膜纸测量两个投影中从目标病灶中心到定位夹的距离。

2. **乳腺定位夹移位的原因**

(1) 手风琴效应:手风琴效应(The "Accordion effect")指放置定位夹后,原本被压缩的乳房得以减压,定位夹即随着解压的方向沿着穿刺的针道发生移位。手风琴效应的假设理论是由于定位夹没有固定在活检腔的壁上,在乳房减压时很容易沿着探针插入的轨迹离开活检的位置。手风琴效应可在放置定位夹后即刻发生,移位发生与否可在留置后立即检查定位夹在乳腺中的位置予以明确。手风琴效应也可延时发生,有报道记录在放置定位夹 5 周至 1 年后,在切除的标本中证实有延迟移位的发生[19]。有报道一超声引导下穿刺活检后放置的定位夹移位至皮肤的病例报道[56],该患者在穿刺活检后标本证实有簇状钙化,植入定位夹并随即行乳腺 X 线检查证实定位夹位于活检病灶内,随后几周患者逐渐出现切口部位进行性不适症状,伴有肿块,超声证实定位夹移动到皮肤切口部位。最后医生经皮将定位夹取出,缓解了患者的症状。

有研究表示活检并放置定位夹后立即行乳腺 X 线检查也可能造成移位的发生。一些作者认为,乳房 X 线检查过程中又引起一个新的压缩-减压周期运动,即乳腺 X 线检查造成手风琴效应,使定位夹沿着活检针道或在活检腔内移动。无论如何,乳腺立体定向植入定位夹后的乳房 X 线检查对于记录残余钙化的位置和数量以及确定定位夹放置的位置是非常重要的。有回顾性研究表示,在立体定向真空活检术后再行开放手术或切乳术的术后标本中,有 7%~23% 的病例发生了上皮移位。且一项病例报道显示[57],患者因发现钙化,利用 11G 穿刺针对病灶行立体定向活检取出 9 条组织标本,活检后放置一枚定位夹于活检腔定位。术后再行乳腺 X 线检查时发现原活检腔内未见定位夹,定位夹发生了移位且周边可见数枚钙化。将发现钙化的位置与活检前乳腺 X 线片相同位点进行对比,发现活检前此位置内并无钙化,考虑定位夹移位并组织移位,随即于活检腔内再放置第二枚形状不同的定位夹予重新定位。

虽然定位夹移位的发生目前无法预测,但在使用大口径穿刺针和活检取的组织量大的情况下更容易发生。

(2) 活检时血肿导致定位夹未固定:穿刺活检后留置定位夹时,特别当肿物血供非常丰富,或肿物过大留置定位夹于中心时出血的风险加大。由于出血过多导致血肿,浆液腔的形成降低了定位夹附着于腔壁的机会。定位夹因此没有准确固定在活检腔壁上,而是自由悬浮于活检操作过程导致的血肿中,也是定位夹移位的重要原因。

根据 Perlet 等[58]对 26 例 MRI 引导下活检定位的病例进行回顾性研究结果显示,留置乳腺定位夹时出血较多的患者发生移位的概率更高,且多发生在穿刺针道上。在 18 例患者的介入后 MR 图像中显示定位夹与病灶的距离较近。在 7 例发生出血的病例中,定位夹沿穿刺针道方向发生移位(最远距离约 15mm)。有 1 例出现与针道位置相反移位(≤5mm)。为了在放置定位夹之前尽量减少活检后出现的血肿,在部署定位夹时应使用吸力并保持,以协助定位夹附着在活检腔的边缘,留置乳腺定位夹时需确保固定在腔壁上。活检腔内的空气也可能促进定位夹移动。当出现大量出血或活检的病变较为表浅时,如估计已发生定位夹移位,可通过皮肤切口将未固定的定位夹挤压出来。如果定位夹放置位置较深,可利用真空辅助活检系统取出原有定位夹。当这种情况被确认时,患者可以在超声引导下以活检血肿为标志重新放置定位夹(可将血肿尽量挤出后再放置,提高定位夹固定效果)。

(3) 乳腺组织标记定位夹植入位点周边组织的影响:放置定位夹的靶点周边乳腺组织的组成也可影响定位夹的移位。因脂肪组织的相对密度较低,比较柔软易松动,如放置乳腺定位夹时将其置于靶病灶附近的脂肪组织中,相较于致密腺体容易发生移位。Uematsu 等[59]则认为,乳房厚度是影响定位夹是否移动的唯一乳腺自身因素,定位夹在较薄的乳房(<3cm)内发生的移位更加明显。对此现象的一种解释是,腺体较薄的乳房的活检腔的比例大于较厚乳房的活检腔的比例,这增加了定位夹在不附着于周围组织的情况下在乳房中移动的机会。Uematsu 认为,这一发现可将乳房的厚度作为定位夹植入后是否会发生移位的预测因素。

Teichgraeber DC 等[60]回顾性研究活检并放置定位夹后的乳房 X 线照片,评估影响定位夹相对于目标病灶的位置的相关因素。研究采用 logistic 回归分析年龄、病变类型、乳腺密度、活检方法、标本数量、活检腔大小以及定位夹类型对定位夹移位的影响。在 logistic 回归模型中,定位夹移位的唯一独立预测变量是数值协变量中的乳腺密度。研究结果显示,随着乳腺密度的降低,活检后即刻移位的可能性增大,Funaro K 等[61]对 298 例 MRI 引导下活检后放置定位夹的病例进行分析,其中发生移位的有 14%(42/298)。研究同样发现腺体类型会影响定位夹的移位,腺体类型为几乎全部脂肪组织被认为是定位夹发生移位的独立危险因素,发生率为 38%(6/16),相比之下,其他腺体类型(包括少量腺体型,混杂型,致密型)定位夹移位的发生率为 14%(36/262,$p = 0.03$)。此外,活检的病灶大小也与定位夹移位显著相关,22%(25/114)小于 10mm 的病灶与 9%(17/184)的较大病灶存在定位夹移位($p = 0.003$)。在 42 例发生移位的病例中,有 6 例(14%)临床决策发生了改变,其中 1 例需要超声引导穿刺活检腔定位夹放置,5 例需要穿刺活检腔金属导丝定位。对于脂肪型腺体和小的病灶,更应关注其定位夹移位。

将定位夹置于疏松脂肪组织这一情况也可出现在对可疑淋巴结放置定位夹时,特别是副乳较大,副乳内主要为脂肪的患者,可疑淋巴结的位置相对较深,若又在可疑淋巴结较小的情况下,操作过程中很可能定位夹未能放置在淋巴结中心,而置于旁边脂肪组织内。脂肪的疏松特点可能使定位夹移位至距离淋巴结 10mm 外的区域。

(4) 活检腔的空气吸收导致乳腺组织标记定位夹位置的改变:为了取得更多活检样本保证病理诊断的准确性,医生往往选择活检尺寸较大的设备,这样小的病灶可能被完全切除,只留下一个活检腔,此时就需要定位夹对活检部位进行定位,而大的活检腔会增加定位夹移位的风险。黏附性较差的定位夹可在组织活检腔内自由移动。活检腔中自由漂浮的定位夹甚至可能移动到与病灶不同的另一个象限,这可能发生在标记定位夹展开后的延迟时间内。把定位夹放入活检腔后可应用真空抽吸将活检腔内的空气抽走,由此可能增加定位夹对乳腺组织的黏附。

(5) 组织牵拉移位:如在放置乳腺定位夹后,患者同侧乳房又进行了其他手术如肿物旋切术,腺体区段切除术或整形手术,这些操作造成的组织牵拉都可能导致定位夹移位。对这些导致移位的原因,临床医生需在随访期间密切关注并及时评估记录。

因此,在活检过程中,必须仔细记录定位夹的准确位置,一旦发生移位,应在病史中详细记录。有研究者强调了在部署后记录准确的定位夹位置的重要性,因为当定位夹相对于目标病灶的位置已知时,在导丝定位和手术时,任何部署中的错误都可以考虑在内。在 Thomassin-Naggara 的实践中,他们在乳房减压之前,通过重新计算其 x、y、z 坐标,来验证该定位夹在部署后相对于活检病灶的位置;这种做法使他们可以注意到定位夹的移位,可立即重新放置一个定位夹于活检病灶内。或通过超声和乳腺 X 线来确定靶病灶是否改变,尽可能在术前于靶病灶附近重新留置乳腺定位夹或行导丝定位。

(6) 新辅助化疗后乳腺组织标记定位夹位置改变:新辅助化疗后肿物的缩小方式通常有两种,一种是向心性缩小,另一种是非向心性,即肿物密度有显著降低,但是总体大小可能与新辅助前差别不大,肿物呈多灶性分布。新辅助化疗后因肿物的大小、形态或密度发生了变化,肿瘤缩小可导致周围纤维组织牵拉引起乳腺定位夹移位,使原本位于肿物中心的定位夹在随后复查中发现位于肿物外的组织中。此外,微钙化与定位夹在影像中尤其是超声下有时很难鉴别,在立体定向活检后可能发生微钙化的移位,因穿刺针穿过乳腺时,可能会向外拉出或向里推开靶病灶的钙化,而钙化的移位在随后影像随访中可能被误诊断为定位夹移位。

(五) 乳腺组织标记定位夹的丢失

乳腺定位夹的丢失报道很少见,丢失情况通常多发生在术中,发生率估计约4%[5]。虽然乳腺定位夹丢失的情况并不常见,一旦发生问题比较严重。术中切除标本中找不到定位夹则无法确认切除的标本是否为靶目标,需要继续在乳房内反复寻找乳腺定位夹,或者在手术后患者能忍受时行乳腺X线检查明确定位夹是否丢失,既耗时又可能增加患者创伤。定位夹可能从手术标本中被挤出,在手术医生进行乳腺组织解剖时移位,或在吸引器抽吸过程中意外吸走。据报道[62;63],尺寸约2~3mm的乳腺定位夹在术中很容易被带较大尺寸吸头的吸引器吸走。为了减少术中丢失,可行术中标本拍片,进一步确定切除标本中是否存在定位夹;可术前在超声或乳腺X线引导下,于病灶中乳腺定位夹旁再植入导丝予以定位夹定位,也可在超声引导下予定位夹皮肤定位,或局部注射核素或染料如亚甲蓝、吲哚菁绿等示踪剂,提高术中检出率。如果切除标本中未发现定位夹,也可通过病理检查确认活检腔的位置和特征性的纤维改变,从而确认靶病灶部位被切除。

(六) 乳腺组织标记定位夹的过敏

对植入的定位夹发生过敏反应的现象极为罕见,仅在病例报告中有关于对纯金属定位夹发生过敏反应的报道[64]。由于已知对镍的过敏现象在报告中并不罕见,因此理论上过敏最大的风险是含镍的定位夹。此外也有关于金属钛材质的牙植入物和骨科植入物过敏反应的报道,但这些植入物与乳腺定位夹相比体积更大,且直接与骨和黏膜接触,因此相对来说发生过敏的风险也更大。对于聚合物涂覆的乳腺定位夹,除了其内金属材质外,包裹于金属之外的胶原蛋白、凝胶等复合材料也可能导致部分过敏反应。虽然过敏反应属罕见现象,但一旦发生,后果较为严重。乳腺外科医生和放射科医生应该予以重视,对于有严重过敏史的患者,术前可进行免疫检查并调查患者的金属过敏史。一旦发生过敏反应,建议利用真空辅助活检系统将定位夹从腺体或淋巴结中及时移除。

六、病例分析结合影像学表现

(一) 病例1

患者女,61岁,患者发现左乳肿物4个月,伴疼痛,放射至左侧胸壁、左肩及背部,无伴左侧乳头溢液,未予特殊处理,于我院行乳腺超声检查示左乳外上1至2点钟位触及肿物处可见一低回声肿物(距乳头3.2cm距皮肤0.4cm,大小约2.5cm×1.8cm×2.4cm),形态不规则,长轴与皮肤不平行,边缘不规整(模糊;微分叶),后方回声无明显变化,肿块内部回声不均匀,内可见密集强回声,CDFI:肿物内部及边缘可见粗大丰富血流信号(图4-1-6)。于超声引导下行肿物穿刺活检术,术后病理示:浸润性癌,考虑为乳腺浸润性导管癌(Ⅲ级)。免疫组化:雌激素受体(estrogen receptor, ER)(−)、孕激素受体(progesterone receptor, PR)(−)、HER2(1+)、Ki67热点区域约75%(+)。临床分期为$cT_2N_0M_0$ ⅡA期。明确诊断后临床予新辅助化疗,因新辅助化疗效果明显,肿物逐渐缩小,化疗3次后于超声引导下行定位夹植入术,操作过程见图4-1-7,麻醉后将穿刺针刺入靶病灶中心,然后释放标记定位夹。患者现已完成新辅助化疗,肿物缩小如图4-1-8所示,内见高回声条状定位夹影。

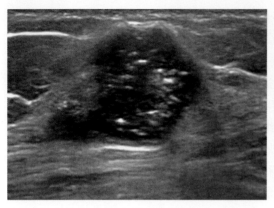

图 4-1-6　新辅助化疗前乳腺彩超下肿物图

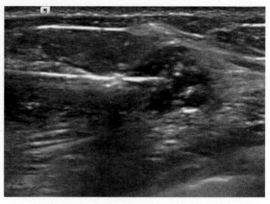

图 4-1-7　新辅助化疗三次后在乳腺彩超引导下肿物行定位夹植入操作图

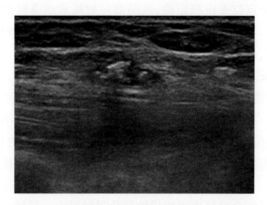

图 4-1-8　新辅助化疗结束后乳腺彩超下肿物图
乳腺肿物较新辅助化疗前明显缩小及内见定位夹影

（二）病例 2

患者女，41 岁，患者发现左乳肿物 2 个月余，无伴左侧乳头溢液，无伴疼痛，未予特殊处理，于我院行超声检查示左乳上方 12 点钟位触及肿物处可见一低回声肿物（距乳头 3.6cm，距皮肤 0.8cm，大小约 2.1cm×1.4cm×1.7cm），形态不规则，长轴与皮肤不平行，边缘不规整（模糊；成角），后方回声无明显变化，肿块内部回声尚均匀，未见明显强回声钙化，CDFI：肿物边缘可见点条状血流信号。左侧腋下见 1 个可疑淋巴结声像，1.4cm×0.7cm，呈卵圆形，边缘规整，皮质稍增厚，较厚处约 0.4cm，皮髓质界欠清，淋巴结门受压移位，CDFI：未见明确异常血流信号。随后行超声引导下左乳肿物及左腋下淋巴结空芯针穿刺活检，并在肿物内（图 4-1-9）及可疑淋巴结（图 4-1-10）内放置定位夹。穿刺病理结果示（左）乳腺浸润性癌，考虑为浸润性导管癌（Ⅲ 级）。免疫组化：ER 约 3% 弱（+）、PR<1%（+）、HER2（−）、Ki67 约 85%（+）。左腋下淋巴结未见癌转移。临床分期为 $cT_2N_0M_0$。完成新辅助化疗后复查超声，原肿物处未见明显异常回声，考虑临床缓解，超声下仅可见高回声条状定位夹影（图 4-1-11），腋下淋巴结深部边缘同可见高回声条状定位夹影（图 4-1-12）。患者入院时行乳腺 X 线检查，见左乳外上稍高密度影，不规则，边缘模糊（图 4-1-13），新辅助化疗后复查乳腺 X 线，左乳外上仅见高密度定位夹影，未见明显异常密度肿物（图 4-1-14），结合超声检查，考虑新辅助化疗后临床缓解。此患者新辅助化疗后肿物临床缓解，超声和乳腺 X 线检查都无法明确病灶位置，而乳腺定位夹的及时植入可以帮助乳腺外科医生和放射科医生明确病灶位置，有利于制订手术方案，减少患者术中损伤。

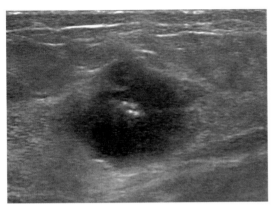

图 4-1-9　新辅助化疗前乳腺肿物超声图

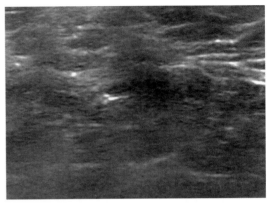

图 4-1-10　新辅助化疗前腋窝淋巴结超声图

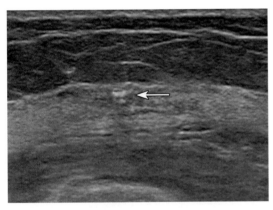

图 4-1-11　新辅助化疗后乳腺肿物超声图
内见定位夹影

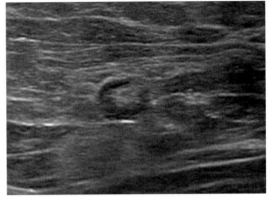

图 4-1-12　新辅助化疗后腋窝淋巴结超声图
内见定位夹影

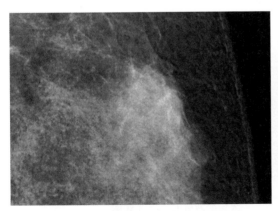

图 4-1-13　新辅助化疗前左乳 MLO 位乳腺
X 线图
左乳外上见不规则,边缘模糊稍高密度肿物影

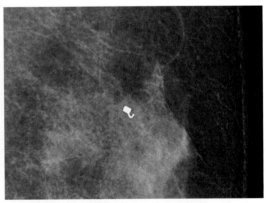

图 4-1-14　新辅助化疗后左乳 MLO 位乳腺
X 线图
原位置异常密度肿物消失,考虑临床缓解,内
仅见定位夹影

（三）病例 3

患者女，57 岁，2 月余前发现右侧乳腺外上方肿物，肿物如成人拳头般大小，超声检查提示右乳内触及肿物处可见一巨大混合回声肿物（大小约 10^+ cm×6.8cm×10^+ cm），形态不规则，长轴与皮肤平行，边缘不规整（模糊），后方回声无明显变化，肿块内部回声不均匀，低回声内可见大范围囊性无回声区，且低回声内见密集强回声光斑，后方显示欠清。CDFI：肿物内部及边缘可见粗大丰富血流信号。穿刺活检考虑为乳腺导管原位癌（高级别），伴可疑浸润。确诊后行超声引导下定位夹植入，此病例提示在对混合回声肿物进行定位时注意避免将定位夹放置于肿物的液性成分中，否则可能导致定位移位或术中丢失。如图 4-1-15 所示，在超声引导下将定位夹植入于实性瘤体中。另外，此病例因肿物内含有密集钙化，后续超声随访中可能难将定位夹与钙化区分开（图 4-1-16，红圈内为定位夹，蓝圈内为钙化，均为条状高回声），必要时可考虑利用乳腺 X 线对定位夹的位置进行跟踪随访（图 4-1-17，见圈状形态的定位夹位于细分枝及线样钙化中）。

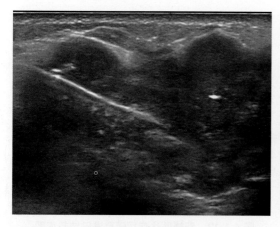

图 4-1-15　超声引导下肿物行定位夹植入术图
定位夹放置于实性瘤体部分

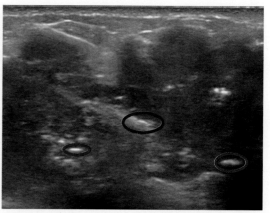

图 4-1-16　超声引导下定位夹植入术后图像
可见定位夹（红色圈）与钙化（蓝色圈）在超声下难区分

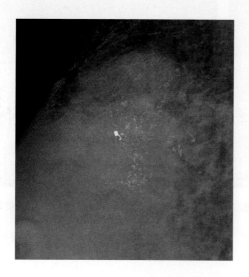

图 4-1-17　右乳肿物行定位夹植入术后的右乳 CC 位 X 线图
可见圈状形态的定位夹位于细分枝及线样钙化中

（四）病例4

患者女,64 岁,于外院行右乳肿物旋切活检及右锁骨上淋巴结切除活检,我院病理会诊示右侧乳腺浸润性导管癌合并导管原位癌,Ⅱ级,可见脉管内癌栓。免疫组化:浸润性癌,ER 约 80%(+)、PR 约 80%(+)、HER2(-)、Ki67 约 30%(+)。右侧锁骨上淋巴结结合病史及免疫组化结果,考虑为乳腺癌转移。因患者暂不适于行手术治疗,现予辅助治疗并超声引导下活检腔内放置定位夹进行定位(图 4-1-18 为 0.9cm×0.3cm 不规则活检术腔,图 4-1-19 为活检腔内放置定位夹的操作图),有利于后续跟踪随访。随后患侧 X 线片显示定位夹位于活检腔中(图 4-1-20),未发生移位。

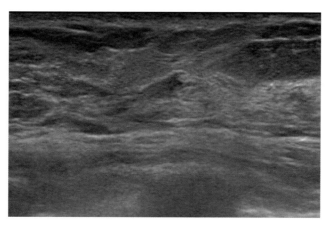

图 4-1-18　右乳肿物旋切活检术术后术腔超声图
可见大小约 0.8cm×0.3cm 的不规则术腔

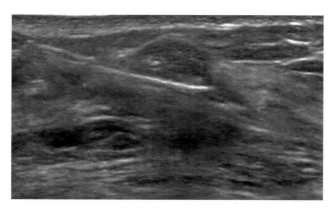

图 4-1-19　右乳肿物旋切活检术术后术腔放置定位夹超声图

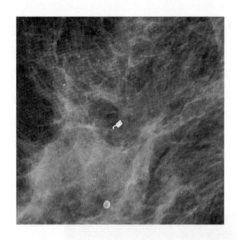

图 4-1-20　右乳肿物旋切活检术术后术腔放置定位夹后右乳 MLO 位的乳腺 X 线图
活检术腔的位置腺体密度较低,内见圈状形态的定位夹

<h1 style="text-align:center">第二节　钛　夹</h1>

一、介绍

钛夹主要由钛合金的夹体和尾部构成。外形上呈一"U"字形,夹体夹角呈小于 90°的锐角。钛夹尾部的作用主要是在释放钛夹的过程中提供力臂空间,所以在钛夹夹闭后会看到长短不一的钛夹尾端暴露。由于其价格便宜,操作简单且便利,钛夹广泛应用于临床多个领域,比如在临床腹腔镜胆囊切除术术中夹闭胆囊动脉和胆囊管,内镜下息肉电凝切除术中金属钛夹预防出血,在乳腺手术中标记残腔切缘等。但金属钛夹由于其金属材质特性,存在诸多弊端。例如,在手术实施过程中,使用电凝器时若不慎触碰钛夹,钛夹可传导电流,使周围组织损伤,如损伤的组织为胆总管,则增加了术后胆漏的风险;手术中若使用钛夹夹闭明显水肿的组织,术后被夹闭的组织水肿会逐渐消退,组织体积缩小,但由于钛夹质硬且夹体呈"U"字形,钛夹维持原状,而导致钛夹松动,过早脱落等现象,以至于未能起到应有的结扎夹闭作用,有引起出血、胆漏等并发症的风险;无触觉夹闭装置,过度夹闭可引起血管、组织切割;钛夹由于可在 X 线摄影检查、CT、MR 等影像学检查中显影,且易产生伪影干扰影像诊断,影响患者术后定期复查影像学的准确性;最后,由于钛夹为不可吸收的异物,将永久留在人体体内,增加某些患者的心理负担,对某些患者产生负面心理影响。

随着科学技术的发展,使用材质特性更为优良的材料制作的聚合物塑料结扎夹(例如 Hem-o-lok 聚合物塑料结扎夹)和可吸收生物钛夹应运而生,并逐渐取代普通金属钛夹广泛应用于临床。聚合物塑料结扎夹是采用不可吸收的多聚合物材料制成。由一外形呈"V"字形的夹体,外侧的锯齿以及内侧纵向和横向凹纹组成。钛夹外侧有锯齿与施夹钳口密切卡合,使钛夹不易从钳口脱落;内侧有纵向及横向凹纹,在夹闭时交错,使钛夹不易从管腔组织上脱落。聚合物塑料结扎夹无导电性,术中不慎触碰不会引起组织粘连或焦痂形成,无损伤组织的风险;在设计上,聚合物塑料结扎夹有防滑齿可防止结扎锁向任何方向滑动,有结扎锁安全有效地贯穿结扎组织,有弓形钉腿使得关闭力度均匀并且可触夹闭,而无组织切割作用,还有弹性合页的设计使得为结扎锁的关闭和开放提供伸缩空间,从而能夹闭更多组织并且夹闭牢固,不会因术后组织水肿消退而导致结扎夹松动或脱落;此外,聚合物塑料结扎夹可以透过 X 射线,在 CT、MR 等影像学检查中不显影,不产生伪影,因而不干扰影像诊断;但是,聚合物塑料结扎夹与钛夹一样,为不可吸收的异物,也会增加某些患者的心理负担,对某些患者产生负面心理影响。而可吸收生物钛夹在设计上避开了普通金属钛夹和聚合物塑料结扎夹的缺点,还结合了普通金属钛夹和聚合物塑料结扎夹的优点,具有牢固度极高、无切割及损伤组织弊端、选择性夹闭组织的准确性高,可夹闭较大组织,对影像学诊断无干扰等优势。最重要的是,可吸收生物钛夹由可吸收材料制作而成,在人体体内 180 天可被完全吸收,不存在异物反应或者对患者造成心理负担等副作用。但是,由于可吸收生物钛夹的价格昂贵,限制其在临床上广泛使用。综上,聚合物塑料结扎夹已逐渐取代普通金属钛夹在临床上腹腔镜手术中广泛应用。

但是,正是因为普通金属钛夹可在 X 线摄影检查、CT、MR 等影像学检查中显影的特性,普通金属钛夹在乳腺相关手术中广泛使用(在本章节将详细介绍),临床上三种钛夹的优势、弊端及相关临床应用,见表 4-2-1。

表 4-2-1　临床上三种钛夹的优势、弊端及相关临床应用

钛夹类型	优势	弊端	应用
普通金属钛夹	价格便宜;X 线摄影检查、CT、MR 等影像中显影(对于乳腺相关手术)	X 线摄影检查、CT、MR 等影像中显影从而影响影像学判断准确性等;易脱落;导电性;不可吸收;无触觉夹闭装置。	乳腺相关手术;结肠镜下肠息肉电凝切除术;胃镜下胃息肉电凝切除术
聚合物塑料结扎夹	价格相对于可吸收生物钛夹较低;无组织反应性;不导电;X 线摄影检查、CT、MR 等影像不显像,无伪影;牢固;无组织切割作用	不可吸收	各种腔镜手术,如腹腔镜胆囊切除术、腹腔镜下精索静位结扎术等
可吸收生物钛夹	可吸收;无组织反应性;不导电;X 线摄影检查、CT、MR 等影像不显像,无伪影;最牢固;可一次性夹闭更多的组织	价格昂贵	暂未广泛推广使用

二、适应证

(一) 乳腺癌保乳手术

普通金属钛夹常被用于乳腺癌保乳手术术中标记手术切缘序号,术中钼靶标本方位定位及乳腺癌保乳手术术后放疗瘤床定位。

(二) 乳腺钙化灶切除活检术

普通金属钛夹常被用于乳腺钙化灶切除活检术术中标记手术切缘序号,术中钼靶标本方位定位。

三、操作过程

（一）乳腺癌保乳手术术中术腔定位

乳腺癌保乳手术中切除肿物后,进行腔周边缘评估,在残腔的腔周边缘系统性切取 7~8 块残腔腔周边缘组织送术中冷冻病理活检,同时使用丝线缝扎标记每一个被切取的残腔腔周边缘组织的位置(取残腔中最靠近患者头侧,即 12 点钟方向的边缘为 1 号边缘标本,顺时针依次标记其他边缘标本),见图 4-2-1。

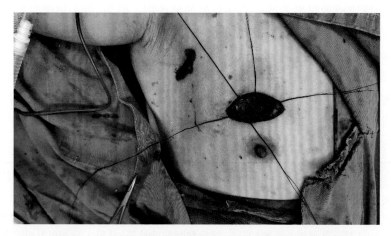

图 4-2-1 乳腺癌保乳术术中残腔的腔周边缘组织丝线标记

根据术中边缘冷冻病理活检结果,若保乳成功,则关闭残腔前,使用普通金属钛夹对术腔进行标记定位。在 12 点钟位置的腔周丝线标记位点,将固定好的丝线的两线端分开,使用中弯夹取中大号的普通金属钛夹一个,从两线段之间夹闭该丝线打结的位点处的组织,如图 4-2-2 所示。重复上述操作,再利用两线端打外科结固定两个钛夹。顺时针标记下一个位点,将下一个位点固定好的丝线的两线端分开,使用中弯夹取中大号的普通金属钛夹一个,从两线段之间夹闭该丝线打结的位点处的组织,再利用两线端打外科结固定一个钛夹,如图 4-2-3 所示。继续顺时针标记剩余的腔周边缘,标记步骤均同第二个腔周边缘标记位点相同。

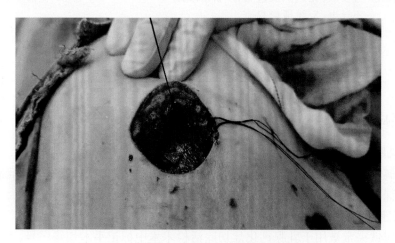

图 4-2-2 乳腺癌保乳术术中残腔边缘钛夹标记

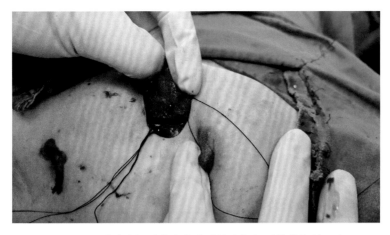

图 4-2-3　乳腺癌保乳术术中残腔钛夹标记后丝线打结固定

残腔普通金属钛夹标记完毕,即可进行关闭残腔。

(二)乳腺钙化灶切除活检术术中术腔定位

乳腺钙化灶切除活检术中若患者的乳腺组织钙化灶广泛存在,术中钼靶检查提示乳腺钙化灶组织边缘多次补切后仍存在钙化灶,而术中冷冻病理活检提示良性病变,则与家属充分沟通后,可以按乳腺癌保乳术一样,在术中获取多个术区残腔边缘组织送术后病理活检,再使用普通金属钛夹标记切缘,方法步骤同乳腺癌保乳手术术中普通金属钛夹标记残腔边缘。

(三)乳腺手术术中标本边缘定位

乳腺癌保乳手术、乳腺钙化灶切除活检术,术中获取的标本送术中钼靶检查前,用中弯夹取中大号的普通金属钛夹一个,用中弯夹闭标本的 12 点钟方向(靠近患者头侧方向)的乳腺组织少许,将钛夹夹闭该处组织,重复上述操作,即标本的 12 点钟方向位置的组织边缘有两个金属钛夹,使用同样的操作方法在标本的 9 点钟方向位置的组织边缘固定一个金属钛夹,如图 4-2-4 所示。

根据术中钼靶结果,如需补切边缘,则根据钛夹标记的标本的 12 点钟及 9 点钟方向位置,判断需要补切边缘大致的位置,在术区残腔中相应方向位置进行切缘补切,补切边缘组织放置于原标本相应方向位置一起送术中钼靶检查。如图 4-2-5 所示。

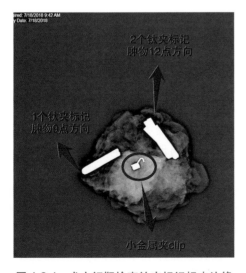

图 4-2-4　术中钼靶检查钛夹标记标本边缘

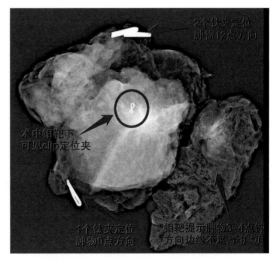

图 4-2-5　补切边缘组织送术中钼靶检查

（四）乳腺癌保乳手术术后放射治疗瘤床定位

根据乳腺癌保乳手术术后肿物标本及边缘标本的病理结果、患者的个体实际情况,部分高危因素(年龄小于50岁,高级别的肿瘤或者病灶边缘阳性)的患者不仅需要进行常规标准放射治疗,而且还需要进行瘤床加量的放射治疗,以降低乳腺局部复发率。进行瘤床加量放射治疗照射,需在CT引导下,根据普通金属钛夹标记的术区进行瘤床定位。

CT引导下扫描定位瘤床靶区,将所显示的钛夹的边界标记的瘤床范围为高危临床靶区,钛夹所标记的瘤床范围外扩1.5~2.0cm为瘤床临床靶区,瘤床临床靶区各边界外扩0.5cm为瘤床计划靶区。

根据CT引导下钛夹所显示的边界标记的瘤床计划靶区进行规范的瘤床加量放射治疗。

四、影像学表现

因为普通金属钛夹可以在X线摄影检查、CT、MR等影像学检查中显影,所以普通金属钛夹在乳腺相关治疗过程中被广泛使用。在手术中,普通金属钛夹标记标本边缘后送术中钼靶检查,普通金属钛夹在钼靶影像学表现为V形高密度影,如图4-2-6所示。

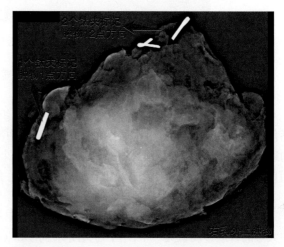

图 4-2-6 普通金属钛夹在 X 线摄影检查中影像学表现

五、术中和术后的应用

（一）术中普通金属钛夹的应用

1. 乳腺癌保乳术术中术腔定位 在乳腺癌保乳术术中获取的腔周边缘标本,从十二点钟方向的腔周边缘病理标本标记为序号①,按顺时针方向继续进行其余腔周边缘位点的标记,分别标记为序号②③④⑤⑥,按顺序类推,送术中冷冻病理活检检查。若术中冷冻病理结果提示各边缘未见癌、轻度不典型增生或中度不典型增生,则进行术区残腔关闭。将术腔在十二点钟方向位置的腔周边缘使用两个普通金属钛夹进行腔周边缘标记,标记为序号①。按顺时针方向,分别使用一个普通金属钛夹继续进行其余腔周边缘位点的标记,分别标记为序号②③④⑤⑥,按顺序类推。

在乳腺癌保乳术术中获取的腔周边缘标本,从十二点钟方向的腔周边缘病理标本标记为序号①,按顺时针方向继续进行其余腔周边缘位点的标记,分别标记为序号②③④⑤⑥,按顺序类推,送术中冷冻病理活检检查。若术中冷冻病理结果提示某一边缘为重度不典型增生、原位癌或浸润癌,则进行边缘补切,再次送检术中冷冻病理活检,标本标记为序号:该位点序号+b。若第二次补切边缘的术中冷冻病理结果提示各边缘未见癌、轻度不典型增生或中度不典型增生,则进行术区残腔关闭。将术腔在十二点钟方向位置的腔周边缘使用两个普通金属钛夹进行腔周边缘标记,标记为序号①。按顺时针方向,分别使用一个普通金属钛夹继续进行其余腔周边缘位点的标记,分别标记为序号②③④⑤⑥,按顺序类推。

2. 乳腺癌保乳术术中钼靶评估切缘是否足够 在乳腺癌保乳术术中将切取的乳腺肿物边缘使用两个普通金属钛夹标记十二点钟位点、用一个普通金属钛夹标记九点钟位点,送术中钼靶检查。根据术中钼靶检查的影像,评估切取的乳腺肿物标本的边缘与乳腺肿物的距离,一般距离应≥1cm,若某个方位的乳腺肿物标本切缘不足够,则在患者乳房术腔相应方位补切,获得标本与乳腺肿物标本相应位置放置在一起,重新行术中钼靶检查。

若术中钼靶评估切缘足够,则进行下一步骤,取患者乳房术腔的边缘送术中冷冻病理活检,根据术中冷冻病理活检结果决定下一步手术治疗方案。

若术中钼靶重复多次评估切缘均不足够,则应术中与患者家属充分沟通,是否不取患者乳房术腔的边缘送术中冷冻病理活检,直接进行下一步骤,改行备选的手术方式。

3. 乳腺钙化灶切除活检术术中术腔定位 乳腺钙化灶切除活检术术中若患者的乳腺组织钙化灶广泛存在,术中钼靶检查提示乳腺钙化灶组织边缘多次补切后仍存在钙化灶,而术中冷冻病理活检提示良性病变,则与家属充分沟通后,可以按乳腺癌保乳术一样,在术中获取多个术区残腔边缘组织送术后病理活检,再使用普通金属钛夹标记切缘,方法步骤同乳腺癌保乳手术术中普通金属钛夹标记残腔边缘。

4. 乳腺钙化灶切除活检术中钼靶评估钙化灶切缘是否足够 在乳腺钙化灶切除活检术中将切取的乳腺钙化灶组织的边缘使用两个普通金属钛夹标记十二点钟方位的位点、用一个普通金属钛夹标记九点钟方位的位点,送术中钼靶检查。根据术中钼靶检查的影像,评估切取的乳腺钙化灶组织的边缘与乳腺钙化灶的最短距离,一般距离应≥1cm,若某个方位的乳腺钙化灶组织标本切缘不足够,则在患者乳房术腔相应方位补切,获得标本与乳腺肿物标本相应位置放置在一起,重新行术中钼靶检查。

若术中钼靶评估乳腺钙化灶组织切缘足够,则进行下一步骤,将乳腺钙化灶组织标本送术中冷冻病理活检,根据术中冷冻病理活检结果决定下一步手术治疗方案。若乳腺钙化灶组织标本术中冷冻病理活检结果提示为良性病变,直接进行术区残腔关闭。若乳腺钙化灶组织标本术中冷冻病理活检结果提示为恶性病变,则根据术前谈话备选的手术方式,进行保乳手术或全乳房切除手术。

若术中钼靶重复多次评估乳腺钙化灶组织切缘不足够,将乳腺钙化灶组织标本送术中冷冻病理活检,若冷冻病理活检结果提示为恶性钙化灶可能,不建议继续尝试行保乳手术,若冷冻病理活检结果提示为良性钙化灶可能,则可以有序切取多个乳腺术腔边缘组织送术后病理活检,直接关闭乳腺术腔。关注术后病理结果回报是否与术中冷冻病理活检结果一致,根据术后病理结果决定后续治疗方案。

(二) 术后普通金属钛夹的应用

1. 乳腺癌保乳术后,辅助二次手术术中术腔定位 术中冷冻病理活检结果的准确率为95%,术后病理结果有与术中冷冻病理活检结果不符的可能。若术中冷冻病理活检结果提示某序号的边缘标本未见癌或无法明确诊断,术后病理结果提示切缘阳性,患者需要接受二次手术将该处切缘补切至切缘阴性或进行全乳房切除术[65]。需要与患者及其家属充分沟通,决定二次手术方式。

若二次手术为乳腺癌保乳术,则按原来术区瘢痕切开,找到第一次手术术腔,找到第一次手术标记的十二点钟方向位点的普通金属钛夹,根据十二点钟方向位点的普通金属钛夹,分别辨认其余普通金属钛夹标记的乳腺腔周边缘组织的序号。根据第一次手术术后病理结果,扩大切除某一边缘组织,取该处剩余边缘组织送检,根据术中冷冻病理活检结果决定下一步手术方案。

2. 乳腺钙化灶切除活检术后,辅助二次手术术中术腔定位 乳腺钙化灶切除活检术术中使用普通金属钛夹标记切缘通常情况是该患者的乳腺组织钙化灶广泛存在,术中钼靶检查提示乳腺钙化灶组织边缘多次补切后仍存在钙化灶,而术中冷冻病理活检提示良性病变。术后是否需要二次手术,需要综合乳腺钙化灶组织标本术后病理结果及乳腺边缘组织标本术后病理结果的情况决定。

若术后病理活检结果提示切除乳腺钙化灶组织为恶性病变,其乳腺边缘组织标本术后病理结果均提示未见癌、轻度不典型增生或中度不典型增生,相当于成功行乳腺癌保乳手术,需与患者及其家属充分告知病情并建议其行术后放射治疗。

若术后病理活检结果提示切除乳腺钙化灶组织为恶性病变,其乳腺边缘组织标本术后病理结果提示某一边缘为重度不典型增生、原位癌或浸润癌,相当于不成功的乳腺癌保乳手术,需与患者及其家属充分告知病情并建议其二次手术治疗。该患者的乳腺钙化灶广泛存在乳腺组织中,一般建议患者二次手术行全乳房切除术。若患者及其家属强烈要求尝试乳腺癌保乳术,也可以进行尝试。若二次手术为乳腺癌保乳术,则按原来术区瘢痕切开,寻找第一次手术置放的全部钛夹,根据普通金属钛夹标记位点定位原切除乳腺钙化灶组织术腔,沿着该术腔腔周边缘扩大切除一圈乳腺组织,送术中钼靶检查,按照乳腺癌保乳手术获取6个以上的乳腺边缘组织标本,送术中冷冻病理活检。根据术中冷冻病理活检结果决定下一步手术方案。

3. 乳腺癌保乳手术,术后辅助放射治疗的瘤床定位　多项临床研究[66,67]的研究结果提示早期乳腺癌保乳手术术后行放射治疗是十分必要的,早期乳腺癌保乳手术术后放射治疗能降低局部复发率,提高患者的生存率。Vincent 等人[68]总结了国外的 15 个临床随机研究的研究结果,荟萃分析结果提示早期乳腺癌保乳手术术后未行术后放射治疗的患者,其复发的可能性是术后行放射治疗患者的 3 倍,病死率相比术后行放射治疗的患者增加了 8.6%。中国抗癌协会乳腺癌诊治指南与规范(2019 年版)明确指出:原则上接受保留乳房手术的乳腺癌患者,术后均需要接受放射治疗,除了满足以下①~④条件的患者,可以考虑豁免放射治疗:①患者年龄 65 岁以上;②肿块不超过 2cm;③激素受体阳性;④切缘阴性且可以接受规范的内分泌治疗[69]。

有研究发现,原发性乳腺癌保乳手术术后辅助放射治疗后,10 年后乳腺癌患侧复发率为 10%,15 年的局部复发率约为 20%。有临床试验[70,71]研究结果证实,通过瘤床额外增加放射治疗剂量(通过光子放射治疗、近距离放射治疗、电子线放射治疗)可以降低乳腺局部复发。其中,Bartelink H 等人[71]报道小于 40 岁的乳腺癌患者,乳腺癌保乳术术后标准放射治疗加瘤床加量(瘤床加 16Gy)5 年局部复发率从 20% 降至 10%。综合多个临床研究[71-76],美国国家综合癌症网络(National Comprehensive Cancer Network,NCCN)指南示全乳照射加瘤床加量可以进一步降低局部复发率,对于低危复发患者可以不考虑加量,为了降低乳腺癌保乳术术后局部复发率,推荐高风险人群行瘤床加量,高风险人群包括年龄小于 50 岁,高级别的肿瘤或者病灶边缘阳性,瘤床加量剂量通常为(10.0~16.0Gy)/(4~8 次),(2.0~2.5Gy)/次。而精确定位瘤床的范围是瘤床加量的重点和难点。中国抗癌协会乳腺癌诊治指南与规范(2019 年版)推荐外科医师在保乳术中将术区残腔彻底止血、清洗,再放置 4~6枚惰性金属夹(如普通金属钛夹)作为放射治疗瘤床加量照射时的定位标记(术前需告知患者),以便于术后影像随访。术中放置的普通金属钛夹代表了术后放射治疗瘤床靶区的不同边界。其中,CT 扫描定位时,所显示的普通金属钛夹标记的瘤床范围为高危临床靶区,普通金属钛夹所标记的瘤床范围外扩 1.5~2.0cm 为瘤床临床靶区,瘤床临床靶区各边界外扩

0.5cm 为瘤床计划靶区。

六、优点和注意事项

（一）普通金属钛夹应用的优点

1. **防过敏**　钛是一种低密度、高强度、耐腐蚀的惰性金属,它具有较好的生物相容性,能够与人体骨骼融为一体,是大多数骨科和口腔外科手术的首选金属。由于许多患者对金属过敏的原因是因为使用的金属里含有镍成分,而普通金属钛夹的材料成分不含镍,因此在对多种物质过敏或对金属敏感的患者中广泛使用是安全的[77]。

2. **价格便宜**　因普通金属钛夹的金属材质特性使得其在临床上广泛应用中存在诸多弊端,随着科学技术的发展及临床应用需求,使用材质特性更为优良的材料制作的聚合物塑料结扎夹、可吸收生物钛夹应运而生,并逐渐取代普通金属钛夹广泛应用于临床。聚合物塑料结扎夹与可吸收生物钛夹由于其材质特性及设计上较普通金属钛夹明显改良,在价格上,也明显高于普通金属钛夹。

3. **操作过程简单且安全**　普通金属钛夹在乳腺相关手术中的使用过程十分简便,通过中弯夹取普通金属钛夹,将其固定在预定标记的乳腺组织上,再通过丝线作外科结再次固定即可。无需使用任何其他特殊器械辅助。

另外,在乳腺相关手术手术过程中,将普通金属钛夹固定于术区残腔边缘组织的操作过程是在外科医师直视下进行的,不会损伤其他周围器官、血管、组织等,也不额外增加患者的痛苦。操作过程安全。

4. **可长期留在人体体内,无异物反应**　在聚合物塑料结扎夹与可吸收生物钛夹在临床上推广应用前,普通金属钛夹已常规地、广泛地应用于临床上各种手术,如腹腔镜辅助下胆囊切除术、结肠镜下肠息肉电凝切除术等,证实可以长期存在于人体体内,无明显异物反应的相关报道。

5. **X 线摄影检查、CT、MR 等影像中显影（对于乳腺疾病相关手术而言）**　普通金属钛夹可以在 X 线摄影检查、CT、MR 等影像中显影,在除乳腺相关手术外的其他手术中,被视为使用普通金属钛夹的弊端。但是,在乳腺相关手术正是利用普通金属钛夹可以在 X 线摄影检查、CT、MR 等影像中显影的特性,将普通金属钛夹应用于乳腺相关手术术区的定位。

（二）在乳腺疾病治疗过程中应用普通金属钛夹的注意事项

1. **夹取普通金属钛夹的技巧**　使用中弯夹取普通金属钛夹时,中弯尖端与钛夹的夹体方向需要平行一致,否则容易掉落,耗费手术时间。

2. **丝线再次固定普通金属钛夹**　使用普通金属钛夹夹闭固定于乳腺组织后,需用此处丝线打外科结再次固定普通金属钛夹,否则术后普通金属钛夹容易掉落、移位,影响二次手术时的一次手术术区边缘的判断或影响术后放射治疗的瘤床定位。

3. **术前告知患者并对患者进行相应的心理疏导**　普通金属钛夹放置在乳腺癌保乳术患者或乳腺钙化灶活检切除手术患者的患侧乳腺术区,除了后续治疗需要行二次手术的同时将钛夹取出,一般情况下,放置的普通金属钛夹将终身放置患者体内。因此,在行乳腺癌保乳手术或乳腺钙化灶活检切除手术前,均应充分告知患者需要放置普通金属钛夹的可能性、必要性及安全性,获取患者的理解、同意,同时消除患者内心的疑惑及顾虑。少数患者有术后金属异物终身残留体内的思想顾虑,会产生恐惧感,需要对这部分患者进行耐心的疏导,避免造成患者心理、生理痛苦。

七、随访

（一）乳腺癌保乳手术术后随访

乳腺癌患者成功行保乳手术后，术后仍需根据实际情况规律进行放射治疗和/或化疗，并且需要定期返院复查，正常情况下术后（或结束辅助化疗后）第1~2年每3个月1次，第3~4年每4~6个月1次，第5年开始每年1~2次。复查项目主要包括双侧乳房及双侧腋窝常规触诊体检、双侧乳腺及腋窝淋巴结彩超。乳房钼靶检查建议1年复查一次。骨扫描、CT及MR等检查在缺乏相关临床症状或体征时，不建议进行。

乳腺癌患者保乳术术后常规乳腺彩超复查、乳腺钼靶复查，均可在影像中见普通金属钛夹显影。普通金属钛夹所标记的位置为初发乳腺癌的位置，普通金属钛夹显像提示影像科医生，此处的影像学异常可能为保乳术引起的改变，如血肿形成、腺体致密性轻微改变等，使影像科医生得出影像学诊断时更谨慎。此外，如果该患者后期复查发现新的乳腺肿物，普通金属钛夹标记的位置还可以帮助区分新的乳腺肿物是否为初发乳腺癌在原来肿物的位置复发，协助明确临床诊断。

（二）乳腺良性钙化灶活检切除术术后随访

即使乳腺钙化灶活检切除术术后肿物标本病理诊断为良性钙化灶，这部分放置普通金属钛夹的患者，术后仍需规律复查。因为乳腺良性钙化灶活检切除术放置普通金属钛夹者通常是因为术中发现患者的乳腺组织钙化灶广泛存在，术中钼靶检查提示乳腺钙化灶组织边缘多次补切后仍存在钙化灶，而术中冷冻病理活检提示良性病变，所以与家属充分沟通后，按乳腺癌保乳术，在术中获取多个术区残腔边缘组织送术后病理活检，再使用普通金属钛夹标记切缘。若术后钙化灶组织标本及边缘组织标本均未提示癌或重度不典型增生，则患者无需进行二次手术。但因为患者的乳腺钙化灶未来仍有恶变可能，所以术后仍需定期复查。

因为这部分患者的术后病理结果提示未提示恶性，所以这部分患者术后1周返院行复查，后期复查根据该年龄阶段女性的筛查方案进行术后常规复查即可。40~45岁女性每年1次乳腺X线检查，乳腺彩超检查。45~69岁女性每1~2年1次乳腺X线检查，乳腺彩超检查。70岁或以上的女性，每2年1次的乳腺X线检查。

八、本中心的案例分享

（一）乳腺癌保乳术案例分享

患者为62岁女性，因"发现左乳肿物1周"来我院就诊，我院乳腺彩超提示左乳肿物——可疑乳腺癌可能（BI-RADS：5），双侧腋下未见明显异常淋巴结。2019年6月27日我院左乳肿物彩超引导下穿刺活检，病理结果提示：（左乳肿物）乳腺导管原位癌（中等级别），部分具有大汗腺特征，伴硬化性腺病。2019年7月2日超声引导下行左乳肿物金属定位夹植入术，并于患者平卧位时，用马克笔在乳房体表皮肤用"X"表示金属定位夹的位置，用"○"表示肿物的大小与位置，如图4-2-7所示。2019年7月3日于全麻下行左乳癌保乳根治术和前哨淋巴结活检术。

术中根据术前体表定位，用电刀切取左乳肿物，将肿物切开见术前植入的金属定位夹一枚，如图4-2-8所示。将切取的左乳肿物标本送术中钼靶检查，提示6点钟至12点钟顺时针方向肿物边缘切取不足，遂于术区残腔边缘沿6点钟至12点钟顺时针方向扩切，再次送术中钼靶检查，如图4-2-8所示。术中冷冻病理结果示：①（左腋窝）淋巴结组织中见少数异型细胞，待免疫组话染色排除癌的可能；②③（左腋窝）淋巴结未见癌转移；⑥⑦乳腺组织可见

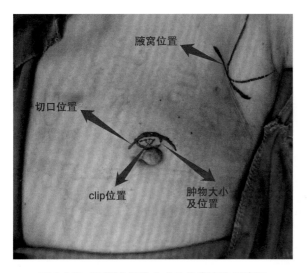

图 4-2-7　乳腺癌保乳术术前体表定位示意图

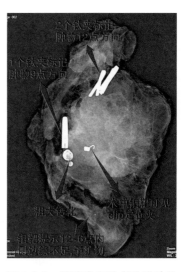

图 4-2-8　乳腺癌保乳术乳腺肿物术中钼靶检查

硬化性腺病,部分导管上皮中-重度不典型增生;⑧乳腺组织部分导管上皮中-重度不典型增生;④⑤⑨组织未见癌。与家属充分沟通后,使用普通金属钛夹标记残腔边缘,关闭术腔,待术后病理结果进一步决定下一步治疗方案。

（二）乳腺钙化灶活检切除术案例分享

患者为 45 岁女性,因"发现左乳钙化 1 年"来我院就诊。我院彩超提示:左乳多发结节——考虑良性,增生结节或小囊肿可能(BI-RADS:2),右乳未见明确异常(BI-RADS:1)。2018 年 9 月 25 日,超声引导下行左乳外上钙化导丝定位,将乳腺金属定位导丝置于左乳钙化密集区域内。测量术前钼靶 MLO 位与 CC 位影像上钙化灶区域与乳头在体表投影的关系,如图 4-2-9 所示,并在患者乳房体表用马克笔画出相同的区域,如图 4-2-10 所示。根据体表定位

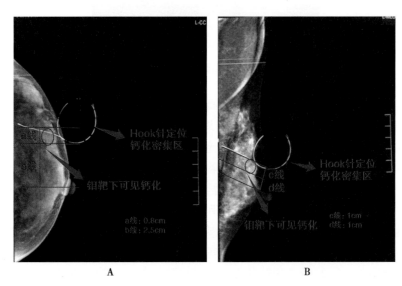

图 4-2-9　乳腺钼靶影像上钙化灶区域与乳头在体表投影的关系
A. CC 位;B. MLO 位

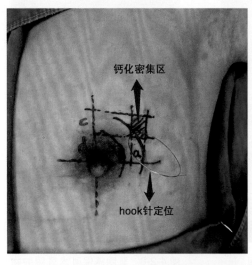

图4-2-10　根据乳腺钼靶行乳腺钙化灶体表定位

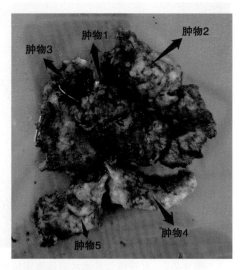

图4-2-11　多次切取的乳腺钙化灶组织

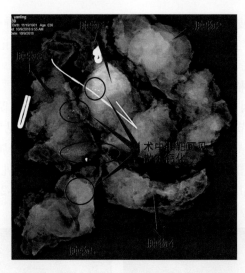

图4-2-12　术中钼靶示乳腺钙化灶组织

及乳腺金属定位导丝的引导,切取相应区域的乳腺钙化组织送术中钼靶检查,因各方向的边缘切取不足够,遂沿着术区残腔扩切一圈边缘组织,再送术中钼靶,多次切取的乳腺组织如图4-2-11所示,送术中钼靶检查如图4-2-12所示,确定切取的乳腺组织边缘足够后,将切取的乳腺钙化组织送术中冰冻活检,其术中冰冻病理结果示:(左1)纤维囊性乳腺病,伴柱状上皮病变;(左2、左4)纤维囊性乳腺病,部分导管上皮增生活跃,其中(左2)间质变厚纤维增生;(左3、左5)纤维囊性乳腺病,部分导管和腺体增生,排列紊乱,待石蜡切片后免疫组化染色排除恶变可能。与患者家属充分沟通后,使用普通金属钛夹标记术区残腔边缘,关闭残腔。

　　术后病理结果示:(左1)纤维囊性乳腺病,间质胶原纤维增生,伴柱状细胞变。免疫组化:CK5/6部分(+);(左2)纤维囊性乳腺病,囊肿形成,部分导管上皮增生活跃,间质胶原纤维增生;(左3)纤维囊性乳腺病,囊肿形成,伴钙化及柱状细胞变,并见大汗腺化生,部分导管增生活跃。免疫组化:P63(+)、CK5/6部分(+);(左4)纤维囊性乳腺病,囊肿形成,伴钙化及普通型导管增生;(左5)纤维囊性乳腺病,囊肿形成,伴钙化及普通型导管增生,并见大汗腺化生。免疫组化:ER(+)、P63(+)、CK5/6 部分(+)。术后患者恢复良好。

第三节　结　扎　夹

一、介绍

结扎夹外形类似普通钛夹,主体结构由夹体及尾部构成,呈 U 形,适用于普外科、胸腹部外科、妇科、泌尿外科等科室术中夹闭血管或管状组织。对比普通钛夹,结扎夹结构更加精细,有专门配套的施夹钳(图 4-3-1),结扎夹外侧锯齿与施夹钳内口密切卡合,防止结扎夹从钳口上脱落。上夹过程中对组织无切割作用从而减少了上夹过程中损伤组织的可能性。且结扎夹专有的扣锁装置和夹持面的横纹设计,使其夹闭更加完,抓持更为牢固,不易滑脱。材料方面,目前结扎夹普遍采用韧性及强度较高的无磁性钛金属材料制成,无磁共振信号干扰,MRI 和 CT 检查无伪影,便于

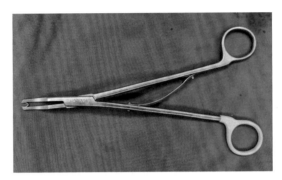

图 4-3-1　结扎夹配套施夹钳

患者术后复查。从使用范围来讲,对比普通钛夹,结扎夹规格齐全,适用范围更广,目前已逐渐取代普通钛夹广泛应用于临床。

本中心临床医师在近期临床实践中发现,相较于传统钛夹,结扎夹在标本标记及术腔标记等操作中也具有明显优势(如表 4-3-1 所示)。

表 4-3-1　普通钛夹与结扎夹的多方面特点对比

对比 分类	价格	材料	结构	操作过程	显影特点	使用范围
普通钛夹	较便宜	钛合金,生物相容性良好	简单"U"形结构,闭合较差且无夹闭装置较易脱落。边缘较为锐利切割作用强	通常使用普通弯钳上夹,易从钳上脱落	MRI 和 CT 检查可显影,通常有伪影	规格有限,使用受限
结扎夹	较贵	升级后无磁性钛合金,可塑性及生物相容性更优	具有扣锁装置,夹持面有细密横纹,夹闭更加完全,不易滑脱。无明显切割作用	有专配施夹钳,结扎夹外侧锯齿与施夹钳内口密切卡合,防止结扎夹从钳口上脱落,取夹与上夹更为方便快捷	MRI 和 CT 检查可显影且无伪影,便于患者术后复查	因优点突出及规格齐全,已在多种手术及操作中取代普通钛夹,使用广泛

二、适应证

（一）乳腺癌保乳术

结扎夹可被用于乳腺癌保乳手术术中标记手术切缘序号，术中钼靶标本方位定位及乳腺癌保乳手术术后放疗瘤床定位。

（二）乳腺肿物及钙化开放切除术

结扎夹可被用于乳腺钙化灶切除活检术术中标记手术切缘序号，术中钼靶标本方位定位。

三、操作过程

（一）结扎夹标记乳腺手术标本

无论在乳腺癌保乳术、肿物切除术或钙化切除术中，标本常需标定标本方向，具体操作过程如下：①通过术前肿物定位或术中触摸等方法确定肿物位置，参考术前病理及最新版NCCN指南等确定术中标本与肿物距离；②根据预定的切割范围完整切除肿物及周围部分腺体，在标本未完全切下时，将标本按原方向放回空腔，找到标本9点及12点方向，取出标本，在标本9点方位边缘用蚊式钳夹取少量腺体组织，通过施夹钳在夹取的组织处施加一枚结扎夹（图4-3-2，图4-3-3），用同样的方法在标本12点钟方位标记两枚结扎夹；③标记完的标本送术中钼靶拍片，评估肿物是否切取完整及标本边缘与肿物边缘距离是否足够；④如术中钼靶片上可见肿物影或钙化影，且肿物或钙化距离标本边缘距离足够则将手术标本送病理检查，如不足够则在乳腺残腔相应方向进行补切，补切标本放在初次切取标本相应方向，并再次进行术中钼靶检查并再次进行评估。当然操作过程中可根据个人或团队习惯更改标记方向及标记定位夹个数，尽量做到方法统一，降低标记错误或记忆错误概率。

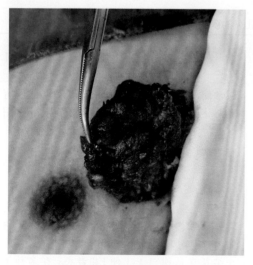

图4-3-2 弯钳夹取少量组织

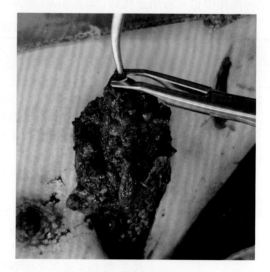

图4-3-3 施夹钳上结扎夹

（二）结扎夹标记乳腺手术残腔

术腔中的定位结扎夹可作为二次手术的标记点，也为乳癌术后放疗靶区定位提供重要信息。综上，对于已确定恶性的病灶及性质未明的病灶切除后的手术空腔应准确定位。通过多次临床实践,本中心医师发现,相较于传统钛夹,术中使用结扎夹进行术腔定位将更有助于放疗医师精准定位放疗靶区。以结扎夹定位术腔具体操作如下:①当切取了术中标本后,残余空腔从 12 点方向顺时针方向依次取腔周边缘组织标本,一般取 6~8 枚较为合适,可根据具体术中情况进行调整。每取一枚边缘组织标本,以缝线标记,打结固定但不剪线尾,12 点位线尾夹蚊钳为标记。②取下的多枚腔周边缘标本依次排序标号送检,如有某个或某几个边缘组织未排除恶性可能,则在术腔相应方向扩大切除足够组织,再取新的腔周边缘组织并用缝线标记,新的边缘组织重新标号后送检,直至术中病检示边缘阴性。③当术中病理确认切缘阴性后乳腺切除残腔放置结扎夹标记切除范围和深度,首先打开残腔 12 点方位取边缘组织取材处已打结固定的两股缝线,用施夹钳夹取一枚结扎夹,在两股缝线之间线结固定处腺体组织上施加一枚结扎夹,两股缝线打结再次固定结扎夹,在残腔内顺时针方向用上述方法,以结扎夹逐一标记术中边缘组织取材处(图 4-3-4~图 4-3-6)。

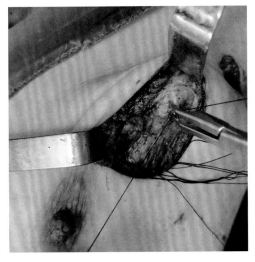

图 4-3-4　施夹钳上结扎夹

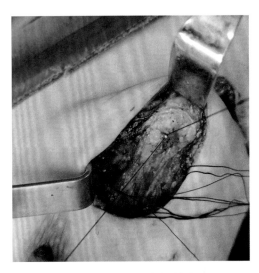

图 4-3-5　结扎夹上夹后

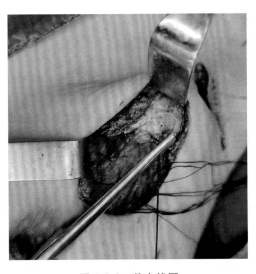

图 4-3-6　剪去线尾

四、影像学表现与术中术后应用

钛金属合金材料在 X 线、CT、MR 等影像学检查中可显影,类似普通钛夹呈"一"或"V"字形,如图 4-3-7 所示,便于术后复查或放疗时定位术区位置。因制作材料的改良,目前结扎夹普遍为无磁性材料,在 CT 检查中一般无伪影,不会影响医师评估检查结果,在 MR 检查中,结扎夹也不易振动移位或产热。在患者日常生活中结扎夹通常也不会对患者产生影响。因此结扎夹标记是一种安全、简单的标记方法。

目前结扎夹和普通钛夹在乳腺癌保乳术、乳腺钙化灶切除术及良性肿物切除术中的应用方式与应用范围相同(详细内容见第四章第二节钛夹术中和术后的应用)。对比普通钛夹,结扎夹毫无疑问具有较多使用优势(详见表 4-3-1 普通钛夹与结扎夹的多方面特点对比),综上,目前结扎夹完全可取代普通钛夹在乳腺外科手术中发挥相应作用。

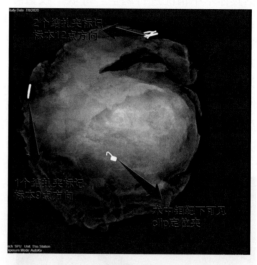

图 4-3-7 术中钼靶可见标本 12 点及 9 点方向结扎夹

(龚畅 胡越 梅静思 林婉宜 杨文倩 郭德安 杨雅平 梁静)

参考文献

[1] Parker S H,Klaus A J. Performing a breast biopsy with a directional,vacuum-assisted biopsy instrument[J]. Radiographics,1997,17(5):1233-1252.

[2] Thomassin-Naggara I,Jalaguier-Coudray A,Chopier J,et al. Current opinion on clip placement after breast biopsy:a survey of practising radiologists in France and Quebec[J]. Clin Radiol,2013,68(7):378-383.

[3] Shah A D,Mehta A K,Talati N,et al. Breast tissue markers:Why? What's out there? How do I choose? [J]. Clin Imaging,2018,52:123-136.

[4] Wood M M,Warshaw E M. Hypersensitivity reactions to titanium:diagnosis and management[J]. Dermatitis,2015,26(1):7-25.

[5] Thomassin-Naggara I,Lalonde L,David J,et al. A plea for the biopsy marker:how,why and why not clipping after breast biopsy? [J]. Breast Cancer Res Treat,2012,132(3):881-893.

[6] Brenner R J. Percutaneous removal of postbiopsy marking clip in the breast using stereotactic technique[J]. AJR Am J Roentgenol,2001,176(2):417-419.

[7] Margolin F R,Kaufman L,Denny S R,et al. Metallic marker placement after stereotactic core biopsy of breast calcifications:comparison of two clips and deployment techniques[J]. AJR Am J Roentgenol,2003,181(6):1685-1690.

[8] BM1 412-50:Beacon™ Breast Tissue Marker[EB/OL]. [2020-06-10]. http://www. mermaidmedical. dk/PDF/Denmark/4_Women's%20Health%20-%20Mammography/Beacon. pdf.

[9] Rosen E L,Baker J A,Soo MS. Accuracy of a collagen-plug biopsy site marking device deployed after stereotactic core needle breast biopsy[J]. AJR Am J Roentgenol,2003,181(5):1295-1299.

[10] Dotto J E,Lee C H,Tavassoli F. Macroscopic and microscopic images of the collagen-titanium biopsy site

marker clip[J]. Int J Surg Pathol,2006,14(1):35-36.

[11] Smith L F,Henry-Tillman R,Rubio I T,et al. Intraoperative localization after stereotactic breast biopsy without a needle[J]. Am J Surg,2001,182(6):584-589.

[12] Fajardo L L,Bird R E,Herman C R,et al. Placement of endovascular embolization microcoils to localize the site of breast lesions removed at stereotactic core biopsy[J]. Radiology,1998,206(1):275-278.

[13] Kaufman C S,Delbecq R,Jacobson L. Excising the reexcision:stereotactic core-needle biopsy decreases need for reexcision of breast cancer[J]. World J Surg,1998,22(10):1023-1027;discussion 1028.

[14] Cangiarella J,Gross J,Symmans W F,et al. The incidence of positive margins with breast conserving therapy following mammotome biopsy for microcalcification[J]. J Surg Oncol,2000,74(4):263-266.

[15] Rahusen F D,Taets van Amerongen AH,van Diest PJ,et al. Ultrasound-guided lumpectomy of nonpalpable breast cancers:A feasibility study looking at the accuracy of obtained margins[J]. J Surg Oncol,1999,72(2):72-76.

[16] Nurko J,Mancino A T,Whitacre E,et al. Surgical benefits conveyed by biopsy site marking system using ultrasound localization[J]. Am J Surg,2005,190(4):618-622.

[17] Phillips S W,Gabriel H,Comstock CE,et al. Sonographically guided metallic clip placement after core needle biopsy of the breast[J]. AJR Am J Roentgenol,2000,175(5):1353-1355.

[18] Burbank F,Forcier N. Tissue marking clip for stereotactic breast biopsy:initial placement accuracy,long-term stability,and usefulness as a guide for wire localization[J]. Radiology,1997,205(2):407-415.

[19] Esserman L E,Cura M A,DaCosta D. Recognizing pitfalls in early and late migration of clip markers after imaging-guided directional vacuum-assisted biopsy[J]. Radiographics,2004,24(1):147-156.

[20] Edeiken B S,Fornage B D,Bedi D G,et al. US-guided implantation of metallic markers for permanent localization of the tumor bed in patients with breast cancer who undergo preoperative chemotherapy[J]. Radiology,1999,213(3):895-900.

[21] Oh J L,Nguyen G,Whitman G J,et al. Placement of radiopaque clips for tumor localization in patients undergoing neoadjuvant chemotherapy and breast conservation therapy[J]. Cancer,2007,110(11):2420-2427.

[22] Schulz-Wendtland R,Dankerl P,Bani MR,et al. Evaluation of a Marker Clip System in Sonographically Guided Core Needle Biopsy for Breast Cancer Localization Before and After Neoadjuvant Chemotherapy[J]. Geburtshilfe Frauenheilkd,2017,77(2):169-175.

[23] Koo J H,Kim E K,Moon H J,et al. Comparison of breast tissue markers for tumor localization in breast cancer patients undergoing neoadjuvant chemotherapy[J]. Ultrasonography,2019,38(4):336-344.

[24] Alkuwari E,Auger M. Accuracy of fine-needle aspiration cytology of axillary lymph nodes in breast cancer patients:a study of 115 cases with cytologic-histologic correlation[J]. Cancer,2008,114(2):89-93.

[25] Krishnamurthy S,Sneige N,Bedi D G,et al. Role of ultrasound-guided fine-needle aspiration of indeterminate and suspicious axillary lymph nodes in the initial staging of breast carcinoma[J]. Cancer,2002,95(5):982-988.

[26] Garcia-Ortega M J,Benito M A,Vahamonde E F,et al. Pretreatment axillary ultrasonography and core biopsy in patients with suspected breast cancer:diagnostic accuracy and impact on management[J]. Eur J Radiol,2011,79(1):64-72.

[27] Boughey J C,Moriarty J P,Degnim A C,et al. Cost modeling of preoperative axillary ultrasound and fine-needle aspiration to guide surgery for invasive breast cancer[J]. Ann Surg Oncol,2010,17(4):953-958.

[28] Boughey J C,McCall L M,Ballman K V,et al. Tumor biology correlates with rates of breast-conserving surgery and pathologic complete response after neoadjuvant chemotherapy for breast cancer:findings from the ACOSOG Z1071 (Alliance) Prospective Multicenter Clinical Trial[J]. Ann Surg,2014,260(4):608-614.

[29] Dominici L S,Negron Gonzalez V M,Buzdar A U,et al. Cytologically proven axillary lymph node metastases

are eradicated in patients receiving preoperative chemotherapy with concurrent trastuzumab for HER2-positive breast cancer[J]. Cancer,2010,116(12):2884-2889.

[30] 邵志敏,江泽飞,李俊杰,等. 中国乳腺癌新辅助治疗专家共识(2019 年版)[J]. 中国癌症杂志,2019, 29(05):390-400.

[31] Kuehn T,Bauerfeind I,Fehm T,et al. Sentinel-lymph-node biopsy in patients with breast cancer before and after neoadjuvant chemotherapy (SENTINA):a prospective,multicentre cohort study[J]. Lancet Oncol, 2013,14(7):609-618.

[32] Boileau J F,Poirier B,Basik M,et al. Sentinel node biopsy after neoadjuvant chemotherapy in biopsy-proven node-positive breast cancer:the SN FNAC study[J]. J Clin Oncol,2015,33(3):258-264.

[33] Boughey J C,Ballman K V,Le-Petross H T,et al. Identification and Resection of Clipped Node Decreases the False-negative Rate of Sentinel Lymph Node Surgery in Patients Presenting With Node-positive Breast Cancer (T0-T4,N1-N2) Who Receive Neoadjuvant Chemotherapy:Results From ACOSOG Z1071 (Alliance) [J]. Ann Surg,2016,263(4):802-807.

[34] Caudle A S,Yang W T,Krishnamurthy S,et al. Improved Axillary Evaluation Following Neoadjuvant Therapy for Patients With Node-Positive Breast Cancer Using Selective Evaluation of Clipped Nodes:Implementation of Targeted Axillary Dissection[J]. J Clin Oncol,2016,34(10):1072-1078.

[35] Caudle A S,Yang W T,Mittendorf E A,et al. Selective surgical localization of axillary lymph nodes containing metastases in patients with breast cancer:a prospective feasibility trial[J]. JAMA Surg,2015,150(2): 137-143.

[36] Siso C,de Torres J,Esgueva-Colmenarejo A,et al. Intraoperative Ultrasound-Guided Excision of Axillary Clip in Patients with Node-Positive Breast Cancer Treated with Neoadjuvant Therapy (ILINA Trial):A New Tool to Guide the Excision of the Clipped Node After Neoadjuvant Treatment[J]. Ann Surg Oncol,2018,25(3): 784-791.

[37] Liberman L,Gougoutas C A,Zakowski M F,et al. Calcifications highly suggestive of malignancy:comparison of breast biopsy methods[J]. AJR Am J Roentgenol,2001,177(1):165-172.

[38] Chan B K,Wiseberg-Firtell J A,Jois R H,et al. Localization techniques for guided surgical excision of non-palpable breast lesions[J]. Cochrane Database Syst Rev,2015,12(12):Cd009206.

[39] Arentz C,Baxter K,Boneti C,et al. Ten-year experience with hematoma-directed ultrasound-guided (HUG) breast lumpectomy[J]. Ann Surg Oncol,2010,17 Suppl 3:378-383.

[40] Gentile L F,Himmler A,Shaw C M,et al. Ultrasound-Guided Segmental Mastectomy and Excisional Biopsy Using Hydrogel-Encapsulated Clip Localization as an Alternative to Wire Localization[J]. Ann Surg Oncol, 2016,23(10):3284-3289.

[41] Blumencranz P W,Ellis D,Barlowe K. Use of hydrogel breast biopsy tissue markers reduces the need for wire localization[J]. Ann Surg Oncol,2014,21(10):3273-3277.

[42] Meissnitzer M,Dershaw D D,Lee C H,et al. Targeted ultrasound of the breast in women with abnormal MRI findings for whom biopsy has been recommended[J]. AJR Am J Roentgenol,2009,193(4):1025-1029.

[43] Corsi F,Sorrentino L,Sartani A,et al. Localization of nonpalpable breast lesions with sonographically visible clip:optimizing tailored resection and clear margins[J]. Am J Surg,2015,209(6):950-958.

[44] Eby P R,Calhoun K E,Kurland B F,et al. Preoperative and intraoperative sonographic visibility of collagen-based breast biopsy marker clips[J]. Acad Radiol,2010,17(3):340-347.

[45] Dash N,Chafin S H,Johnson R R,et al. Usefulness of tissue marker clips in patients undergoing neoadjuvant chemotherapy for breast cancer[J]. AJR Am J Roentgenol,1999,173(4):911-917.

[46] Samimi M,Bonneau C,Lebas P,et al. Mastectomies after vacuum core biopsy procedure for microcalcification clusters:value of clip[J]. Eur J Radiol,2009,69(2):296-299.

［47］ Rosen E L,Vo T T. Metallic clip deployment during stereotactic breast biopsy:retrospective analysis［J］. Radiology,2001,218(2):510-516.

［48］ David M,Pinkney M,Biren A,et al. Prospective Comparative Study to Evaluate the Sonographic Visibility of Five Commercially Available Breast Biopsy Markers［J］. Journal of Diagnostic Medical Sonography,2013,29 (4) 151-158.

［49］ Sakamoto N,Ogawa Y,Tsunoda Y,et al. Evaluation of the sonographic visibility and sonographic appearance of the breast biopsy marker (UltraClip®) placed in phantoms and patients［J］. Breast Cancer,2017,24(4): 585-592.

［50］ Matsuura H,Inoue T,Konno H,et al. Quantification of susceptibility artifacts produced on high-field magnetic resonance images by various biomaterials used for neurosurgical implants. Technical note［J］. J Neurosurg, 2002,97(6):1472-1475.

［51］ Genson C C,Blane C E,Helvie M A,et al. Effects on breast MRI of artifacts caused by metallic tissue marker clips［J］. AJR Am J Roentgenol,2007,188(2):372-376.

［52］ Ghate S V,Baker J A,Hawkins A D,et al. Titanium vs carbon coated ceramic breast tissue marker clips:3T MR susceptibility artifact and local signal disturbance［J］. Acad Radiol,2011,18(6):770-773.

［53］ Katz J F,Homer M J,Graham R A,et al. Metallic fragments on mammography after intraoperative deployment of radiopaque clips［J］. AJR Am J Roentgenol,2000,175(6):1591-1593.

［54］ Yen P,Dumas S,Albert A,et al. Post-Vacuum-Assisted Stereotactic Core Biopsy Clip Displacement:A Comparison Between Commercially Available Clips and Surgical Clip［J］. Can Assoc Radiol J,2018,69(1): 10-15.

［55］ Pinkney D M,Mychajlowycz M,Shah B A. A prospective comparative study to evaluate the displacement of four commercially available breast biopsy markers［J］. Br J Radiol,2016,89(1065):20160149.

［56］ Parikh J. Ultrasound demonstration of clip migration to Skin within 6 weeks of 11-gauge vacuum-assisted stereotactic breast biopsy［J］. Breast J,2004,10(6):539-542.

［57］ Lee S G,Piccoli C W,Hughes J S. Displacement of microcalcifications during stereotactic 11-gauge directional vacuum-assisted biopsy with marking clip placement:case report［J］. Radiology,2001,219(2):495-497.

［58］ Perlet C,Sittek H,Reiser M,et al. Clip marker placement following MR-guided vacuum biopsy of the breast ［J］. Der Radiologe,2005,45(3):230-236.

［59］ Uematsu T,Kasami M,Takahashi K,et al. Clip placement after an 11-gauge vacuum-assisted stereotactic breast biopsy:correlation between breast thickness and clip movement［J］. Breast Cancer,2012,19(1): 30-36.

［60］ Teichgraeber D C,Martaindale S,Omofoye T S,et al. Immediate Migration of Biopsy Clip Markers After Upright Digital Breast Tomosynthesis-Guided Vacuum-Assisted Core Biopsy［J］. Acad Radiol,2019,27(2): 204-209.

［61］ Funaro K,Prather A,Niell B,et al. Tissue marker migration after MRI-guided breast biopsy:Migration frequency and associated factors［J］. Breast J,2020,26:440-445.

［62］ Bourke A G,Peter P,Jose C L. The disappearing clip:an unusual complication in MRI biopsy［J］. BMJ Case Rep,2014,2014:undefined.

［63］ Hartmann S,Reimer T,Gerber B,et al. Wire localization of clip-marked axillary lymph nodes in breast cancer patients treated with primary systemic therapy［J］. Eur J Surg Oncol,2018,44(9):1307-1311.

［64］ Tamai K,Mitsumori M,Fujishiro S,et al. A case of allergic reaction to surgical metal clips inserted for postoperative boost irradiation in a patient undergoing breast-conserving therapy［J］. Breast Cancer,2001,8(1): 90-92.

［65］ Li S,Liu J,Yang Y,et al. Impact of atypical hyperplasia at margins of breast-conserving surgery on the recurrence of breast cancer[J]. J Cancer Res Clin Oncol,2014,140(4):599-605.

[66] Vicini F,Kini V R,Chen P,et al. Irradiation of the tumor bed alone after lumpectomy in selected patients with early-stage breast cancer treated with breast conserving therapy[J]. J Surg Oncol,1999,70(1):33-40.

[67] 黎艳萍,陈卫东,廖玲霞. 早期乳腺癌保乳术及术后治疗的研究进展[J]. 医学综述,2013,19(1):69-71.

[68] Vincent V H,Claire V. Breast-Conserving Surgery With or Without Radiotherapy:Pooled-Analysis for Risks of Ipsilateral Breast Tumor Recurrence and Mortality[J]. J Natl Cancer Inst,2004,96:115-121.

[69] 中国抗癌协会乳腺癌专业委员会. 中国抗癌协会乳腺癌诊治指南与规范(2019年版)[J]. 中国癌症杂志,2019,29(8):609-680.

[70] Antonini N,Jones H,Horiot J C,et al. Effect of age and radiation dose on local control after breast conserving treatment:EORTC trial 22881-10882[J]. Radiotherapy and oncology,2007,82(3):265-271.

[71] Bartelink H,Horiot JC,Poortmans P,et al. Recurrence Rates after Treatment of Breast Cancer with Standard Radiotherapy with or without Additional Radiation[J]. N Engl J Med,2001,345(19):1378-1387.

[72] Noël G,Mazeron J J. Radiotherapy in breast-conserving treatment for ductal carcinoma in situ:first results of the EORTC randomised phase Ⅲ trial 10853[J]. Lancet,2001,5(2):193-194.

[73] Romestaing P,Lehingue Y,Delaunay D,et al. Role of a 10 Gy boost in the conservation treatment of early breast cancer:Results of a randomized clinical trial in Lyon,France[J]. International Journal of Radiation Oncology Biology Physics,2001,51(3):3-4.

[74] Haviland J,Owen J,Dewar J,et al. The UK Standardisation of Breast Radiotherapy (START) trials of radiotherapy hypofractionation for treatment of early breast cancer:10-year follow-up results of two randomised controlled trials[J]. Lancet Oncol,2013,14(11):1086-1094.

[75] Vrieling C,Collette L,Fourquet A,et al. The influence of patient,tumor and treatment factors on the cosmetic results after breast-conserving therapy in the EORTC 'boost vs. no boost' trial. EORTC Radiotherapy and Breast Cancer Cooperative Groups[J]. radiotherapy & oncology,2000,55(3):219-232.

[76] Jones H A,Antonini N,Hart A A M,et al. Impact of Pathological Characteristics on Local Relapse After Breast-Conserving Therapy:A Subgroup Analysis of the EORTC Boost Versus No Boost Trial[J]. J Clin Oncol,2009,27(30):4939-4947.

[77] Wood M M,Warshaw E M. Hypersensitivity Reactions to Titanium:Diagnosis and Management [J]. Dermatitis,2015,26(1):7-25.

第五章

组织标记在乳腺疾病临床诊疗中的应用

第一节　组织标记在乳腺疾病筛查和诊断中的应用

一、概述

乳腺癌是危害妇女健康的常见恶性肿瘤,我国乳腺癌的发病率逐年上升,近年来年平均增长率达3%~4%。尽管近年来乳腺癌在筛查、早期诊断方面有了很大的改善,依旧有3%~10%的患者在首次确诊时即有远处转移。在早期乳腺癌患者中,即使应用手术、化疗、放疗、靶向治疗等,仍有30%~40%可发生远处转移。这些情况是治疗不足还是其他原因,有待于继续研究。目前,治疗过度的现象普遍存在,给患者带来生活质量的下降。要解决治疗不足和治疗过度的问题,既提高生存率,又改善生活质量,关键之一就在于对乳腺疾病原发灶的精准定位。

早期发现和早期诊断对改善乳腺癌的疗效和治疗预后十分重要。如对发现乳腺可疑钙化灶但无任何临床症状、体征患者进行确诊,或部分病例仅表现为不可触及的肿块或不伴有肿块的乳头溢液,需精准切除病灶。对乳腺癌高危人群,通过X线片、B超等方式筛查并发现乳腺可疑病灶。与此同时,随着乳腺癌治疗理念的更新,以及乳癌患者对生活质量要求的不断提高,越来越多的患者接受术前新辅助治疗,它不仅能通过肿瘤降期实现保乳和保腋窝概率的增加,且能通过对新辅助术后残留病灶的精准病理评估治疗反应性,从而制订精确的后续治疗方案,而改变患者的预后。因此,实现术前、术中、术后病灶精准和动态评估对乳腺疾病的临床诊疗工作提出了新的挑战。

随着超声和X线摄片检查在乳腺癌普查及诊断中的广泛应用,越来越多的微小乳腺肿物被发现,比较常见的是临床不可扪及肿物,目前,针对这类疾病活检的方法主要是影像学引导下乳腺组织标记植入,辅助临床乳腺病灶的活检或切除,提高病灶切除准确率以及病理诊断准确率。

越来越多的病灶在早期就被发现,后续在影像引导下予以活检(包括旋切和穿刺活检)。活检技术的形成和逐步推广应用大大弥补乳腺X线检查和体检不足,在乳腺良性、恶性病变的鉴别诊断和乳腺癌早期诊断方面,目前还没有其他方法可以代替,特别是临床触不到而X线显示的小肿块、微小钙化及局部致密"浸润"。随着上述临床需求的增加和临床诊疗决策的变化,乳腺病灶的精准定位已成为乳腺外科临床实践中的一个关键环节。如何满足日益增长的乳腺外科的"精细"和"精准"的需要,乳腺精准外科的理念应运而生,对于临床上发现乳腺微小可疑病灶需要外科切除活检时,尤其要达到精确切除,仅仅依靠B超或X线作出明确诊断仍有一定困难,必须依靠活检技术进行病理检查,这就需要对病灶的准确定位,使外科面临挑战,在精准医学时代,更要求精确切除、准确诊断、精准治疗。其中,乳腺外科医生合理利用乳腺组织标记物进行定位是关键步骤之一,如单独或联合使用以下组织标记包括乳腺金属定位导丝、乳腺组织标记定位夹、钛夹、结扎夹等金属标记物以及体表定位标记等可以有效地解决上述复杂的临床问题,影像学引导下乳腺组织标记物穿刺定位,有助于乳腺可疑病灶精确定位和精确穿刺活检或切除活检,避免了无法精确切除病灶而导致疾病漏诊。这为一些常规检查无法确诊的乳腺微小病变的早期诊断开辟了广阔的前景。

B超和乳腺X线摄片是目前乳腺癌筛查的主要手段,对发现乳腺可疑病灶但无临床任何症状体征患者的确诊需要精准切除活检,而精准切除活检的前提需要准确定位,目前定位方法有体表定位、乳腺组织标记定位。由于乳腺病变的位置随着体位改变而发生较大改变,尤其对于不可扪及肿物,在切除活检时,仅根据术前皮肤标记对病变位置的估计而达到精准切除病灶非常困难,影像学下引导乳腺可疑病灶乳腺组织标记物穿刺定位并切除活检的开展解决了这一问题。

合理及规范的应用乳腺组织标记有助于乳腺目标病灶影像学上的精准术前定位、术中指导手术范围、术后病理精准取材和诊断以及术后随访等。

二、体表标记在乳腺疾病筛查和诊断中的应用

体表标记是最为简单、易行的定位方式。准确的体表标记可有效提高手术准确性,缩小术中病灶探查范围,减小手术操作对组织的损伤,缩短手术时间。对比其他定位方式,体表定位具有无创、花费低、重复性强等特点,因而被临床工作者及患者广泛接受,具有较高的临床应用价值。由于传统的体表定位方式仅仅是在体表做出相应记号,无法在乳腺组织内对病灶进行精确定位,且当定位体位与手术体位不一致时,体表标记可能与病灶"错位",尤其是在定位下垂乳房中的病灶及细小病灶中误差更甚。故临床上多采用体表定位标记联合其他定位方式共同辅助临床医生进行病灶定位和后续的手术切除,以明确诊断。体表标记方法目前主要有超声引导下行体表定位和乳腺X线片引导下行体表定位。

(一) 超声引导下行体表标记定位

乳腺微小病灶手术成败的关键是术中能否准确找到病灶,目前国内临床常用的超声下皮肤标记病灶是一种简单、廉价的定位方法,超声检查对乳腺病灶具有较好的敏感性及特异性,并具有减少患者接受辐射次数以及费用较低等优势,因而成为最为常用的体表标记定位方式(图5-1-1)。但在实际使用中,仍带来诸多不便,比如根据体表标记,术中寻找腺体内病灶困难,只能盲目扩大切除范围;或远离乳晕区的病灶,由于定位不明确无法行乳晕美容切口,而只能选择体表标记部位做切口,以上会导致术后感染或血肿并发症风险增高、美容效果差;甚至需要再次手术切除漏检病灶。由此可见临床不可触及的微小病灶单纯行体表标记定位可能不足以准确切除病灶,这种情况下可考虑联合其他标记物进行联合定位(图5-1-2)。

(二) 乳腺X线摄片指导下行乳腺病灶体表定位

乳腺X线摄片是诊断乳腺疾病的首选影像学方法,也是大家公认较好、价值高的诊断乳腺癌的重要方法之一,其简单、方便、价廉,已为临床广泛应用。对于X线发现而超声无法探查到的乳腺病灶如微小钙化等,可通过乳腺X线片进行测量,二维定位得出钙化病灶的大致位置和范围,再进行体表标记,也是引导乳腺穿刺针刺入可疑病变区活检辅助诊断早期乳腺

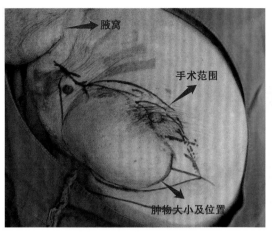

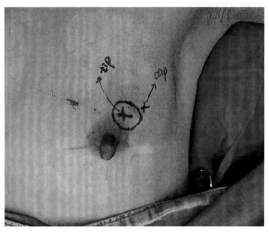

图 5-1-1　B 超引导下体表定位法

图 5-1-2　B 超引导下体表定位联合金属定位导丝定位法

癌的重要手段。然而,由于乳腺 X 线摄片体位(立位)可能与体表定位体位以及手术体位(多为仰卧位)不一致,因而其定位效果不稳定,此时就需要联合应用其他的标记物如金属导丝或金属定位夹定位病灶。随着数字化乳腺 X 线技术的发展,X 线发现的临床检查阴性的乳腺病变越来越多,尤其对乳腺成簇微小钙化、乳腺致密及结构紊乱、小结节征象的诊断率明显提高。如何对这些病变做出准确、有效的病理定性诊断是困扰影像医生和外科的一个难题,乳腺 X 线摄片下体表标记定位联合其他的标记物如金属导丝或定位夹(图 5-1-3),其优势在于更精准、更早期、微创确诊,若为恶性,也为术中一次性成功实施保乳增加概率。在后续的章节内容中我们将进行详细具体描述和案例分享。

三、乳腺金属定位导丝在乳腺疾病筛查和诊断中的应用

随着乳腺彩超及钼靶的广泛应用,越来越多的临床触诊阴性乳腺病灶被检查出来。前面已提到,体表标记定位和组织标记物定位相比,准确切除病灶的难度加大,随着切除的范围的加大,手术创伤增加,甚至最终改变手术的方式,如微小乳癌病灶因寻找病灶切除腺体范围过大,无法实施保乳而被迫改变手术方式行乳房全切。有报道指出[1],在临床触诊阴性乳腺病灶中,恶性病变约占 10% ~ 30%。如果可以准确定位及活检 NPBL,将有利于提高乳腺癌特别是早期乳腺癌的诊断率,提高乳腺癌保乳率,延长远期生存。

目前,针对此类疾病活检的方法包括:影像引导下粗、细针穿刺活检术和影像引导下金属导丝标记定位切除活检术。影像学引导下穿刺活检术的主要方法有 X 线、B 超或 MRI 引导下 FNA 和空芯针穿刺活检术(core needle biopsy,CNB)。FNA 诊断存在不足,如它只能做出细胞学诊断,敏感性、特异性、准确率较粗针活检差,故未被临床广泛采用[2]。空芯针穿刺活检术为组织学检查,敏感性、特异性、准确性较 FNA 明显提高,但还有一定的局限性:①较小病灶穿刺活检后病灶可能部分或完全消失,如需二次手术,术前病灶定位困难;②穿刺活检时肿瘤被分段采样,而不是一个完整的标本,会低估肿瘤大小,甚至影响最后的肿瘤分期,这对小的肿瘤影响尤为明显;③组织学低估,空芯针穿刺活检显示为非典型增生或小叶原位癌的病例,经手术活检后有 50% 的病例诊断升级为浸润性癌或原位癌,其中显示为导管内癌的病例,经手术活检后 52% 诊断为浸润性乳腺癌[3]。如广泛开展的真空辅助活检获取的组

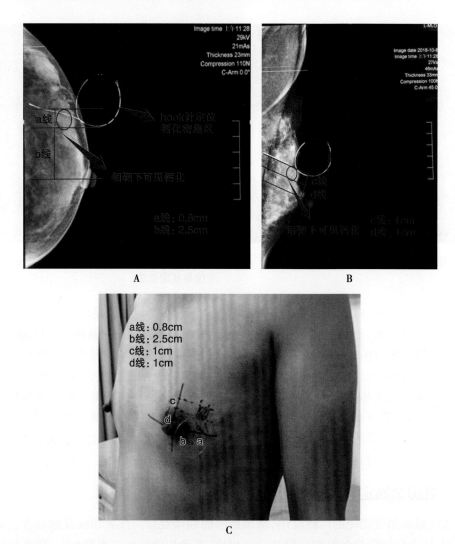

图 5-1-3 乳腺 X 线引导下体表定位联合金属定位导丝定位法
A. 钼靶 CC 位测量钙化灶与乳头的距离；B. 钼靶 MLO 位测量钙化灶与乳头的距离；C. 根据钼靶测量钙化灶与乳头的距离，在乳房体表的定位图

织量较大，明显提高了诊断率，但是真空辅助活检价格昂贵，限制了医院的广泛应用于活检[4]。影像引导下金属导丝标记定位切除活检术有 X 线、B 超或 MRI 引导下乳腺金属定位导丝标记定位切除活检术。X 线下乳腺金属定位导丝标记定位过程由于辐射影响，不能实时监控，操作较复杂、费时，定位时患者体位与手术体位不一致，可能引起定位导丝与病灶位置关系发生变化而导致定位失败，另外对于乳晕区、靠近胸壁和腋前的肿块，穿刺乳腺金属定位导丝标记定位困难。近年逐渐开展的 MRI 下定位与 X 线相比，定位和活检的技术要求与 X 线立体定位活检基本相似，且需要特制的线圈和配套的钛制针，费用贵且费时[5]。彩超引导下导丝定位时患者采用仰卧位，与手术时体位一致，避免了定位导丝与病灶的相对移动，全部过程均在监测下进行，实时显示进针途径、方向以及针尖与病变的位置关系，便于操作者及时调整进针方向，减少了 X 线和 MRI 定位的盲目性，其优点包括：①操作简单、省时。②定位准确，病灶成功切除，获得病理诊断，定位成功率不低。而 X 线导丝定位以距离病灶 1cm 以内为标准，常规 X 线定位手术标本切除率为 90.0%~98.5%，术前导丝定位以此标准

计算,定位成功率为 94.7%(18/19)[6]。③操作安全:超声引导下导丝定位无电离辐射,可重复检查。穿刺定位或活检最常见的并发症为出血、感染及迷走神经反应[7]。对于临床不可扪及的乳腺肿物,定位手术切除的目的在于活检,明确诊断,最重要的是能够早期发现乳腺癌。因此,把握 NPBL 定位切除的手术指征显得尤为重要,需要考虑到以下几点:①对恶性乳腺病变在超声下的特点必须有清晰的认识,如病变边缘不规则、血供丰富等;②如果没有特殊情况,需要将超声和钼靶均列为术前的常规检查,以提高对恶性病变的诊出率,对恶性可能性较大的又不可扪及的乳腺病灶需要进行定位再实施切除;③数项研究表明,由于精神压力的影响,女性乳腺癌患者对采用针穿活检进行诊断比开放式手术活检更易被接受[8,9],而且这种穿刺活检的准确性与开放式手术活检相似。对于临床高度怀疑为恶性的NPBL 的诊断与治疗上,建议选择金属导丝定位活检较为合适。在具体的临床工作中,对于NPBL 患者进行活检,应该根据医院及患者的实际情况选择合适的方法[10]。

　　乳腺金属定位导丝定位的首次应用由 Frank 于 1976 年报道,主要用于影像学检查发现肿物和体格检查却未能发现病灶的患者。近 50 年来,乳腺金属定位导丝定位已成为手术前乳腺病变标准的术前定位方式,尤其适用于筛查检出的不可触及的乳腺病变。乳腺金属定位导丝通常可在乳腺 X 线或超声引导下放置,少数情况下也可在磁共振或 CT 引导下放置。临床上,我们推荐选择显示病变最清楚,操作最简单,并且患者舒适度最高的成像方式来引导乳腺金属定位导丝的植入。如前所述,随着乳腺 X 线和乳腺超声筛查的普及,越来越小的乳腺病变被发现。对于影像筛查发现而体格检查未能触及的乳腺病变,术前的精准定位是亟待解决的问题。具体术中操作详见第三章。根据金属导丝倒钩的形状,目前乳腺金属定位导丝主要分为单钩和双钩两种类型,两者在临床的应用略有区别:①单钩为锐角,固定较好,不易移位,因此较适用于需单次定位准确的肿物;②双钩为圆滑弧形,固定性相对较差,易于反复取出,因此更适用于难以一次性准确定位,需要多次定位的情况。《中国抗癌协会乳腺癌诊治指南与规范(2019 年版)》[11]规定无肿物可疑微钙化需活检,可行钢丝定位或者手术活检。除钙化病灶外,存在以下临床不可触及小肿物情况的也可考虑行乳腺金属定位导丝植入:①多发肿物:大肿物确诊乳癌,影像同时发现对侧乳房小肿物;②同侧乳房存在与大肿物不同象限、无法触及的小肿物;③患者期待通过一次手术切除所有肿物。小肿物乳腺金属定位导丝定位切除的优势:①无需另外微创切除无法触及肿物;②费用相对便宜;③节省时间。但需要多学科包括影像科,外科及病理科协作,否则会降低工作效率。乳腺金属定位导丝定位常见的问题有:①定位欠准确即粗定位,只是导航切除方向;②乳腺金属定位导丝移位;③定位针脱落;④金属导丝外露部分常使患者不适。在临床实践中,我们通过以下方法尽量避免上述问题,包括:①有肿物者可加 B 超体表标记定位;②乳腺金属定位导丝尽量放置于肿物中央;③放置乳腺金属定位导丝后要另行加做钼靶摄片存档以备术中评估、对照;④术中钼靶摄片确保钙化已完整切除;⑤尽量术前才定位(缩短定位和手术的时间);⑥定位后患者需穿平滑衣服,减少活动;⑦术前准备如消毒需避免移位。如前所述,乳腺病变的位置随着体位的改变而发生较大的改变,尤其对大乳房或下垂严重者变化更明显,此外,术中的牵拉移位,仅仅根据术前皮肤标记对病变位置的估计而达到精准切除病灶非常困难,而影像引导下乳腺钙化灶或其他 NPBL 等行金属导丝穿刺定位并切除活检技术的开展解决了这一问题[12],是一种简单、安全有效的组织标记方法,能减少术中组织损伤、导航病灶进而指导外科精准切除,值得临床推广应用。

四、乳腺组织标记定位夹在乳腺疾病筛查和诊断中的应用

乳腺组织标记定位夹,临床上又称为"乳腺组织针",是一类可经皮在乳腺靶病灶放置的金属标记物,用于固定标记病灶位置。20 世纪 90 年代开始,已有学者开始研究经皮活体组织检查(活检)后使用金属标记物标记乳腺靶病灶,此后相关产品日益丰富,出现了可以在乳腺超声、乳腺 X 线摄影和乳腺 MRI 引导下进行病灶定位标记的乳腺组织标记,后逐步扩大应用于乳腺可疑病灶的密切随访,乳腺癌原发病灶的术前定位和转移淋巴结的定位与定向切除,也可用于动态观察新辅助化疗期间乳腺癌病灶和转移淋巴结的变化。甚至有研究认为,由于经皮穿刺活检后的局部改变很容易掩盖原发病灶尤其不可触及肿块,因此活检后的患者有使用乳腺组织标记的必要。乳腺组织标记定位夹有不同的形状以及材质,包括:钛、镍铬铁合金和无镍不锈钢,相对于其他 Marker 而言,最突出的特点是所有形状标记物均可在 B 超、钼靶、MRI 下显影,以及不同部位病灶可选取不同形状标记物进行标识,其中翼状乳腺组织标记定位夹在 MRI 下的显影效果相对其他形状更佳,具体详见本书第四章。

根据《中国抗癌协会乳腺癌诊治指南与规范(2019 年版)》[11]以及 2020 年《可视化经皮穿刺乳腺组织定位标记夹临床应用专家共识与技术操作意见》[13],对不能触及病灶应在手术前行超声、X 线摄影或 MRI 定位,必要时应在活检部位放置乳腺组织标记。乳腺组织标记的应用进一步提高了对较小病变的定位活检技术。乳腺定位夹最初的应用是将其放置于活检后的目标病灶中。如穿刺活检的结果提示需要进一步开放手术切除,需通过影像学上识别和定位残留目标病变,或者依赖于超声对活检部位鉴别血肿和残留病灶,以及术前通过 X 线对病变附近的解剖标志进行识别定位,但如果活检时间距离再次开放手术间隔时间较长,特别无明显残留病灶,仅可见手术残腔的情况,在术后痕迹比较模糊的情况下,往往会影响定位的准确性,根据本中心的临床经验,建议定位的间隔时间一般不要超过一个月。此外,在没有定位夹组织内定位残腔的情况下行二次手术,有可能出现如下的情况:因为无法准确预知残腔的位置和残留病灶范围,为保证切缘阴性常导致切除乳腺组织的范围过大或切除位置偏离。目前依赖于现代影像学技术,乳房病变范围影响的影像学定位和描绘越来越精确,在此基础上,乳腺组织标记可以精准置入、定位病灶,最大限度地减少手术时不必要的乳腺组织切除甚至乳房全切[14]。对于不可触及的恶性病灶,乳腺组织标记指导下的精准切除可降低手术切缘阳性率。据文献报道,依靠 X 线摄影下导丝定位的切缘阴性率为 31%~62%,而使用了乳腺组织标记后,切缘阴性率可以提高到 90%[15]。在诊断和筛查过程中放置乳腺组织标记定位夹,主要是用于协助后续的精确手术,包括①各类需要穿刺活检明确诊断的肿物,在穿刺后可直接植入;②NPBL 的定位标记(可与乳腺金属定位导丝联用)。

放置乳腺组织标记后最容易遇到的问题是组织标记的移位,导致移位的可能原因为手风琴效应、留置时未固定(如放置在空腔中或血肿积液中)、留置于脂肪、组织牵拉等,因此,在留置组织标记后必须仔细记录组织标记的位置、型号、放置时间。

五、小结

随着目前乳腺肿瘤治疗水平和患者就医需求的不断提升,乳腺组织标记在临床上的应用日益广泛。对乳腺癌不可触及的小病灶,乳腺组织标记是实现乳腺癌指导手术和全程管理的得力助手,提升乳腺外科精准水平。通过乳房原发病灶精准的定位,有助于对乳腺良恶性肿物的鉴别,以及早期乳腺癌的诊断。要提高早期乳腺癌的诊断率,最重要的是对不可触

及的乳腺病灶患者的诊断。

总之,影像学引导下乳腺组织标记物定位辅助临床不可扪及乳腺病灶的活检术是一种简单、准确安全以及实用的方法,为临床乳腺肿物的切除活检提供手术指导,是诊断临床不可触及乳腺癌的重要方法,能够使患者得到及时医治,值得在临床推广。

第二节　组织标记在乳腺疾病手术和治疗中的应用

一、概述

如前所述,随着影像诊断技术的发展和大规模早期筛查的开展,越来越多的"小肿物"和NPBL 被检测出来。随后,根据 BI-RADS 分级,结合临床相关因素,考虑为良性肿物可能性大的病灶推荐采取真空辅助下肿物旋切术或者随访观察;考虑为恶性可能性大的病灶在进一步粗针穿刺活检确诊后,根据指南和共识选择直接手术治疗或先行术前新辅助治疗再行手术治疗。组织标记作为乳腺疾病诊疗中的重要工具之一,贯穿整个诊治过程,在术前、术中、术后的各个环节发挥作用,尤其在手术过程中,包括指导切口选择、肿物的精准定位、术中评估肿物切缘情况、明确手术切除范围方面起到了至关重要的作用。此外,原发病灶切除后,使用组织标记对肿瘤残腔进行标记,可指导后续放疗定位瘤床和术后随访。组织标记在筛查和诊断方面的应用前已详述,本节主要根据本中心的实践经验来介绍组织标记在手术中的应用。

二、乳腺金属定位导丝在手术中的应用

根据《中国抗癌协会乳腺癌诊治指南与规范(2019 年版)》5.1.2[11],①乳腺未扪及肿块,而乳腺 X 线检查发现可疑微小钙化病灶,BI-RADS≥4 类。②乳腺未扪及肿块,而乳腺 X线发现其他类型的 BI-RADS≥4 类的病灶(如肿块、结构扭曲等),并且超声下无法准确定位。③部分 3 类病灶,如果其他影像学检查提示相应位置有可疑病灶,也可考虑活检。④乳房体检扪及肿块,而乳腺 X 线提示相应位置有占位性病变,需要行微创活检或微创切除以明确诊断。其他对有条件的单位积极提倡在手术前进行影像引导下的微创活检(空芯针穿刺活检或真空辅助活检),如不具备条件可考虑直接行影像引导下钢丝定位手术活检。

(一) 乳腺金属定位导丝在微小钙化病灶定位和手术中的应用

1. 术前准备

(1) 超声科医生将定位导丝放置到位,患者在放置定位导丝前、后均进行放置侧乳房钼靶照片。

(2) 根据患者放置定位导丝的钼靶片采用体表定位的方式确定钙化灶在乳房体表的投影范围,具体方法如下:

1) 根据钙化与乳头的位置体表定位(图 5-2-1):

①纵向径线:由 MLO 位划定,横向径线:由 CC 位划定;

②黑色圈为钙化在两个体位中的分布范围;

③红色线为钙化边缘垂直于胸壁在皮肤上的投影;

④CC 位:钙化横径距乳头 b cm 开始往外侧共 a cm;

⑤MLO 位:钙化纵径距乳头 d cm 开始往上共 c cm;

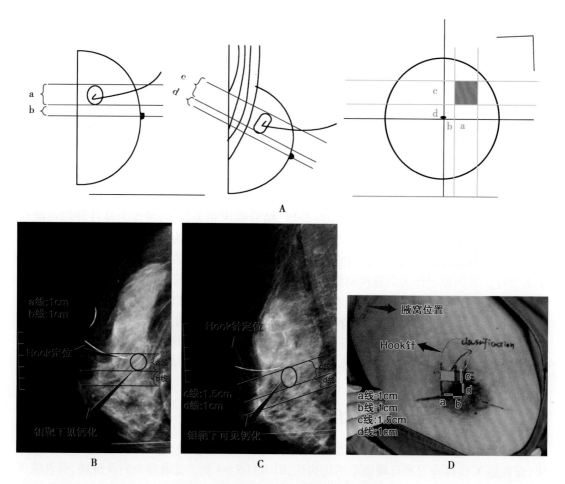

图 5-2-1　根据钙化与乳头的位置体表定位法

A. 根据钙化与乳头的位置体表定位的示意图；B. 钼靶 CC 位上钙化与乳头的位置；C. 钼靶 MLO 位上钙化与乳头的位置；D. 根据钼靶片钙化与乳头的位置画出的体表定位

⑥卧位，根据乳头的位置画出钙化的体表范围，蓝色阴影部分。

2）根据钙化与定位导丝针穿刺点的位置体表定位（图 5-2-2）：

①纵向径线：由 MLO 位划定；横向径线：由 CC 位划定；

②黑色圈为钙化在两个体位中的分布范围；

③红色线为钙化边缘垂直于胸壁在皮肤上的投影；

④CC 位：以定位导丝皮肤定位点为中点，横径外缘 e cm，内缘 f cm；

⑤MLO 位：以定位导丝皮肤定位点为中心，纵径上缘 h cm，下缘 g cm；

⑥卧位，根据定位导丝皮肤定位点画出钙化的体表范围，红色阴影部分。

3）最后，根据钙化与乳头、定位导丝皮肤定位范围重合区域即为最终的钙化灶的体表定位，如图 5-2-3 所示。

2. 术中操作

（1）揭开固定定位导丝的纱布，用小力剪将定位导丝尾部多余的部分剪去，留出皮肤外 3cm 左右，操作过程中注意固定定位导丝进入皮肤的部位，以免在剪断导丝过程中引起导丝移位；

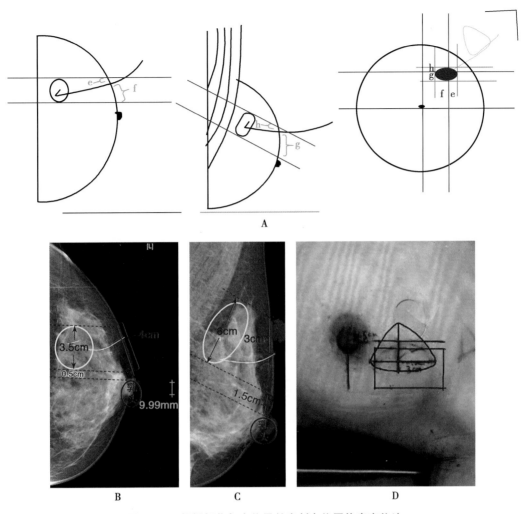

图 5-2-2 根据钙化与定位导丝穿刺点位置体表定位法
A. 根据钙化与定位导丝穿刺点的位置体表定位的示意图；B. 钼靶 CC 位上钙化与定位导丝穿刺点的位置；C. 钼靶 MLO 位上钙化与定位导丝穿刺点的位置；D. 根据钼靶片钙化与定位导丝穿刺点的位置画出的体表定位

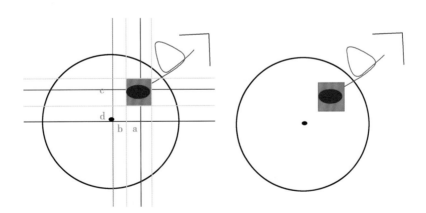

图 5-2-3 根据钙化与乳头、定位导丝穿刺点共同定位的示意图
蓝色区域为根据钙化灶与乳头相关位置的体表钙化灶定位区域；红色区域为根据钙化灶与定位导丝穿刺点相关位置的体表钙化灶定位区域

（2）根据钙化灶的体表定位范围的设计切口并画线；

（3）消毒铺巾后，按照设计的切口切开皮肤，分离适当厚度的皮瓣至钙化灶体表范围外缘 2cm 处，用血管钳在皮瓣下方钳住定位导丝近端进入腺体处将其固定，将其远端小心地从皮肤表面抽离至皮瓣下方（图 5-2-4）；

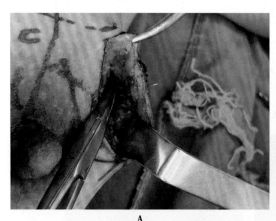 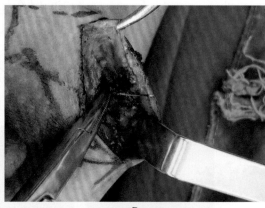

图 5-2-4　中弯皮下固定定位导丝及将定位导丝抽离至皮下图
A. 中弯皮下固定定位导丝；B. 将定位导丝抽离至皮下

（4）沿着定位导丝定位的方向，按照体表定位的钙化灶范围边界外侧 1~2cm 的范围分离皮瓣，进入乳房后间隙，随后完整切除腺体及其包含的定位导丝；

（5）在标本完全离体前，用金属夹（如钛夹、结扎夹等）标记标本方位，本中心通常采用在标本 12 点方向放置两枚钛夹，在 9 点方向放置 1 枚钛夹；

（6）随后，将离体标本进行术中 1：1 钼靶照片，即刻测量影像学切除边缘（见图 5-2-5），

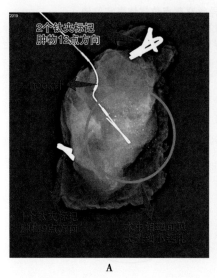 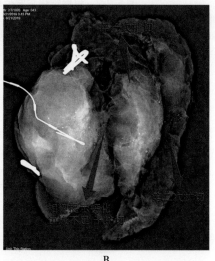

图 5-2-5　术中钼靶显示钙化灶及其切缘情况
A. 定位导丝定位下切除的乳腺钙化灶的术中钼靶图；B. 两次扩切后的乳腺标本的术中钼靶图

判定影像学切除边缘是否足够,一般至少1cm以上,如因腺体残留较少至少要切除0.5cm以上,不足者根据定位方向进行补切,补切的标本应放置在原乳腺切除标本相应方位,一同重新行术中钼靶检查直至钼靶显示切除足够范围(通常认为距离病灶边缘1cm以上)。此外,需要注意的是:确保切除病灶中涵盖所有术前预计切除的钙化病灶,确保导丝倒钩的针尖完整切除;

(7)将标本送术中冰冻或术后石蜡病理检测,以明确钙化病灶的性质。强调送检病理单上注明"金属针尖定位处即为可疑钙化灶"或详细描述术中钼靶所见,以便病理科充分、准确取材,根据病理结果决定后续的手术范围和手术方式。

(二)乳腺金属定位导丝在不可触及的乳腺病灶定位和手术中的应用

准备和过程与切除钙化灶相似,不同的是超声科医生将定位导丝放置到位后随即根据超声影像用记号笔在患者体表皮肤标注倒钩位置,并测量定位导丝倒钩距体表的距离。术中外科医生根据标注的肿物范围,倒钩位置及深度规划手术方案,完整切除目标肿物。随后行常规钼靶照片以明确足够的手术范围,送冰冻病理检查明确肿物性质并行下一步治疗。在本中心,NPBL通常采用乳腺组织标记定位夹进行定位。

三、乳腺组织标记定位夹手术中的应用

如前所述,乳腺组织标记定位夹根据材料分为单一材料定位夹和复合材料定位夹,本中心通常在术前定位采用的是复合材料的定位夹,用于目标病灶的定位;在术中标记通常采用金属定位夹,用于标记离体病灶及病灶切除后的残腔。

目前,国内及国际上提的乳腺组织标记定位夹放置的适应证的指南和共识包括:

1)2019NCCN乳腺癌筛查指南建议[16]:在穿刺活检后放置定位夹以明确穿刺部位。

2)《中国抗癌协会乳腺癌诊治指南与规范(2019年版)》[11]:建议新辅助治疗的患者对原发灶的范围采用超声引导下放置金属标记物或表皮文身的方式进行标识,为治疗后续手术范围提供原发灶依据。

3)2019NCCN乳腺癌诊治指南[16]以及2019中国临床肿瘤学会(Chinese Society of Clinical Oncology,CSCO)指南[17]建议:新辅助化疗患者治疗前肿瘤粗针穿刺后需对原发肿物进行瘤床定位,可在肿瘤内放置标记物或对肿瘤表面皮肤进行标记;术前穿刺阳性的腋淋巴结亦应放置标记物进行标记。

4)2020可视化经皮穿刺乳腺组织定位标记夹临床应用专家共识与技术操作意见[13]:适应证包括:①不可触及乳腺可疑病灶拟行开放手术活检;②不可触及乳腺癌病灶拟行保留乳房手术;③乳腺癌拟实施新辅助治疗且拟行保留乳房手术;④$cT_1 \sim T_3N_1M_0$期乳腺癌且腋窝淋巴结穿刺活检证实转移,拟新辅助治疗后保留腋窝。结合本中心的使用经验,我们目前推荐的乳腺组织标记定位夹应用的适应证包括:①标记穿刺活检后的肿物;②NPBL定位标记,可与定位导丝联合使用;③新辅助化疗前/化疗过程中原发瘤病灶和/或穿刺阳性淋巴结定位;④微创或开放手术后手术残腔定位;⑤保乳术后残腔定位,便于术后放疗瘤床定位;⑥目标病灶的密切随访。

(一)乳腺组织标记定位夹在不可触及的乳腺病灶定位和手术中的应用

1.术前准备 怀疑恶性的NPBL,可影像引导下在穿刺活检后即刻或穿刺后短期内放置标记定位夹,并用记号笔在体表划好标记,本中心通常以"⊗"表示,圆圈表示病灶在体表投影的范围,"✕"表示标记定位夹所在体表位置。若活检病理诊断提示病灶为恶性,则进入

后续治疗如手术流程;若活检病理提示未发现明显恶性病变,则可选择作为密切随访病灶或行真空辅助下微创切除病灶根据二次病理结果决定后续诊疗方案。

2. 术中操作

(1) 根据 NPBL 体表定位范围设计切口并画线。

(2) 消毒铺巾后,按照设计的切口切开皮肤,分离适当厚度的皮瓣,按照体表定位的 NPBL 范围边界再向外侧分离1~2cm,向深部分离至乳房后间隙,随后完整切除目标病灶。

(3) 在标本离体前,用钛夹标定标本方位,本中心通常采用在标本 12 点方向放置两枚金属夹,在 9 点方向放置 1 枚金属夹。

(4) 随后,将离体标本进行术中1:1钼靶照片,判定目标病灶及其定位夹是否被切除,由于术前定位夹定位于病灶中心,通过测量影像学切缘判断切除边缘是否足够,不足者根据定位方向进行再切,再切的标本应放置在原乳腺肿物标本相应方位,一同重新行术中钼靶检查直至钼靶显示切除足够范围,如图 5-2-6 所示。

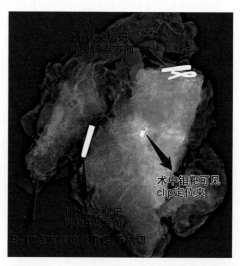

图 5-2-6　术中钼靶显示肿物及其切缘情况

(5) 术前未明确病灶病理诊断者,将切除标本送术中冰冻病理或术后病理检查,以明确肿物的性质。注意进行钼靶照片时要尽量保证标本的完整性,钼靶确保切除范围足够,拟送病理检测前需要切开标本明确乳腺组织标记定位夹位置,并在送检病理单上注明“定位夹定位处即为目标病灶”,提示病理科注意取材。若术中病理结果提示送检为良性即可关闭术腔;若为术中病理诊断恶性,则需再次确认术中钼靶测量的切除病灶影像学切缘足够后(标本同上),再进一步切取残腔边缘送病理检测。

(二) 乳腺组织标记定位夹在新辅助治疗过程前后的应用

对于需要接受新辅助化疗的患者,本中心推荐在开始新辅助治疗前乳腺组织标记定位夹放置于瘤床中心进行标记,便于观察疗效和肿瘤的退缩模式;便于指导新辅助治疗后手术切除范围;若因各种原因没有在首次治疗前进行原发肿瘤的定位夹标记定位,而治疗过程中肿瘤缩小明显但影像学上仍可见病灶,可以在影像引导下所见残留病灶补放置定位夹标记定位。对于多灶性、多中心肿物,应选用不同形状定位夹分别标记。对于在新辅助治疗过程中,若既往单个大病灶,分散为数个小病灶,可考虑分散小病灶补放不同形状定位夹标记定位。对于化疗前腋窝穿刺淋巴结阳性的患者,用定位夹标记穿刺淋巴结,以保证化疗后可行前哨淋巴结活检的患者切除的前哨淋巴结是术前穿刺的淋巴结(如术后病理由阳性变阴性,在一定条件下可以避免腋窝淋巴结清扫术)。

1. 术前准备

(1) 定位夹定位:确诊乳腺癌进行新辅助治疗前,由超声科医生在原发灶中心放置定位夹,如果乳房有多个病灶或卫星灶存在时,可根据具体情况在原发病灶内和卫星病灶内分别放置形状不同的定位夹。对于活检病理证实有淋巴结转移的接受新辅助治疗的患者,同时在腋窝相应的转移淋巴结中置入定位夹;同时在乳房表面用记号笔勾画原发病灶大小及范围并存档。

（2）体表标记定位：取 A4 纸一张，中心打孔表示为乳头位置，将纸覆盖在乳房表面，按照已在皮肤表面标记的原发病灶大小及范围描绘在纸上，标明腋窝方向，记录患者基本信息及标记日期，作为新辅助化疗前病灶体表定位情况（图 5-2-7）。

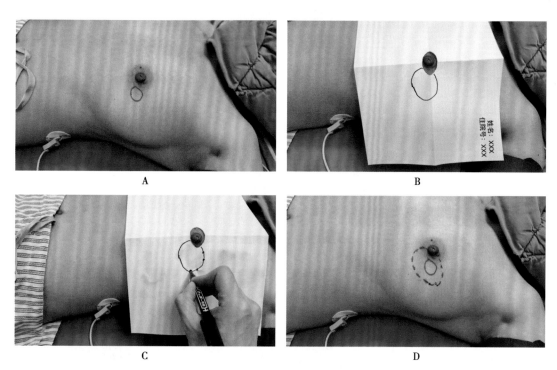

A

B

C

D

图 5-2-7　新辅助化疗后的术前体表定位示意图 1

A. 右乳肿物体表定位图；B. 患者新辅助治疗前记录在纸的肿物图；C. 根据新辅助治疗前记录在纸的肿物图在乳房相应位置描画示意图；D. 新辅助化疗前后的乳房肿物的体表定位

（3）在随后的新辅助治疗过程中，每两个疗程即进行疗效评估以明确目标病灶变化情况，本中心通常采用乳腺 MR 作为主要影像评估手段，并将每次评估的结果记录在案。

（4）在手术前由超声科医生再次确定原发灶治疗后残留大小及范围、原发病灶中定位夹的位置、穿刺淋巴结中定位夹的位置，并在体表用记号笔标记，通常以"⊗"表示，实线圆圈表示目前病灶大小和范围，"✕"表示定位夹所在位置。随后，外科医生调出患者治疗前原始病灶的体表标记定位纸，重新将图纸覆盖于患者的患侧乳房，沿着原始病灶的大小和范围的轮廓用标记笔穿透纸张，轻点在患者乳房表面，每隔 1~2cm 描记一点，最后形成一个虚线圆圈表示原始病灶大小及范围，如图 5-2-7、图 5-2-8 所示。

（5）结合患者新辅助治疗后的影像

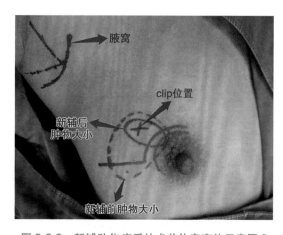

图 5-2-8　新辅助化疗后的术前体表定位示意图 2

学评估结果(图5-2-9),由外科医生和患者共同商定手术方案,符合保乳手术条件者优先行保乳手术,不符合保乳条件或患者拒绝保乳可依据实际情况选择其他术式,以下以保乳手术为例进行介绍。

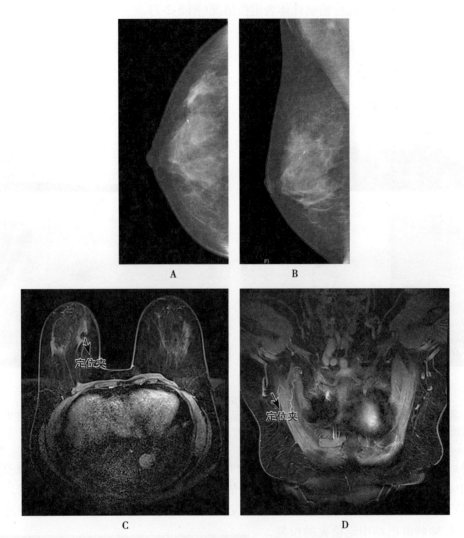

图 5-2-9　新辅助化疗后的术前影像学资料显示定位夹
A. 钼靶 CC 位;B. 钼靶 MLO 位;C. 乳腺磁共振(横截位);D. 乳腺磁共振(矢状位)

2. 术中操作

(1)根据术前(新辅助治疗后)肿物的体表定位范围设计切口并画线,常规消毒铺巾。

(2)前哨淋巴结活检:按照常规前哨淋巴结活检流程进行,本中心通常采用亚甲蓝单染法进行前哨淋巴结活检,同时借助术前已穿刺淋巴结(目标淋巴结)中定位夹的体表定位进行手术,首先找到蓝染淋巴管,沿蓝染淋巴管找到蓝染淋巴结,切除蓝染淋巴结以及触摸明显肿大的非蓝染淋巴结,将切除的淋巴结进行术中钼靶照片,明确存在定位夹标记的淋巴结,若该淋巴结同时存在蓝染,则判断为既往穿刺阳性的前哨淋巴结,术中摄片完成后,切开目标淋巴结肉眼下明确定位夹是否在位,随后,将定位夹标记的蓝染淋巴结和所有其他蓝染淋巴结和肿大的非蓝染淋巴结(总数至少3个或以上)依次标记好,送术中冰冻病理检测,若病理结果提示:包括定位夹标记的初始穿刺为阳性的淋巴结全部病理为阴性,即前哨淋巴结未见转移,术中就不再进一步行腋窝清扫,否则,则行腋窝淋巴结清扫术。

（3）乳腺原发病灶切除:按照设计的切口切开皮肤,分离适当厚度的皮瓣至病灶体表定位残留病灶范围外缘,沿目前肿瘤边界外侧继续分离 1cm,向后分离至乳房后间隙,随后完整切除肿瘤,注意该切除过程中,确保切除边缘肉眼所视无异常,触摸无异常。

（4）在标本离体前,用金属夹标记标本方位,本中心通常采用在标本 12 点方向放置两枚金属夹,在 9 点方向放置 1 枚金属夹。

（5）随后,将离体标本进行术中 1∶1 钼靶照片（图 5-2-10）,判定切除边缘是否足够,不足者根据定位方向进行再切,直至术中钼靶显示切除足够范围（操作同前）。

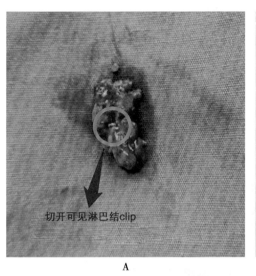

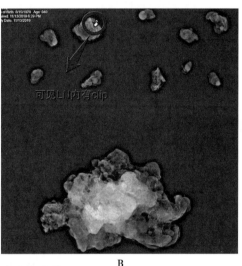

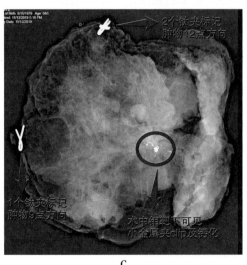

图 5-2-10　术中钼靶显示定位夹标记的淋巴结和肿物
A.定位夹标记的淋巴结;B.术中钼靶显示定位夹标记的淋巴结;C.术中钼靶显示定位夹标记的肿物

（6）边缘评估:本中心采用"腔周边缘评估法"评估残腔是否残留肿瘤细胞,在残腔周边系统性切取 6~8 块腔周边缘乳腺组织,送术中冰冻病理检查。若肿瘤位于乳头乳晕复合体下方,则需另外送检乳头乳晕下方组织。每块组织大小约 1.5cm×1.0cm,厚度约 0.1～0.2cm,建议使用手术刀片切取而非电刀,以保证标本组织的正常细胞形态(图 5-2-11)[18]。

(7) 标记残腔:使用丝线缝扎标记每一个被切取的腔周边缘组织的位置(图 5-2-12),丝线取靠近患者头侧(12 点钟)方向的第一个边缘组织标记为 1 号边缘,并用血管钳钳夹该处丝线远端进行标记。其余的边缘组织按顺时针方向依次编号。

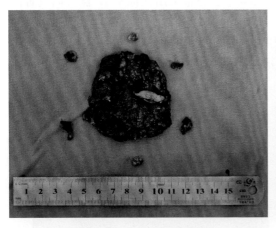

图 5-2-11　腔周边缘评估法

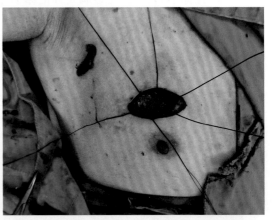

图 5-2-12　丝线标记残腔边缘

(8) 待术中冰冻病理结果回示:若边缘标本中观察到浸润性癌或原位癌(边缘阳性)则对相应边缘部位进行再切取,重新送检直至获得阴性结果。本中心通常认为如果初始有超过一半的边缘组织阳性或某一方向边缘经过两次以上的再切仍得不到阴性边缘,则认为该患者保乳最终成功率低,需要转行其他手术。

(三) 乳腺组织标记定位夹在术后残腔定位中的应用

临床上有时会出现以下情况:微创切除钙化或肿物之后,或者开放手术活检后病理证实为恶性需再次开放手术治疗;多个肿物微创切除术后病理证实其中一个或多个肿物为恶性;此时,在微创术后通过超声引导在恶性病灶残腔底部或边缘放置乳腺定位夹,指导后续进一步精准定位开放手术治疗或目标病灶的密切随访。以下举例本中心两个临床实例进行说明。

1. **案例 1:真空辅助活检切除微钙化病灶后手术残腔定位**

(1) 患者术前钼靶点压摄片(图 5-2-13A)提示:可见直径小于 1mm 微钙化,遂行真空辅助活检切除钙化病灶,术中切除组织予钼靶摄片(图 5-2-13B),可见钙化,提示切除到钙化病灶。

(2) 术后钙化病灶切除残腔即刻放置定位夹定位,根据术后石蜡病理检查结果制订后续方案:若钙化病灶为恶性,则根据定位夹残腔定位行二次开放手术;若钙化病灶为良性,残腔定位夹可指导术后影像学随访定位。

(3) 该病例术后病理报告回复:乳腺导管内原位癌;再次阅术后复查钼靶(图 5-2-13C)照片:可见原术腔定位夹,该残腔周围仍可见残余钙化;遂决定行开放手术,术中根据残腔定位夹的体表定位,进行残腔和残余钙化病灶完整切除。

2. **案例 2:多个肿物微创术后,单个肿物为恶性,给予恶性残腔即刻定位**

(1) 患者术前乳腺彩超提示:右乳单发肿物,BI-RADS 评级 4A 级;左侧乳房多发肿物,

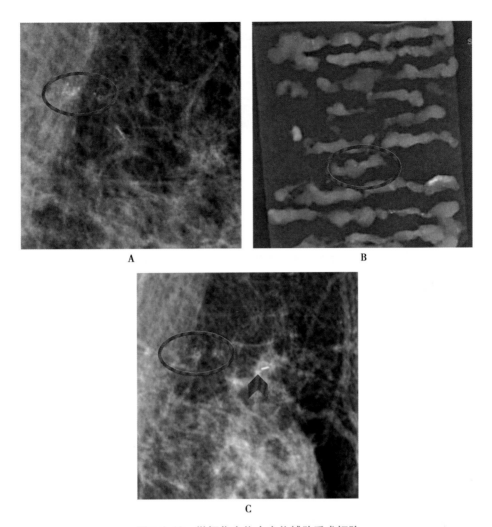

图 5-2-13 微钙化定位夹定位辅助手术切除
A. 术前钼靶片上见微钙化灶;B. 微创切除的乳腺组织的术中钼靶图;C. 微创术后钼靶片见定位夹标记的术腔

BI-RADS 评级 3 级,遂行双乳肿物真空辅助活检微创切除术。

(2)术后病理报告回示:右乳肿物:乳腺纤维腺瘤,合并导管内乳头状瘤,伴硬化;左乳肿物①②④:纤维囊性乳腺病,囊肿形成;左乳肿物③:纤维囊性乳腺病,囊肿形成,伴钙化及大汗腺化生,部分导管上皮乳头状增生,合并导管内乳头状癌。遂立即在该切除肿物残腔放置定位夹定位,并进一步行开放手术乳腺残腔扩大切除和前哨淋巴结活检术,前哨淋巴结活检,结果未见癌转移;术中钼靶可见残腔定位夹,证实目标残腔被切除,随后在扩大切除后的残腔取边缘组织送术中冷冻病理检查,残腔边缘组织部分导管上皮呈实性或筛状增生,组织可见异型,恶性待排。二次切取送检仍未达到阴性,遂改行乳房切除术(图 5-2-14)。

(3)需要注意的是,术后残腔放置定位夹的时机目前国内外文献没有明确的时间推荐,但是考虑到术后残腔周围的组织随时间的推移修复和机化,残腔在超声下的图像变得模糊和周围组织分辨不清,给残腔定位增加了难度。因此,建议微创术后,待病理结果回示后,若残腔需要放置定位夹,最好尽早放置,但本中心也有延期术后 1 个月放置成功的案例。

检查部位：乳腺+腋下　　　　　　　　　　仪器：　西门子HELX S1000

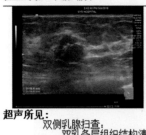 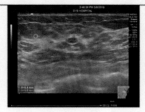 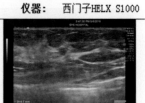

超声所见：

　　双侧乳腺扫查：

　　双乳各层组织结构清晰，腺体组织呈均质纤维腺体型背景回声。双乳导管未见明显扩张，右乳上方可见一低回声肿物（距乳头2.2cm距皮肤0.9cm；大小约1.6cm×1.5cm×1.5cm），分叶状，长轴平行于皮肤，边缘欠规整，内部回声尚均匀，内可见多发粗大强回声钙化，后方回声无明显变化，CDFI：肿物内外未见明确血流信号。

　　左乳外上可见多发低弱回声结节，边缘欠清晰，形态尚规则，未见明显血流信号，大小：0.5cm×0.5cm和0.5cm×0.4cm。

　　双腋下扫查：

　　左腋下淋巴结，皮髓质分界清。

超声提示：

　　右乳肿物--性质待查，考虑良性可能性大，不除外退化性纤维腺瘤可能（BI-RADS:4A）；

　　左乳结节--考虑良性（BI-RADS:3）；

　　左腋下淋巴结。

左1: 0.5*0.4
右1: 1.6*1.5
左2: 0.5*0.4
左3: 0.5*0.5
左4: 0.5*0.5

单位：cm

A

标本名称：　　　　　　　　　　　　　临床诊断：乳腺肿物

肉眼所见：　左①：黄白色碎组织，共2cm×1.5cm×0.5cm。
　　　　　　左②：黄白色碎组织，共直径1.5cm。
　　　　　　左③：黄白色碎组织，共直径1.8cm。
　　　　　　左④：黄白色碎组织，共直径1.4cm。
　　　　　　右①：黄白色碎组织，共直径2.5cm。

病理诊断：　冰冻后组织石蜡切片结果：

　　（左1）纤维囊性乳腺病，囊肿形成，伴乳头状大汗腺化生及普通型导管增生，并见钙化及结节性腺病。

　　（左2）纤维囊性乳腺病，囊肿形成，合并纤维腺瘤、导管内乳头状瘤和结节性腺病，伴普通型导管增生及中度不典型增生，并见钙化。免疫组化：CK5/6部分（+）。

　　（左3）纤维囊性乳腺病，囊肿形成，伴钙化及大汉腺化生，部分导管上皮乳头状生并导管内乳头状瘤。免疫组化：CD10部分（+）、P63部分（+）、Calponin部分（+）、ER约95%（+）、PR约60%（+）、Ki67热点区约8%（+）、CK5/6（−）。

　　（左4）纤维囊性乳腺病，囊肿形成，伴钙化及柱状细胞增生，并见导管内乳头状瘤。

　　（右1）乳腺纤维腺瘤，合并导管内乳头状瘤，伴硬化，免疫组化，P63（+）、CK5/6部分（+）、CD10（+）。

报告医生　　复诊医生　　报告日期：2018-05-16

 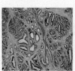 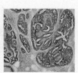 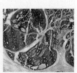

B

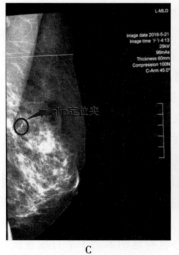

C

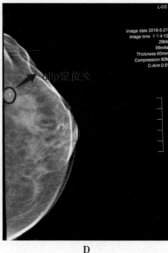

D

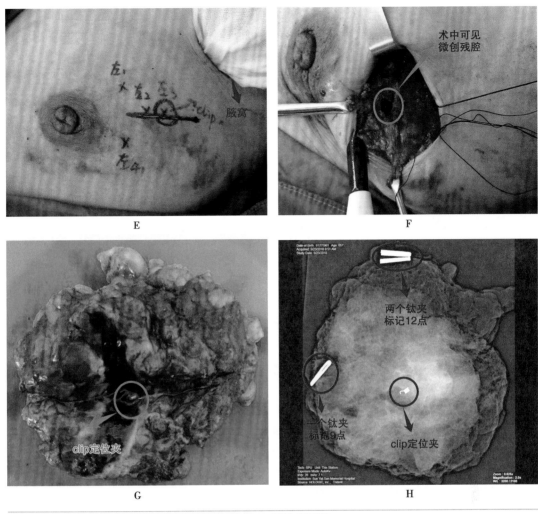

标本名称：　　　　　　　　　　　　　　　　　　　临床诊断：乳房恶性肿瘤

肉眼所见：　　1、（左）带皮肤、乳头的乳腺组织一块，17cm×13.5cm×4cm，皮肤面积9.5cm×6cm，乳头直径1.3cm，乳腺组织局部已切开，可见一残腔，5.5cm×5cm×3.5cm，残腔周围组织切面灰黄色、实性、质中。
　　　　　　　2、（左）灰白灰黄色局部已切开组织一块，6cm×5.5cm×3.5cm，边缘可见两处钛夹标记，切开处可见缝线标记，切面暗红色，缝线处切面灰白灰红色、实性、质中，局部可见一灰白色结节，直径0.8cm。
　　　　　　　3、（左）结节一枚，最大径0.6cm。

病理诊断：　　标本②（左乳残腔）乳腺多发性导管内乳头状瘤，伴钙化及出血，部分导管上皮中度不典型增生，并见纤维肉芽组织增生，炎症细胞浸润，免疫组化：P63（+）、Calponin（+）、CD10（+）、CK5/6部分（+）。
　　　　　　　①（左）乳腺多发性导管内乳头状瘤，伴钙化，部分导管上皮中度不典型增生，其余乳腺组织纤维肉芽组织增生，伴炎症细胞浸润，皮肤切缘、乳头及底切缘均未见癌，免疫组化：CK5/6部分（+）。
　　　　　　　③（左腋窝）淋巴结（0/1）未见癌转移。

报告医生　　　复诊医生　　　报告日期：2018-06-01

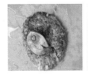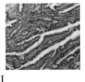

图 5-2-14　微创术后残腔定位夹定位辅助手术切除

A.患者初诊时双彩超报告；B.患者行双乳肿物真空辅助活检微创切除术后病理报告；C.定位夹定位残腔后的术前 MLO 位钼靶片；D.定位夹定位残腔后的术前 CC 位钼靶片；E.术前超声辅助下的体表定位；F.术中可见目标残腔及定位夹；G.乳腺残腔切除术后切除乳腺组织可见定位夹；H.术中钼靶可见标记残腔的定位夹；I.左乳全切术后病理报告

（四） 其他金属标记物普通金属钛夹手术中的应用

如前所述,各种金属标记物在外手术中得到广泛应用,包括普通金属钛夹、Hem-o-lok 结扎夹、结扎夹。其中普通金属钛夹和结扎夹同样可以应用到传统的乳腺手术中,发挥相应的作用:保乳术中肿物边缘标记定位,以便于术中钼靶评估切缘是否足够;保乳术中术腔定位,便于术后放疗瘤床定位等。《中国抗癌协会乳腺癌诊治指南与规范(2019 年版)》[11] 也明确提出:保乳手术过程中,乳房手术残腔止血、清洗后,推荐放置 4~6 枚惰性金属夹(如钛夹)作为放疗瘤床加量照射时的定位标记(术前告知患者),以便于术后影像随访,金属标记应放置在原发灶周围的腺体组织表面。目前,在本中心乳腺手术中,最常用的为普通金属钛夹和结扎夹,详细描述见第四章第二、三节。

1. 用于保乳术中肿物边缘定位

（1） 切除标本的切缘和方向定位:保乳术中,标本完全离体前需使用金属夹标明方位,用中弯夹取中大号的普通金属钛夹一个,在标本的 12 点钟方向(靠近患者头侧方向)的边缘夹闭少许乳腺组织,重复上述操作,即标本的 12 点钟方向位置的组织边缘有两个金属钛夹,使用同样的操作方法在标本的 9 点钟方向位置的组织边缘放置一个金属钛夹。放置妥善后,将标本离体送术中钼靶检查(图 5-2-15);以上金属夹也可使用结扎夹,操作相同(详见第四章第三节)。

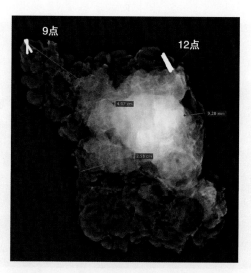

图 5-2-15 普通金属钛夹用于保乳术中肿物边缘定位

（2） 判断病灶影像学边缘:根据术中钼靶结果,评估切取的乳腺病灶的影像学边缘,通常认为需连同病灶及其外缘≥1cm 处完整切除,若某个方位的乳腺标本切缘不足够,则根据金属夹标记的标本的 12 点钟及 9 点钟方向位置,判断需要补切的边缘大致的位置,在术区残腔中相应方向位置进行切缘补切,获得的补切标本放置在原始乳腺肿物标本的相应位置,一起重新送术中钼靶检查,直至获得足够的影像学阴性边缘。

2. 其他金属夹用于保乳术中残腔定位

（1） 在确保足够的阴性影像学边缘后,若剩余乳腺组织满足保乳条件则进行下一步残腔边缘的切取活检和定位。

（2） "腔周边缘评估法":按照前述方法对病灶切除后的残腔进行边缘切取,用丝线标记切取边缘部位的残腔,用普通金属钛夹或结扎夹标记离体肿物方向(详见本章第二节"乳腺组织标记定位夹在新辅助治疗过程前后的应用")。

（3） 判断肿物病理学边缘:根据术中冰冻边缘的病理结果,选择关闭残腔、进行再切或者转行其他术式。

（4） 若保乳成功,关闭残腔前,使用金属夹对术腔进行标记定位。以残腔的 12 点钟位置的丝线为起始标记位点,将固定好的丝线的两线端牵开,使用中弯夹取中大号的普通金属钛夹或结扎夹一个,从两段丝线之间夹闭该丝线打结的位点处的乳腺组织,用剩余丝线通过外科结固定金属夹。若考虑到后续有二次手术或残腔再切的可能,为了识别具体的切缘位置,可以在 12 点处放置双金属夹,方法同前。之后,同样方法继续顺时针标记剩余的残腔边缘,如图 5-2-16。

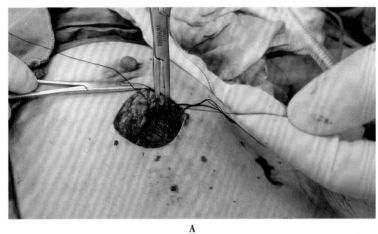

A

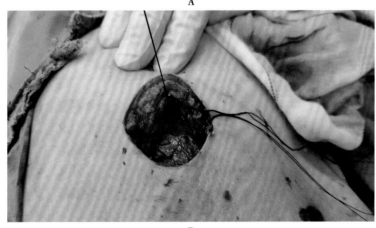

B

图 5-2-16　结扎夹用于保乳术中残腔定位
A. 中弯钳取结扎夹在两段丝线之间夹闭丝线打结位点处的组织;B. 放置结扎夹后用剩余丝线通过外科结固定结扎夹

（5）残腔内金属夹标记完毕,根据需要再进行腺瓣转移腺体重建,关闭残腔。

3. 其他金属夹在术后的应用

（1）辅助二次手术定位:术中冰冻病理活检具有良好的敏感性和特异性,使用术中冰冻切片诊断能将 30%~40% 的二次手术率降至 10% 左右[19,20],但仍有术后病理结果与术中病理冰冻活检结果不符的可能。若术中冰冻病理活检结果提示某序号的边缘标本未见癌或无法明确诊断,术后病理结果提示切缘阳性,患者需要继续手术切除至切缘阴性或行全乳房切除。

若患者同意行二次保乳手术,则按原来术区瘢痕切开,找到第一次手术术腔,找到第一次手术标记的 12 点钟方向位点的金属夹（双金属夹）,根据 12 点钟方向位点的金属夹,分别辨认其余金属夹标记的乳腺腔周边缘组织的序号。根据第一次手术术后病理结果,扩大切除某一边缘组织,取该处剩余边缘组织送检,根据术中冰冻病理结果决定下一步手术方案。

（2）辅助放疗的瘤床定位:放射治疗是乳腺癌的局部治疗方式之一,也是保乳手术的远期生存得以与改良根治术相媲美的重要原因之一。50Gy 全乳放疗(whole breast irradiation, WBI)可以有效杀灭原发病灶附近的亚临床病灶,有效控制乳腺癌的局部复发率。随着放疗的发展,大量临床研究发现 WBI+瘤床加量(Boost)可进一步降低患者保乳术后局部复发率, EORCT 的 10 年随访结果显示,与单行 WBI 组相比,WBI+瘤床加量组患者的 10 年局部无复发率显著降低(10.2%和 6.2%,$p<0.0001$)[21]。

　　精确定位瘤床的范围是瘤床加量的重点和难点。目前,且国内外尚无统一的标准。英国外科指南[22]推荐术中采用不透明标记物标记术腔、术后三维成像技术联合来共同勾画瘤床靶区;而我国 2019 版中国抗癌协会乳腺癌诊治指南与规范[11]则认为保乳手术过程中,关于乳房手术残腔止血、清洗,推荐放置 4~6 枚惰性金属夹(如钛夹)作为放疗瘤床加量照射时的定位标记。尽管如此,现实工作中部分医生对瘤床标记的重要性认识不足,标记不规范或不做瘤床标记,往往造成术后瘤床加量困难,放疗医师只能根据术前影像学资料或手术瘢痕确定瘤床靶区,但准确性较低且因手术本身(例如腺体重建、整形等)造成瘤床位移,不可避免地造成瘤床靶区的过大、过小,甚至偏移[23]。因此,外科医生在保乳术后于残腔放置钛夹可为瘤床加量提供了重要参考,提高放疗精度,减少不必要器官组织的照射。

第三节　放置组织标记后的随访

一、可疑乳腺病灶穿刺活检确诊良性放置定位夹

　　患者常规体检并进行乳腺彩超、乳腺钼靶检查后发现乳腺病灶,影像科医生均会给每一个病变做完整的评估和分类,常用的是 BI-RADS 分类法,当 BI-RADS 分级为 4 类或以上时,其恶性的可能性为 2%~94%,其中,BI-RADS 4A 类病灶恶性的可能性为 2%~10%,BI-RADS 4B 类病灶恶性的可能性为 11%~50%,BI-RADS 4C 类病灶恶性的可能性为 51%~94%,一般多采用创伤微小和无辐射的彩超引导下穿刺活检。因为乳腺组织穿刺活检术后,此处的乳腺组织通常会出现水肿、血肿等改变,容易掩盖目标病变,在医患充分沟通同意的情况下,可在乳腺肿物穿刺活检术后即刻放置定位夹明确定位病灶。常规使用超声引导下乳腺肿物穿刺活检后放置定位夹,该操作过程简单可靠,可准确指示穿刺部位,并且可直接观察到定位夹在病灶内的准确位置(详见第四章第一节)。当乳腺肿物穿刺活检结果为恶性,根据病情,患者行新辅助治疗或直接手术治疗等。若穿刺活检结果为良性或未见癌,而患者不愿做进一步侵入性的检测和操作,在某些情况下可根据定位夹标记的目标病灶位置定期进行随访,在随访过程中若出现变化,再进一步决定后续诊疗方案。

　　根据中国抗癌协会乳腺癌诊治指南与规范(2019 年版)[11],若患者乳腺相关影像学提示 BI-RADS 4A 类,对施行活检或细胞学检查为良性的结果可以比较信赖,可以常规随访或 6 个月后随访,此类病变包括一些可触及的、部分边缘清楚的实性肿块,如超声提示的纤维腺瘤、可扪及的复杂囊肿或可疑脓肿;若影像学提示 BI-RADS 4B 类,良性病理结果的决策取决于影像和病理对照的一致性,如果病理结果和影像学表现符合,且病理结果为具有排他性的典型良性病变,如纤维腺瘤、脂肪坏死及肉芽肿性病变等,则可进行观察;以上的情况都可进行乳腺组织标记定位夹标记定位辅助下的随访。如穿刺病理诊断结果为乳头状瘤、不典型增生等,由于存在病理低估和肿瘤异质性的可能,强烈推荐进一步完整切除;而患者又不愿意近期再次手术,可以施行乳腺组织标记定位夹标记定位辅助下的密切随访,一旦变化则

即时调整诊疗策略,若影像学提示 BI-RADS 4C 类,此类病理结果恶性的概率为 51%～94%,而穿刺病理结果为非恶性病变,需要与患者进一步协商制订个体化的诊疗策略。

对于符合上述情况的良性病灶,乳腺穿刺活检术后或同时放置定位夹,该定位夹标记该乳腺病灶,便于影像科医生与先前该位点的影像作准确比较,协助临床医生做决策,此外,还可将其与新发的乳腺病灶区分开来。随访一般根据实际情况,每 1 个月或每 3 个月或每 6 个月进行一次乳腺彩超复查,每年进行 1 次乳腺钼靶复查,根据复查结果,必要时进行其他的检查如乳腺 MR 或治疗。

二、乳腺原发恶性病灶穿刺活检后新辅助治疗前放置定位夹

若可疑乳腺病灶穿刺活检后病理结果提示恶性,那么根据病理类型及肿瘤分期,一部分患者直接接受手术治疗,放置于该处的定位夹有助于术中确定病灶位置;另一部分患者进行新辅助治疗,放置于该处的定位夹有助于疗效评估时辅助影像医生快速定位原发病灶、辅助术中确定原发病灶位置,如图 5-3-1 所示。

新辅助治疗过程中通过不同的影像检查来评估肿物的缩小程度,及时反映患者对治疗方案的敏感性。然而,新辅助治疗对乳腺外科医生、影像医生和病理医生提出了新的挑战,随着新辅助治疗方案的不断改进,临床反应率明显提高,乳腺科医生越来越多地面临肿瘤临床完全消退的情况,即无论是临床体检或影像学检查都很难辨认原发病灶的位置,此时治疗前放置的乳腺定位夹是定位原发病灶的最

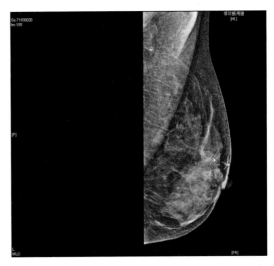

图 5-3-1　钼靶片显示定位夹标记左乳癌患者的原发乳腺病灶及转移淋巴结

重要的标志,基于此,对于可疑乳腺病灶穿刺活检的病理结果提示恶性而下一步治疗选择新辅助化疗的患者,该活检部位的乳腺组织处置入的定位夹在新辅助化疗过程中的乳腺彩超及乳腺 MR 复查时,有助于影像科医生快速找到病灶,并与先前的影像做对比,此外,当有新发病灶时,影像科医生也可以迅速与先前定位的病灶区分,协助临床医生及时做出诊断及调整治疗方案。本中心新辅助化疗患者影像学随访复查通常为每一疗程复查乳腺彩超一次,每两至三个疗程复查乳腺 MR 一次,术前必须常规复查乳腺 MR 及乳腺钼靶。对于因各种原因中途中止新辅助治疗提前手术的患者,新辅助治疗前置入穿刺病灶的定位夹也有助于辅助手术的术区定位和术后标本的精准病理取材(详见第四章第一节、第六章第二节)。

三、新辅助化疗前腋窝阳性淋巴结放置定位夹

乳腺癌的转移途径包括直接侵犯、区域淋巴结转移与血行转移。其中,同侧腋窝淋巴结为乳腺癌最常见的淋巴结转移部位[24]。当临床体查或乳腺彩超或乳腺 X 线摄影检查发现腋窝可疑/肿大的淋巴结,可在乳腺病灶穿刺活检的同时,在彩超引导下可疑/肿大淋巴结穿刺活检。根据《中国抗癌协会乳腺癌诊治指南与规范(2019 年版)》[11],若腋窝可疑/肿大淋

巴结穿刺活检结果提示阴性,无论直接手术或行新辅助治疗,手术时均可优先尝试腋窝前哨淋巴结活检术,根据术中冰冻病理结果决定下一步处理。当经腋窝可疑/肿大淋巴结穿刺活检证实阳性的乳腺癌患者选择新辅助化疗,需要在彩超引导下行腋窝目标淋巴结定位夹置入术。因为直接行患侧腋窝淋巴结清扫术,患者手臂淋巴结水肿、麻木、患肢活动限制、患肢疼痛发生率高[25],对患者的生活有较大的负面影响,而新辅助化疗能使治疗前腋窝淋巴结阳性的患者获得腋窝降期,增加免除腋窝淋巴结清扫的机会。对于初始腋窝淋巴结阳性,25%~30%的患者新辅助化疗后腋窝淋巴结临床阴性[26],许多指南[11,27,28]均推荐可对这部分患者先行前哨淋巴结活检术。满足以下条件的前哨淋巴结活检阴性患者,经与患者充分沟通后可以免除腋窝淋巴结清扫术:$cT_1 \sim T_3N_1$,双示踪剂显像,检出大于等于 3 枚前哨淋巴结,新辅助化疗前穿刺活检阳性的腋窝淋巴结放置标记夹并于术中检出。根据 ACOSOG Z1071、SENTINA、SN FNAC 临床试验结果,新辅助治疗后前哨淋巴结活检假阴性率为 8%~14.2%,但使用乳腺定位夹标记腋窝转移淋巴结则可降低 FNR 至 2%~6.8%[29-31]。ACOSOG Z1071 临床试验[29]结果表明,在 cN1 的新辅助化疗乳腺癌人群中,使用定位夹标记腋窝转移淋巴结且术中至少取 2 枚前哨淋巴结的情况下可使 FNR 降至 6.8%。MD Anderson 中心采用基于定位夹标记,联合碘-125 放射粒子的靶向腋淋巴结切除,进一步减少 FNR 至 2%[32]。

所以对于腋窝可疑/肿大淋巴结穿刺活检阳性,新辅助化疗前阳性淋巴结放置定位夹(图 5-3-1),新辅助化疗期间乳腺彩超及乳腺 MR 复查有助于影像科医生明确阳性淋巴结的位置,从大小、形状、性质等方面与先前的影像学资料做对比,也有助于区分新发的异常淋巴结。

四、乳腺癌保乳手术术中放置钛夹或结扎夹

对于乳腺癌行保乳手术的患者,中国抗癌协会乳腺癌诊治指南与规范(2019 年版)[11]推荐外科医师在保乳术中将术区残腔彻底止血、清洗,再放置 4~6 枚惰性金属夹(如普通金属钛夹、结扎夹等)作为放射治疗瘤床加量照射时的定位标记(术前需告知患者),以便于术后影像随访。乳腺癌保乳术术后在 CT 引导下扫描定位瘤床靶区,将所显示的金属夹的边界标记的瘤床范围为高危临床靶区,金属夹所标记的瘤床范围外扩 1.5~2.0cm 为瘤床临床靶区,瘤床临床靶区各边界外扩 0.5cm 为瘤床计划靶区。

对于乳腺癌保乳手术的患者,根据实际病情需要,术后行放射治疗等辅助治疗。通常情况下术后(或结束辅助化疗后)第 1~2 年每 3 个月 1 次,第 3~4 年每 4~6 个月 1 次,第 5 年开始每年 1~2 次。复查项目主要包括双侧乳房及双侧腋窝常规触诊体检、双侧乳腺及腋窝淋巴结彩超。乳房 X 线摄影检查建议 1 年复查一次。在缺乏相关临床症状或体征时,不建议常规进行骨扫描、CT 及 MR 等检查。乳腺癌患者保乳术术后常规乳腺彩超复查、乳腺 X 线摄影复查,均可在影像中见属夹显影(图 5-3-2)。金属夹所标记的位置为初发乳腺癌的位置,提示影像科医

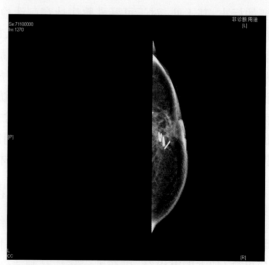

图 5-3-2　钼靶片显示保乳术后金属夹标记显影

生,此处的影像学异常可能为保乳术引起的改变,如血肿形成、腺体致密性轻微改变、营养不良性钙化等,使影像科医生得出影像学诊断时更谨慎。此外,如果该患者后期复查发现新的乳腺病灶,金属夹标记的位置还可以帮助区分出现乳腺病灶是否为初发乳腺癌在原来部位复发还是新发病灶,协助明确临床诊断。

五、钙化灶活检后放置定位夹或其他金属夹

术前影像学发现乳腺组织较广泛病变如钙化灶范围较广泛,但又无法判断良恶性,给予真空辅助活检或开放手术进行部分乳腺病灶(如部分密集钙化灶)切除,术中 X 线摄影检查提示乳腺钙化灶组织位于边缘,多次补切后仍存在钙化灶,而术中冰冻病理活检提示良性病变,与家属充分沟通后,术中使用金属夹标记术腔切缘。若术中、术后钙化灶组织标本及边缘组织标本均未提示恶性,则患者无需进行二次手术。但因为患者的乳腺钙化灶未来仍有恶变可能,所以术后仍需定期复查。由于置入的金属夹能很好显示原钙化区域,因此可用于目标病灶的长期随访。本中心一中年女性,因右乳钙化灶行开放手术活检,术中病理:(右乳头上方钙化)纤维囊性乳腺病,潴留囊肿形成,伴点状钙化,(右乳外上钙化)纤维囊性乳腺病,潴留囊肿形成,灶性导管上皮中-重度不典型增生;术后病理诊断为导管内原位癌。复查术中钼靶,切缘足够,患者不同意二次手术,建议放置定位夹密切随访,如图 5-3-3 所示。

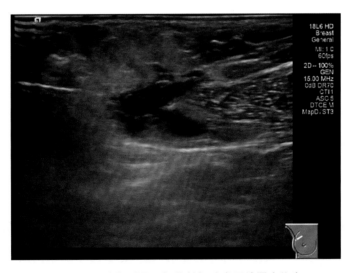

图 5-3-3　彩超引导下钙化灶切除术区放置定位夹

患者术后 1 周返院检查伤口恢复情况。因术后短期内术区水肿回声紊乱,对于乳腺细微病变的探查存在难度,且术后短期多次复查会造成患者的经济损失或增加患者暴露于过多射线的风险,所以一般建议该部分患者术后 3 个月返院复查乳腺彩超或乳腺 X 线摄影检查,探查钙化病灶是否完全切除或残留情况。部分患者钙化灶切除活检病理为良性,如术后 3 个月的影像复查无特殊,后期长期的复查根据该年龄阶段女性的筛查方案进行术后常规复查即可。40~45 岁女性每年 1 次乳腺 X 线检查,乳腺彩超检查。45~69 岁女性每 1~2 年 1 次乳腺 X 线检查,乳腺彩超检查。70 岁或以上的女性,每 2 年 1 次的乳腺 X 线检查。

六、乳腺多发病灶，穿刺活检放置不同形状的乳腺定位夹

乳腺超声检查发现一侧或双侧乳房有多发病灶时，建议在需进行穿刺活检的乳腺病灶内放置不同形状定位夹（图 5-3-4）。根据乳腺病灶内不同形状的定位夹，临床医生根据穿刺活检病理结果，准确评估不同病灶的严重程度和恶变可能性，确保恶性病灶能被完整切除，定位夹有助于制订精确的手术计划，同时避免良性病灶重复多次活检，并有助于良性病变长期的随访观察。具体来说，穿刺活检病理结果回报后，会出现以下几种情况，等待：①病理结果回报均为恶性病变，则根据多发肿物的大小、分布和在乳房的位置，进一步决定后续治疗方案。以上不同病灶的定位有利于区分术后标本的精准取材。②病理结果回报提示一个或两个以上肿物为恶性病变，其余肿物为良性病变，则优先根据活检结果为恶性的肿物的大小、位置，决定直接手术或新辅助化疗等。若直接手术治疗，良性肿物是否同时切除则根据良性肿物是否与恶性肿物相邻、分布在同一象限设计手术切口和手术范围。若良性肿物暂未同时切除，定位夹标记有助于良性肿物长期的随访观察。若行新辅助化疗，则追踪复查不同肿物的大小、形状、影像特征变化情况，术前根据复查的良恶性病灶变化情况，进一步决定是否进行处理，必要时对良性病灶再次进行穿刺和切除活检。

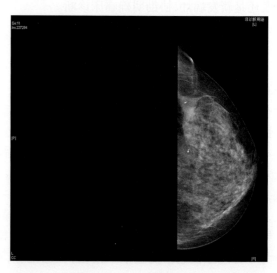

图 5-3-4　钼靶显示不同类型定位夹标记不同肿物

第四节　不同组织标记的联合应用

一、不可触及的乳腺病灶行体表标记联合乳腺金属定位导丝定位

随着乳腺超声和乳腺 X 线摄影的广泛应用，越来越多的临床未扪及乳腺病灶被发现。有文献报道[33]，不可触及的乳腺癌与可触及的乳腺癌的生物学特性具有很大差异，其中，不可触及的乳腺癌的肿瘤细胞的转移潜能、增殖活性及核异质性均低于可触及的乳腺癌，预后较好。因此，早期治疗临床不可触及的乳腺癌，可以明显改善这部分患者的预后。乳腺 X 线摄影是临床上发现不可触及乳腺肿物的重要检查方法，尤其对砂粒样钙化病灶的发现具有独特的优势。但对于病灶位置偏高、偏外及乳房较小的患者，乳腺 X 线摄影难以操作；对于致密型乳腺，乳腺 X 线摄影难以分辨病灶与乳腺；另外，对于妊娠期、哺乳期妇女，乳腺 X 线摄影作为有辐射的检查也不适合。相对乳腺 X 线，乳腺超声是一种无创、经济方便、无辐射、敏感性高的检查手段，其还可以检查乳腺 X 线摄影的盲区，因此，在乳腺病灶的早期发现、早期诊断方面，乳腺超声与乳腺 X 线摄影互为补充，取长补短，也是提高不可触及乳腺病灶检出率的重要综合检查手段。发现不可触及病灶后，可根据实际情况手术前在乳腺超声和/或

乳腺 X 线摄影引导下将乳腺金属定位导丝置入不可触及乳腺病灶中。有文献报道[34]，乳腺金属定位导丝引导定位下的乳腺病变区段切除，标本边缘阴性率为 71%～87%。乳腺金属定位导丝置入不可触及的乳腺病灶后，复查乳腺 X 线摄影检查，并根据钼靶片 MLO 位与 CC 位时，测量肿物在体表的投影与乳头的相对径线，如图 5-4-1 所示。用标记笔在患者乳房体表画出不可触及肿物的体表投影，如图 5-4-2 所示。

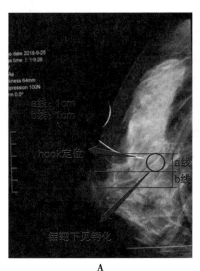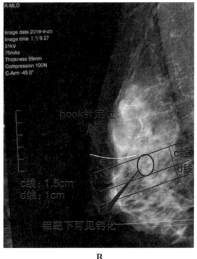

图 5-4-1　钼靶片显示的定位导丝标记不可触及肿物
A. CC 位；B. MLO 位

　　根据不可触及病灶在体表的定位，术中选择适合的切口，并沿着乳腺金属定位导丝指引的方向切除相应的乳腺组织，并送术中钼靶检查，根据术中钼靶摄影结果，判断边缘是否足够，不足够则在相应位置进行扩切，再次送术中钼靶检查，如图 5-4-3 所示。

　　由于乳腺金属定位导丝置入后，部分导丝裸露在皮肤表面，患者舒适度较差，并且乳腺金属定位导丝有移位的风险，所以通常在手术当日或术前一天行不可触及病灶乳腺金属定位导丝置入。因此，根据手术安排时间的不同，乳腺金

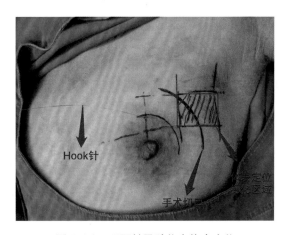

图 5-4-2　不可触及肿物在体表定位

属定位导丝可能会在患者乳腺内停留数小时至 1 天。为了避免乳腺金属定位导丝的移位，影像科医生会采用纱块包裹并固定裸露在皮肤表面的导丝，同时建议患者尽量减少同侧手臂的运动，尽量避免被人群挤压等。为了避免乳腺金属定位导丝移位导致术中无法准确切除不可触及肿物病灶，术前根据钼靶片子在患者体表进行定位，可以双重保障。手术医生根据体表定位与术中乳腺金属定位导丝引导的方向，可大致判断乳腺金属定位导丝定位的准确性、可信度。避免术中切除患者过多的正常乳腺组织。

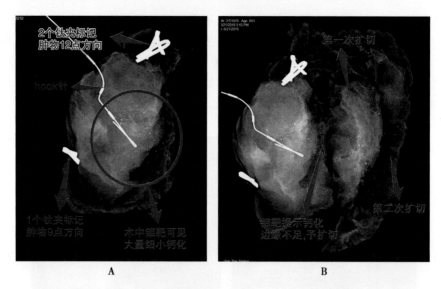

图 5-4-3 不可触及肿物与定位导丝术中钼靶检查影像

二、新辅助治疗的肿物术前行体表定位联合定位夹定位

新辅助治疗的目的之一就是缩小乳腺肿物,提高保乳成功率。新辅助治疗前肿物置入定位夹,有助于新辅助治疗期间随访肿物的变化情况,为治疗后的手术范围提供最原始的原发灶依据。新辅助治疗后,治疗明显有效的患者的乳腺肿瘤可明显缩小,有的呈向心性退缩,有的呈非向心性退缩甚至筛状退缩,其病灶的分布范围与新辅助治疗前有较大不同。有相关研究[35]发现乳腺癌新辅助化疗后部分肿块呈灶性退缩,可能仍有肿瘤病灶残留于退缩的组织中。《中国乳腺癌新辅助治疗专家共识(2019 年版)》[28]指出,当前临床实践的重点是明确保乳手术切除的范围以及安全切缘的界定,71%的专家认为无论新辅助治疗前患者是否临床上认为可行保乳术,在具备完善的影像学评估的基础上,只要新辅助治疗后临床提示可保乳,在保证切缘充足且阴性的情况下,保乳手术切除的范围可以根据治疗后病灶的大小来确定。对于新辅助治疗后保乳标本切缘的界定,推荐将切缘无肿瘤区域 2mm以上定义为病理切缘阴性,这部分患者相较于无肿瘤区域 2mm 以下的患者 5 年局灶复发率更低[36]。新辅助治疗后根据患者的实际情况选择尝试保乳术的患者,术前还应进行体表定位。本中心,术前均在影像(多为彩超)引导下用记号笔用"×"体表标记定位夹的皮肤位置,用"○"标记乳腺残留病灶的位置。确保完整切除新辅助治疗后的病灶,如图 5-4-4 所示。

根据体表标记定位的乳腺病灶,手术医生设计手术切口,将切除的乳腺组织送术中钼靶检查,根据术中钼靶检查情况判断边缘是否足够,不足够则在相应位置进行扩切,再次送术中钼靶检查,如图 5-4-5 所示。再取残腔边缘送术中冰冻病理检查。

三、真空辅助微创旋切术后病灶行体表标记联合定位夹定位

临床上部分患者进行真空辅助微创旋切术后证实为恶性肿物,需再次进行开放手术。这部分患者的乳腺病灶在进行微创切除活检术时已大部分被切除,进行开放手术治疗的目的是明确乳腺恶性肿物是否被完全切除,确定边缘无癌残留。但是此时临床上已难以

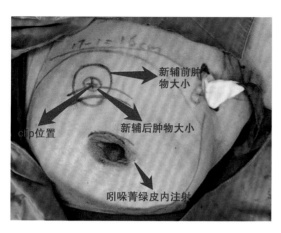

图 5-4-4　新辅助化疗后术前乳腺肿物及定位夹体表定位

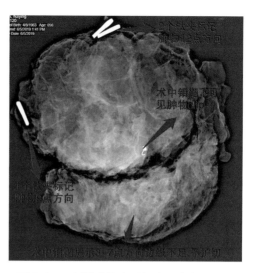

图 5-4-5　新辅助化疗后保乳手术术中钼靶判断乳腺肿瘤边缘切取情况

直接触诊判断原发病灶的位置,对于这部分患者,可以在开放手术术前进行乳腺定位夹置入术,将定位夹置入并固定于术后残腔边缘乳腺组织上,避免直接置入术区空腔,以免乳腺组织定位夹随血肿或积液发生移动,或在术中时直接被吸引器吸走,导致出现术中找不到定位夹的情况。同时,术前要在彩超引导下用标记笔标记出微创术的术区残腔体表范围,辅助开放手术切除范围定位,如图 5-4-6 所示。根据体表定位的微创残腔,设计开放手术的切口,切除包含完整残腔,残腔内血肿以及残腔边缘组织后,送术中钼靶检查,确认乳腺组织标记定位夹存在保证切中残腔,根据术中钼靶检查情况判断残腔边缘是否切除足够,不足够则在相应位置进行扩切,再次送术中钼靶检查,如图 5-4-7 所示。再切取残腔边缘送术中冰冻病理检查。

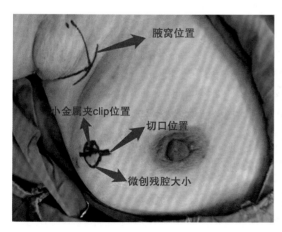

图 5-4-6　微创术后体表定位微创残腔及定位夹位置

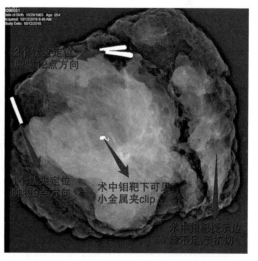

图 5-4-7　微创术后保乳手术术中钼靶判断乳腺肿瘤边缘切取情况

四、多灶性、多中心乳腺癌行体表标记联合定位夹定位

多灶性乳腺癌是指在同一象限内有 2 个及以上浸润性肿瘤病灶；如果 2 个或 2 个以上象限存在 1 个及以上的病灶，或病理学类型和分子分型完全不一样的 2 个乳腺病灶则称为多中心乳腺癌。根据中国抗癌协会乳腺癌诊治指南与规范（2019 年版）[11]，临床 I 期、II 期的早期乳腺癌患者中，多灶性乳腺癌也可以进行保乳手术。多中心乳腺癌可否保乳没有统一的规定。根据保乳的适应证，即边缘阴性且美容效果好，排除保乳的绝对禁忌证，多中心乳腺癌也可以尝试乳腺癌保乳术。对于多灶性乳腺癌和多中心乳腺癌的保乳切口设计，《乳腺癌保乳治疗》[18]一书指出：①当两个病灶位置较为接近时，一次象限切除手术或区段切除手术（单一切开）即可完成手术；②当两个病灶位置均接近象限中心交点时，则进行中央区切除，可选择保留或不保留乳头乳晕；③当两个病灶位置相距较远时，则需针对每个病灶进行一次广泛肿物切除手术，即需要两个切口才可以完成手术。多灶性乳腺癌及多中心乳腺癌患者，术前应在彩超引导下进行原发灶和卫星灶体表定位，并置入不同形状的定位夹标记。体表定位有助于设计手术切口，手术时应同时将原发灶和卫星灶切除，并送术中钼靶检查，确定定位夹标记的病灶全部切除。

五、二次手术术区行体表定位联合钛夹定位

国内外文献报道乳腺手术术中冰冻病理诊断的准确率在 90% 以上[18]。但当乳腺癌保乳手术术中冰冻病理活检结果提示某边缘标本未见癌或无法明确诊断，而术后病理结果提示切缘阳性，患者需要接受二次手术将该处切缘补切至切缘阴性或进行全乳房切除术[37]。再次手术前需要与患者及其家属充分沟通，决定二次手术方式。在本中心，若二次手术仍选择进行乳腺癌保乳术（这往往多见于个别切缘阳性的情况），术前应在彩超下进行体表定位术区残腔，按原来术区瘢痕切开，在体表定位辅助下找到第一次手术术腔，找到第一次手术标记的十二点钟方向位点的金属夹，根据十二点钟方向位点的双金属夹定位，分别辨认其余金属夹标记的乳腺腔周边缘组织的序号。根据第一次手术术后病理结果，扩大切除某一边缘组织，取该处剩余边缘组织送检，根据术中冰冻病理活检结果决定下一步手术方案。术前通过钼靶甚至胸片准备定位金属夹的个数和位置是关键。

乳腺钙化灶切除活检术术中使用普通金属钛夹标记切缘通常情况是该患者的乳腺组织钙化灶广泛存在，术中钼靶检查提示乳腺钙化灶组织边缘多次补切后仍存在钙化灶，而术中冷冻病理活检提示良性病变。若术后病理活检结果提示切除乳腺钙化灶组织为恶性病变，其乳腺边缘组织标本术后病理结果均提示未见癌、轻度不典型增生或中度不典型增生，相当于成功行乳腺癌保乳手术，需与患者及其家属充分告知病情并建议其行术后放射治疗治疗。但若术后病理活检结果提示切除乳腺钙化灶组织为恶性病变，其乳腺边缘组织标本术后病理结果提示某一边缘为重度不典型增生、原位癌或浸润癌，相当于不成功的乳腺癌保乳手术，需与患者及其家属充分告知病情并建议其二次手术治疗。该患者的乳腺钙化灶广泛存在乳腺组织中，一般建议患者二次手术行全乳房切除术。若患者及其家属强烈要求尝试乳腺癌保乳术，也可以进行尝试。若二次手术为乳腺癌保乳术，与上述乳腺癌保乳术二次手术一致，二次手术前需在彩超下进行体表定位术区残腔，手术时按原来术区瘢痕切开，寻找第一次手术置放的全部钛夹，根据普通金属钛夹标记位点定位原切除乳腺钙化灶组织术腔，沿着该术腔腔周边缘扩大切除一圈乳腺组织，送术中钼靶检查，按照乳腺癌保乳手术获取 6 个

以上的乳腺边缘组织标本,送术中冰冻病理活检。根据术中冰冻病理活检结果决定下一步手术方案。

六、乳头溢液病灶行体表标记、定位夹联合乳管探针定位

伴有乳头溢液症状的乳腺疾病占 5%～10%[38]。乳头溢液可因乳腺导管本身的病变引起,也可因全身其他疾病引起。乳头溢液分为生理性溢液和病理性溢液,病理性溢液中又分为良性溢液和恶性溢液。生理性溢液一般无需进行特殊处理,病理性溢液通常需要外科干预。病理性溢液中的肿瘤性溢液通常与乳腺导管内病变相关,如乳腺导管内乳头状瘤或乳腺导管内乳头状癌等。当溢液合并乳腺肿块时,可以借助乳腺 X 线摄影、乳腺彩超检查辅助诊断,但有相当一部分乳头溢液的患者乳腺未能扪及肿块,这部分患者可以使用乳管镜检查,通过观察溢液乳管的上皮及管腔内情况或直接取病理活检,进一步明确乳头溢液的病因。马榕等[39]总结了并指出乳头溢液的手术指征可以遵循以下原则:①单个或多个导管的非乳汁样乳头溢液(浆液性、血性),应选择手术治疗,手术本身也是确定诊断的方法;②单个导管开口或双侧多个导管开口的乳汁样乳头溢液,常由于内分泌疾病或导管扩张引起,多不需手术治疗,但如果溢液涂片细胞学检查见瘤细胞,或溢液中肿瘤标记物检测明显升高[40],或乳管镜检查见导管内占位性病变,均应手术治疗;③乳头溢液合并可扪及的乳腺肿块者,应选择手术治疗。如诊断为单发的乳腺导管内乳头状瘤,则进行病变导管所在处的乳腺区段切除;如诊断为单象限的多发的乳腺导管内乳头状瘤,可采用象限切除术;如诊断多象限的多发的乳腺导管内乳头状瘤,因病变累及多个乳腺导管系统,有的甚至散布整个乳腺,需进行皮下全乳腺切除术;如考虑诊断为乳腺导管内乳头状癌,即一种原位癌,则需按乳腺癌手术治疗处理;但如果考虑乳腺导管内乳头状癌伴微浸润癌或浸润癌成分,则手术后局部复发和转移的发生率增加,按照浸润性癌原则进行处理[41]。

上述情况的处理难点是如何准确地定位病灶,由于乳腺导管内乳头状瘤的瘤体通常较小,临床上乳腺查体难以扪及病灶,可视为一种特殊的不可触及病灶。单发的乳腺导管内乳头状瘤进行乳腺区段切除的关键是同时将病变的乳腺导管系统彻底切除,因此准确定位病变的乳管也是外科手术成功的关键之一。为了同时解决上述的两个问题,达到外科精准定位切除的目的,本中心可在术前彩超下将病灶用标记笔在体表定位,必要时可置入乳腺组织定位夹标记 NPBL 并进行体表标记。手术开始时,用拇指与示指自腺体边缘向乳头乳晕方向轻轻挤压,仔细寻找乳头溢液的导管的开口和方向。若看见乳头溢液,再将乳管探针从溢液的导管开口插入乳管内,进一步定位溢液导管方向,如图 5-4-8。

根据体表定位的病灶与乳管探针的方向,设计手术切口,并沿乳管探针的方向,切取可疑病变的乳腺组织。若术前在可疑病变的乳管内肿物置入乳腺定位夹(乳腺组织标记定位夹),则术中送钼靶检查,明确定位夹与可疑病变已被完整切除,再送术中冰冻病理检查,如图 5-4-9。若术前未在可疑病变的乳管内肿物置入定位夹,则切除部分乳腺组织后,直接送术中冰冻病理检查。切记切除标本的处理需要将扩张病变的乳管和乳管内肿物分别标识清楚,以方便病理科医师精准取材。另请注意乳腺组织标记定位夹标记的 NPBL 有可能是与扩张乳管完全独立的病灶,因此更需要分别标记。根据术中冰冻病理结果,若为良性病灶,则直接关闭术腔,若为恶性病灶,需按恶性手术方案处理。值得注意的是,由于乳腺导管内乳头状病变的良恶性通常需要石蜡病理并借助免疫组织化学染色进行鉴别,术前应充分告知患者及其家属术中冰冻病理活检的局限性和二次手术的可能性。

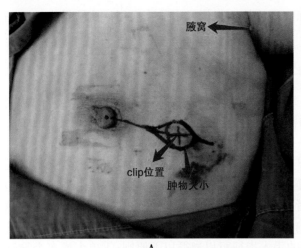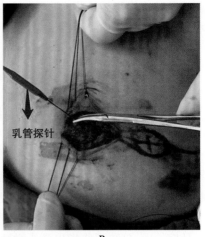

图 5-4-8 乳头溢液患者体表定位联合乳管探针定位单个病变乳管

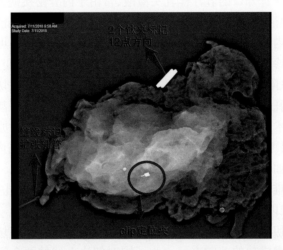

图 5-4-9 乳头溢液患者术前定位夹标记病灶,术中钼靶显影

第五节 组织标记辅助乳腺外科精准手术系列案例分享

一、案例1:肿瘤/乳房比例较大乳腺癌,定位夹联合定位下成功施行保乳手术

女,37岁,因"发现左乳无痛肿物10天"入院,起病过程中无乳房疼痛、乳头溢液等,无特殊处理。收入我院乳腺外科。

入院后检查结果如下:乳腺彩超(图5-5-1):左乳外上2点钟位触及肿物处可见一低回声肿物(距乳头1.5cm,大小约2.2cm×2.0cm×2.1cm),类圆形,长轴与皮肤平行,边缘欠规整,后方回声增强,肿块内部回声不均,可见不规则无回声区,似可见强回声钙化,CDFI:肿物内部及边缘可见点条状血流信号;BI-RADS:4B;左腋下组见多发淋巴结声像(可疑2个),较大者2.0cm×0.8cm,呈卵圆形及圆形,边缘规整,皮质增厚,皮髓质界欠清,淋巴结门受压移位,CDFI:未见明确血流信号。双侧乳腺钼靶检查见可疑肿物(图5-5-2)。左乳外上肿物及左腋窝淋巴结粗针穿刺活检,病理示:(左乳肿物)乳腺恶性肿瘤,细胞呈弥漫片状生长,细胞卵圆形或短梭形,符合浸润性癌诊断,待肿物完整切除鉴别浸润性导管癌(Ⅱ~Ⅲ级)及化生性癌(梭形细胞癌化生);淋巴组织未见癌。乳腺 MR 平扫加动态增强:左乳外上象限异常信号结节,大小约 32mm×29mm×24mm。结合动态增强曲线考虑乳腺癌,BI-RADS:6。*BRCA1/2* 基因突变检测:1-良性变异。

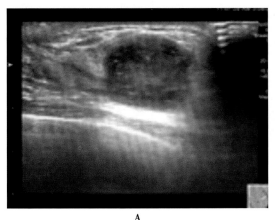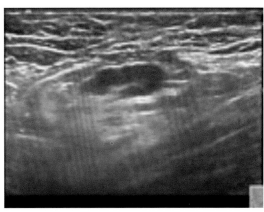

图 5-5-1　患者术前彩超
A. 左乳肿物;B. 左腋窝可疑淋巴结

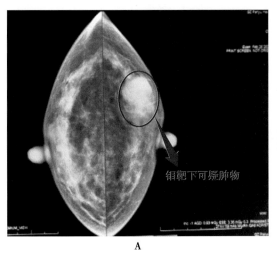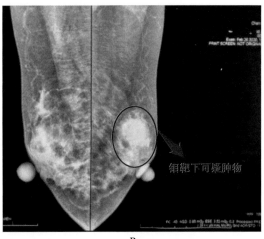

图 5-5-2　术前钼靶及可疑肿物
A. 双乳钼靶 CC 位;B. 双乳钼靶 MLO 位

　　综合临床病理资料信息:年轻女性,化生性癌可能,肿瘤/乳房比例偏大,拟行保乳备皮下全切假体植入(图 5-5-3),患者强烈保乳意愿,行超声引导下左乳外上肿物定位夹标记(定位夹置于左乳肿物中心,如图 5-5-4 所示)及肿瘤范围体表定位(图 5-5-5)。
　　排除手术禁忌后于全麻下行左乳癌保乳根治术。术中按体表定位及肿物大小设计乳晕旁联合乳晕外侧放射状切口(半Ω切口)(图 5-5-5),切开皮肤及皮下组织,游离切口两侧皮瓣,按肿物范围完整切除肿物及周围部分腺体,通过本书第四章第二节金属钛夹标记法分别标记标本 12 点及 9 点方向,术中标本钼靶拍照(图 5-5-6),可见肿物及定位夹,测量影像学

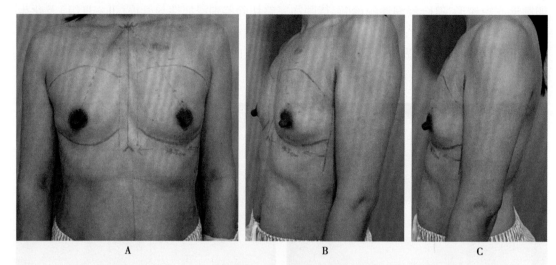

图 5-5-3 患者术前照片
A. 正位；B. 斜位；C. 侧位

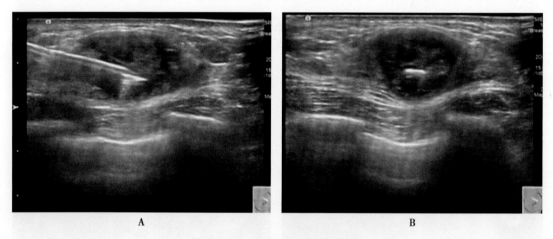

图 5-5-4 彩超引导下定位夹植入
A. 左乳肿物植入定位夹；B. 左乳肿物中心可见定位夹

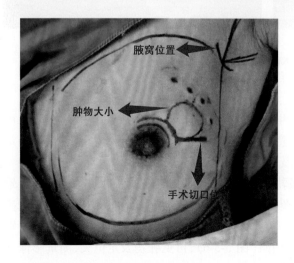

图 5-5-5 患者肿物体表定位及术前切口设计图

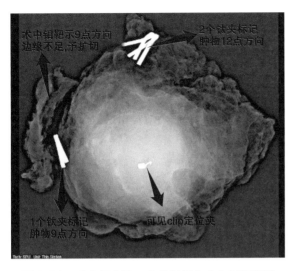

图 5-5-6　手术标本及二次扩切标本术中钼靶拍照
可见 12 点方向及 9 点方向定位钛夹、乳腺肿物及肿物中心定位夹

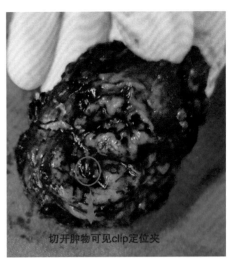

图 5-5-7　术中标本切开见乳腺肿物及定位夹

切缘,发现 9 点方向边缘不足,遂予以术腔相应切缘扩切,扩切后再次术中钼靶拍照确认切除范围足够,再按腔周边缘法从残腔 12 点开始顺时针方向取 6 块边缘乳腺组织,取材处缝线标记,6 块边缘组织依次分别标记后送术中冰冻病理检查,检查结果示:6 块(左乳边缘)乳腺组织未见癌。切开术中标本内肿物,可见定位夹位于肿物中心(图 5-5-7)。术后石蜡病理边缘阴性,术后两周患者复诊,术侧乳房外形自然,与乳头乳晕位置与对侧对称,形状满意(图 5-5-8)。

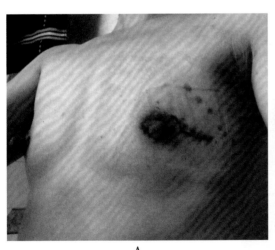
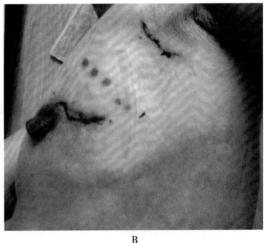

A

B

图 5-5-8　患者术后 2 周照片
A. 术后左斜位;B. 术后左侧位

　　经验分享:肿瘤/乳房比例较大的乳腺癌,借助定位夹精准定位切缘范围,腺体"不多切也不少切",增加保乳成功率,增加术中乳腺边缘组织一次性送检边缘阴性率,避免术中二次或多次送检,节省了手术时间,减少再次手术率。

二、案例2:乳头溢液合并不可触及可疑恶性乳腺病灶,定位夹联合定位下精准切除,成功施行保乳手术

患者,女,52岁,因"发现左乳溢液及左乳肿物1个月"就诊(患者术前照片图5-5-9)。收入我院乳腺外科。

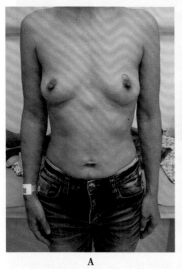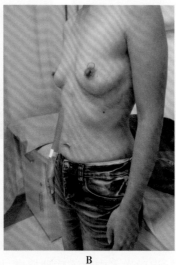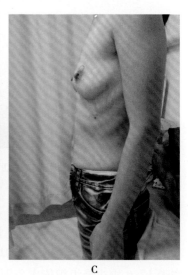

A   B   C

图5-5-9 患者术前照片
A. 正位;B. 斜位;C. 侧位

检查结果如下:乳腺彩超(图5-5-10):左乳外上12点至1点导管扩张内见低回声占位约1.2cm×0.7cm,BI-RADS:4A。乳腺钼靶(图5-5-11)检查可见双乳腺体较致密,左乳近乳头处腺体内散在钙化。

综合临床资料,中年女性,左侧乳头血性溢液,彩超及钼靶检查可见近乳头处肿物及钙化,但临床体检未触及明显肿物,挤压溢液乳孔位于9点方向,与B超发现导管内肿物方向不完全一致,考虑左乳溢液合并不可触及乳腺病变,结合乳腺钼靶及彩超检查考虑良性可能

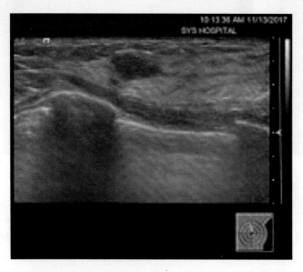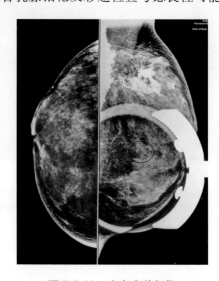

图5-5-10 患者术前乳腺彩超图,可见导管内肿瘤   图5-5-11 患者术前钼靶

性大,溢血导管及乳腺肿物需行开放手术切除,术前行超声引导下左乳外上肿物定位夹标记(定位夹置于左乳肿物中心)及肿物体表定位(图5-5-12)。

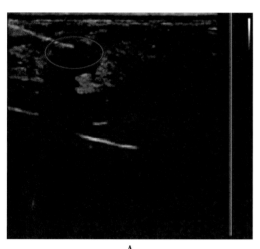
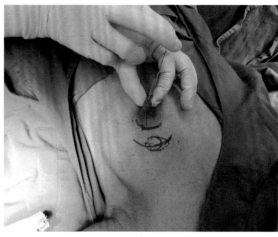

A   B

图5-5-12 术前定位
A.左乳肿物定位夹植入;B.术前乳管探针定位,肿物及病变乳管体表定位

完善术前检查后全麻下行左乳区段切除术,术中乳管探针定位(图5-5-12)并切除溢液乳管及定位夹处肿物(图5-5-13)。用钛夹标记切除标本中扩张乳管,标本行术中钼靶检查(图5-5-14),可见钛夹标记的扩张乳管、乳管内肿物及肿物中心定位夹,病灶周围少量散在钙化。标本送术中冰冻病理检查,结果示:左乳导管:导管扩张,局灶导管上皮轻度乳头状增生;左乳肿物:乳腺导管上皮呈实行巢团状不典型增生,周围间质纤维组织增生,未排除癌变,待石蜡及免疫组化染色确诊。因患者术中暂无恶性肿瘤证据,待术后病理再决定下一步治疗。为降低二次手术风险,术中取5枚残腔边缘组织组织送术后病理检查。术后病理示:(左)乳腺肿物0.8cm×0.6cm×0.6cm,复合乳腺浸润性癌,考虑为浸润性乳头状癌,未见明确

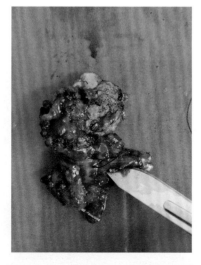
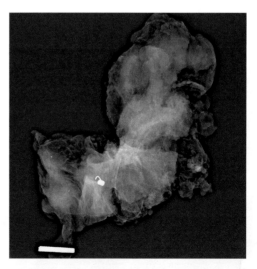

图5-5-13 术中切除溢液乳管及肿物   图5-5-14 术中钼靶可见肿物及定位夹、钙化及钛夹标记的扩张乳管

脉管癌栓,免疫组化 ER 约 95% 强(+),PR 约 95% 强(+),HER2(2+),Ki67 约 15%。左乳边缘组织未见癌。该病例考虑为乳头状瘤癌变,术中病理结果未确诊恶性,术后病理确诊为恶性,但边缘组织未见癌,成功一次完成保乳手术。

经验分享:本例病例展示了在乳头溢液合并可疑 NPBL 的情况下,无论是否为扩张乳管和 NPBL 为同一病灶,均可行超声引导下定位夹标记 NPBL,联合乳管探针定位溢液扩张乳管,同时定位病变乳管及 NPBL(包括乳管内肿物),实现较小手术创伤下精准切除病变乳管及 NPBL(包括乳管内肿物)。在单次手术中有较多目标肿物或病灶情况下,联合定位提高了手术精准度,减少了因探查造成的过多手术损伤。并且此病例术中在考虑肿物有恶性可能但未确诊癌时,用腔周边缘法取边缘组织送检,术后即使石蜡病理确诊肿物癌变,在边缘组织未见癌的情况下也不需再行二次手术,为术中未确诊的乳癌患者成功实施保乳手术,降低了二次手术风险。

三、案例 3:真空辅助下切除乳头乳晕处恶性病灶,术后残腔定位夹辅助下成功施行保乳手术

患者,女,31 岁,因"发现双乳肿物 1 个月"入我院乳腺科治疗。

辅助检查结果如下:乳腺彩超(图 5-5-15):右乳外侧回声紊乱区——右乳外侧可见一 1.6cm×2.0cm×1.1cm 回声紊乱区,边缘欠清晰,形态不规则,毛刺样,内可见多发强回声光点,边缘可见粗大血流信号,需鉴别硬化性腺病与恶性肿瘤(BI-RADS:4A);双乳其他肿物考虑良性可能;双乳囊肿;右腋下淋巴结性质待查。患者行双乳肿物微创活检术,切除右乳晕外上两枚肿物并送病理检查。术后病理示:(右 1)乳腺导管原位癌(高级别,粉刺型),伴多灶微小浸润,浸润灶最大径约 0.1mm。免疫组化 CK5/6、P63、CK 三染显示灶性肌上皮缺失。(右 2)乳腺浸润性导管癌(Ⅱ级),切片中最大病灶直径约 0.5cm,见一些脉管内癌栓,合并导管原位癌(高级别,粉刺型),(右 2)免疫组化:ER(-)、PR45%(+)、HER2(3+)、Ki67:65%(+)。

综合临床病理资料:右乳晕外上两枚相近肿物皆确诊为恶性,患者年轻,保乳意愿强烈,考虑行乳癌保乳根治术,因病灶靠近乳头乳晕切部分已切除,为方便术中定位,术前超声引导下行右乳晕外上残腔定位夹标记(图 5-5-16),因残腔内为血凝块,为固定定位夹以免移位,遂将定位夹置于右乳晕外上残腔边缘。

排除手术禁忌后全麻下行右乳残腔扩大切除术+右 SLNB,术中标本行钼靶检查,可见残腔及定位夹,残腔距离标本边缘影像学边缘满意(图 5-5-17)。沿顺时针取 7 块扩切后残腔

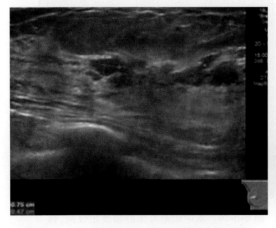
图 5-5-15　乳腺彩超,右乳外侧回声紊乱区

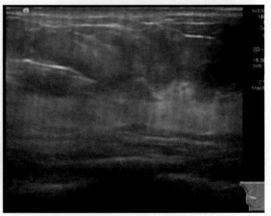
图 5-5-16　乳腺彩超引导下定位夹植入

边缘腺体组织,送术中冰冻病理示:标本①⑤(右乳边缘)乳腺导管原位癌(高级别,粉刺型)。其他 5 块边缘乳腺组织未见癌。3 枚(右腋窝)淋巴结未见癌转移。术中边缘组织①⑤取材处再次扩切后取边缘组织送检未见癌,边缘组织取材处金属钛夹标记残腔。切开术中标本见微创残腔及边缘定位夹(图 5-5-18)。因腺体缺损较明显,转移周围腺体瓣填充残腔修,因乳头移位明显,采用双环法将乳头乳晕复合体移至与对侧乳头乳晕大致对称位置(图 5-5-19)。该患者术后病理示:(右残腔)乳腺浸润性导管癌(Ⅱ级),范围约 0.7cm×0.6cm,合并导管原位癌(高级别,约占 90%),少数脉管内见癌栓。免疫组化:ER<1% 弱(+)、PR<

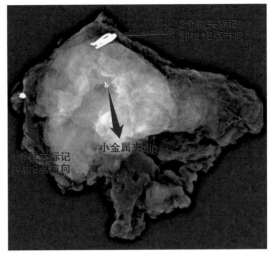

图 5-5-17　术中标本钼靶
可见微创术后残腔边缘定位夹,标本 9 点及
12 点方向金属钛夹

1% 弱(+)、HER2(3+)、Ki67 约 45%(+);冰冻后组织石蜡切片结果:标本①⑤(右乳边缘)乳腺导管原位癌(高级别,粉刺型)。余 5 块(右乳边缘)乳腺组织未见癌。(右腋窝)淋巴结(1/3)转移癌。标本(11)(12)(右乳边缘 1b、5b)乳腺组织未见癌。

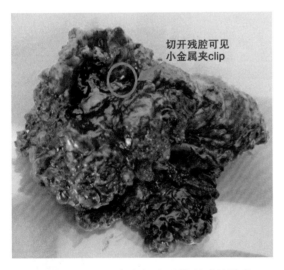

图 5-5-18　切开术中标本见微创残腔及边缘定位夹

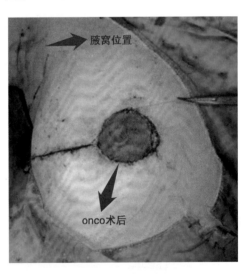

图 5-5-19　患侧乳房乳癌根治术及残腔修复术后即刻照相

　　经验分享:本案例中患者先行真空辅助下病灶切除活检术,术后病理示恶性,在微创术后影像下无明显病灶残留的情况下,通过微创术后残腔定位夹定位的方法成功为该患者施行保乳手术。即使位于乳头乳晕的病灶也可行保乳,术后通过乳头乳晕整形恢复外形。术中按照本书第四章第二节金属钛夹残腔标记法定位残腔边缘组织取材处,术中送检边缘组织有癌残留,则在相应方向扩切后再次取边缘组织送检。该患者术后 1 天及术后 4 个月余照片分别如图 5-5-20 及图 5-5-21 所示。患者对术后乳房外形满意。

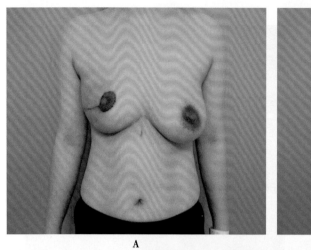
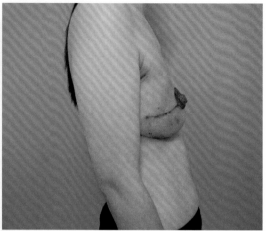

A　　　　　　　　　　　　　　　　B

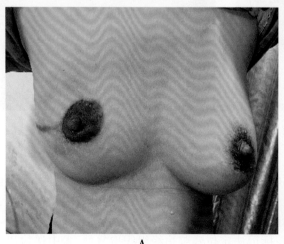

C

图 5-5-20　患者术后 1 天乳房外形
A. 正位；B. 侧位；C. 斜位

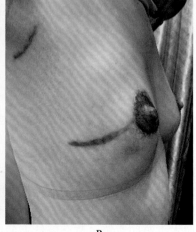

A　　　　　　　　　　　　　　　　B

图 5-5-21　患者术后 4 个月余乳房外形
A. 正位；B. 斜位

四、案例4：开放手术切除乳晕处恶性结节，术后残腔定位夹辅助下成功施行保乳手术

患者，女，43岁，左乳癌全切术后7年，腹壁下动脉穿支皮瓣重建术后1年，外院行右乳晕下肿物切除确诊右乳癌1个月（图5-5-22），瘢痕体质。

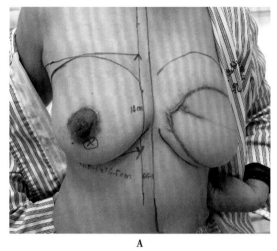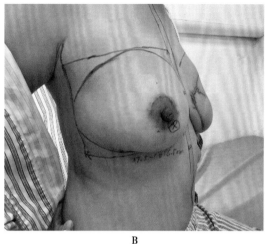

A	B

图 5-5-22 患者术前照相

A. 正位；B. 斜位

检查结果：我院会诊外院切除活检标本病理片，结果示：（右）乳腺导管原位癌（中等级别）切片中见2处病灶，最大直径分别为3mm及4mm，可见累及边缘，局部伴微小浸润，浸润灶最大直径约0.62mm，免疫组化：ER95%（+）、PR95%（+）、HER2（2+）、Ki67：20%（+）。乳腺彩超（图5-5-23）：①左乳原术区片状低回声改变（BI-RADS：2）；②双乳肿物，右乳考虑良性可能（BI-RADS：4A）；③双腋下未见明显异常淋巴结。进一步完善乳腺磁共振检查，结果示：右乳内下象限局部腺体结构紊乱，考虑术后改变（BI-RADS：2）；左乳呈再造术后改变；外上象限小片异常信号，拟良性病变（BI-RADS：2）；双腋下未见明显异常淋巴结。*BRCA*基因突变检测：1-良性变异。

综合临床病理资料，外院切除右乳肿物确诊恶性，完善乳腺彩超及磁共振检查：原术区未见肿物残留，其他乳腺肿物考虑良性可能。患者强烈要求右乳癌保乳手术。

排除手术禁忌后，术前予该患者超声引导下右乳术区定位夹标记（图5-5-23）及体表标记（图5-5-24），定位夹置于右乳术区中心同时行体表标记（图5-5-24）。术中根据体表标记设计环乳头乳

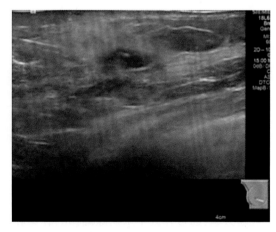

图 5-5-23 乳腺彩超：可见患者微创术后残腔及植入定位夹

晕切口(图 5-5-24),切开皮肤皮下,分离切口两侧皮瓣后完整切除术区残腔及周围部分正常腺体。标本行术中钼靶检查显示残腔及定位夹,因标本 6 点方向边缘不足,予以扩切(图 5-5-25)。因原肿物位置靠近乳头乳晕,取乳头乳晕后方腺体组织送检(图 5-5-26)。按腔周边缘法顺时针在残腔内取 5 块边缘乳腺组织送术中冰冻病理检查。术中病理检查结果:5 块腔周边缘组织未见癌。乳头乳晕后方组织未见癌。残腔周围腺瓣修补残腔内缺损,患者保乳成功。切开术中标本见肿物切除术后残腔及残腔边缘定位夹(图 5-5-27)。术后病理示:(右)乳腺残腔组织未见癌残留。

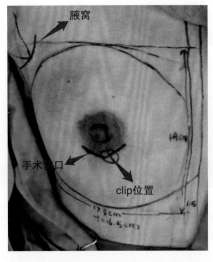

图 5-5-24 微创残腔及定位夹体表定位,术中切口设计

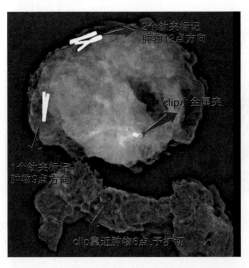

图 5-5-25 术中标本钼靶照片,可见残腔及定位夹

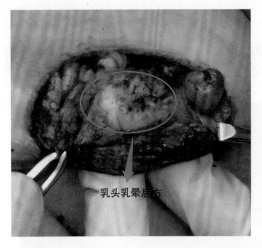

图 5-5-26 取乳头乳晕后方腺体组织送术中冰冻病理检查

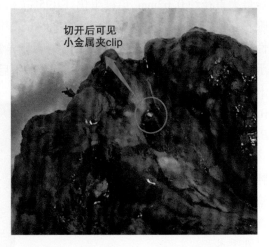

图 5-5-27 切开术中标本见肿物切除术后残腔及残腔边缘定位夹

经验分享:通过开放手术切除确诊的乳头乳晕处恶性病灶,可在术后残腔定位夹辅助定位下精准扩大切除残腔,成功施行保留乳头乳晕乳癌保乳手术,最大程度地保留了乳房正常外形。

五、案例5：多发肿物微创切除术后，部分病灶确诊恶性，术后残腔定位夹辅助定位下成功施行保乳手术

患者，女，22岁，因"发现双乳肿物半年，微创确诊右乳癌2天"入院手术。

检查结果：外院乳腺彩超：(左乳结节)11点至12点，大小约14mm×8mm×14mm；12点，大小约8mm×6mm×6mm；6点，大小约11.5mm×8.7mm×17mm；3点，大小约4.9mm×3.7mm×5.5mm；(右乳结节)9点至10点，大小约10mm×6.5mm×13mm；9点，大小约20mm×12.3mm×23mm；术前彩超定位，未分类。外院微创病理示：左乳肿物：(6点)乳腺纤维腺瘤，纤维腺瘤外腺体部分导管呈低级别导管原位癌；(9点)乳腺纤维腺瘤，纤维腺瘤外腺体部分导管呈低级别导管原位癌；(11点)乳腺纤维腺瘤，纤维腺瘤外腺体部分导管呈低级别导管原位癌；(3点)乳腺纤维腺瘤，纤维腺瘤外腺体部分导管呈平坦型不典型增生；(12点)乳腺纤维腺瘤，纤维腺瘤外腺体部分导管呈不典型增生。右乳肿物：(9点)导管原位癌，(11点)导管原位癌。本院行病理会诊，结果示：(左乳肿物3点、左乳肿物6点、左乳肿物11-12点、左乳肿物12点、右乳肿物9点、右乳肿物11点)乳腺组织均为纤维腺瘤，部分间质细胞增生活跃，其余组织为纤维囊性乳腺病，灶性区域伴导管平坦型上皮不典型增生；其中右乳9点及11点病变符合低级别导管原位癌。本院复查乳腺彩超(图5-5-28)：超声所见：双乳微创术后，双侧乳腺扫查：双乳各层组织结构清晰，腺体组织呈均质纤维腺体型背景回声。双乳导管未见明显扩张，双乳原术区(左乳外上、外下、内下，右乳外下)可见片状低回声区，边界欠清，形态不规则，CDFI：未见明显血流信号。双腋下扫

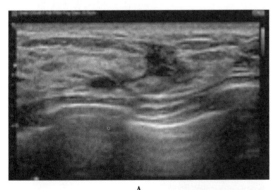

A

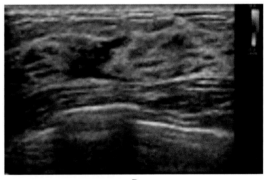

B

图 5-5-28　乳腺彩超
A. 左乳内下残腔；B. 左乳外上残腔；C. 右乳 11 点残腔

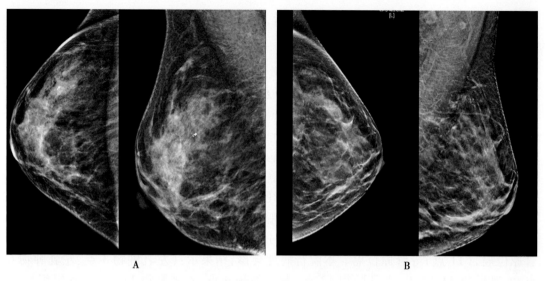

A   B

图 5-5-29 双侧乳腺钼靶
A. 右乳 CC 位及 MLO 位;B. 左乳 CC 位及 MLO 位

查:双腋下未见明显异常淋巴结。乳腺钼靶(图 5-5-29):双乳呈大片致密腺体影,乳腺 X 线摄影敏感性较低;右乳外侧结构稍紊乱;双乳未见明显肿物影及恶性钙化。皮下脂肪内未见异常,血管未见明显增粗;皮肤无增厚,乳头无凹陷。双侧腋下未见明显肿大淋巴结影;BI-RADS 分类:右 2;左 1;诊断:①右乳呈术后改变,鉴于双乳呈致密型乳腺,建议进一步检查;②双侧腋下未见明显肿大淋巴结影。*BRCA* 基因检测:1-良性变异。

综合临床病理资料,患者外院微创术后,切除肿物较多,几乎遍及全乳,我院病理会诊确诊右乳两枚肿物恶性,恶性肿物较小,两枚恶性肿物切除术后残腔距离较远,术后残腔较小。年轻未婚未育女性,患者保乳意愿强烈。予超声引导下右乳 11 点微创后残腔定位夹标记及 9 点、11 点微创后残腔体表标记(图 5-5-30)。

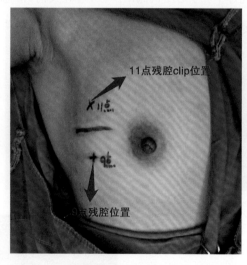

图 5-5-30 术前残腔及定位夹体表定位及切口设计

定位后全麻下行右乳癌保乳根治+腺体内重建术,术中根据术前定位夹体表定位取外象限放射状切口(图 5-5-30)。切开皮肤及皮下组织,游离切口两侧皮瓣,分别完整切除 9 点及 11 点空腔及周围部分腺体,标本用金属钛夹分别标记 12 点及 9 点方向,行术中钼靶检查(图 5-5-31):11 点残腔及边缘组织可见微创术后残腔及定位夹影,9 点残腔及边缘组织可见微创术后残腔。钼靶测量影像学切缘满意。切开 11 点残腔及边缘组织可见微创术后残腔及定位夹(图 5-5-32)。术中取残腔边缘组织送术中病理检查,结果示:①②④⑤(右乳 11 点残腔边缘 1、2、4、5)组织未见癌;③(右乳 11 点残腔边缘 3)乳腺组织,部分导管上皮中度不典型增生;⑥(右乳 9 点

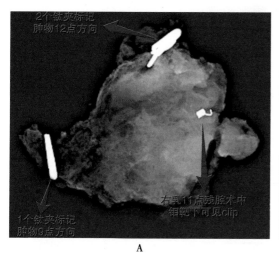
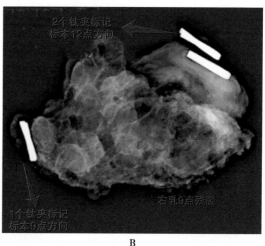

图 5-5-31　术中钼靶
A. 右乳 11 点残腔及定位夹;B. 右乳 9 点残腔

残腔边缘)乳腺组织,部分导管上皮重度不典型增生;⑦⑨(右乳 9 点残腔边缘)乳腺组织,部分导管上皮中度不典型增生;⑧(右乳 9 点残腔边缘)组织未见癌。边缘组织⑥取材处扩切后再次取边缘组织 6b 送术中冰冻病理检查,结果示:⑩(右乳 9 点残腔边缘 6b 乳腺组织,部分导管上皮中度不典型增生。术后病理示:标本①②(右乳 11 点残腔、右乳 9 点残腔)乳腺组织呈纤维囊性乳腺病改变,小囊肿形成,伴非典型导管增生,其中①并见钙化;免疫组化:CK5/6 肌上皮(+)。术后病理示微创残腔未见癌残留。术后 1 个月患者复诊,术侧乳房外形自然,双侧乳头乳晕基本对称(图 5-5-33)。

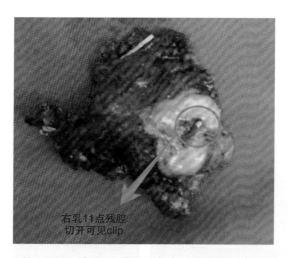

图 5-5-32　右乳 11 点残腔标本,切开可见定位夹

经验分享:多发肿物微创切除术后,可借助定位夹精准定位恶性病灶残腔施行保乳手术,简化术中探查流程,减少术中探查范围,实现精准切除,增加保乳成功率,节省了手术时间。

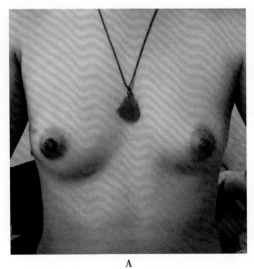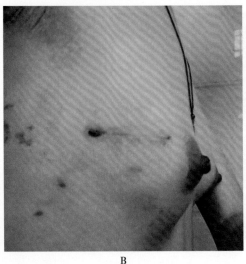

图 5-5-33　术后 1 个月图
A. 正位；B. 侧位

六、案例 6：新辅助化疗过程中定位夹定位辅助后续精准手术（成功实施整形保乳和前哨淋巴结活检）

女，54 岁，因"发现右乳肿物 1 周"入院，起病过程中无乳房疼痛、乳头溢液等，无特殊处理。收入我院乳腺外科。

检查结果如下：乳腺彩超（图 5-5-34）：右乳内侧 3 点处低回声区，5^+cm×3.8cm×2.7cm，BI-RADS：4C。右腋下可见大小 1.4cm×1.0cm 淋巴结，考虑转移可能。患者外院钼靶：右乳肿物考虑恶性可能。乳腺磁共振平扫+增强：右乳内上象限见一不规则形结肿块影，大小约 31.5mm×32.4mm×34.7mm（左右径×前后径×上下径），边界不清，呈分叶状生长，边界欠清，周围多发毛刺，牵拉邻近右乳皮肤。邻近右乳皮肤增厚，乳头轻度内陷。左侧乳腺未见结节影，增强未见异常强化灶。双侧腋窝见数枚较大淋巴结，以右侧明显，最大约 18.5mm×

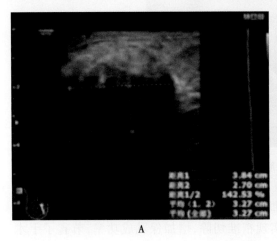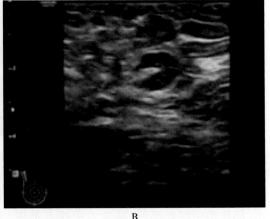

图 5-5-34　乳腺彩超，可见右乳肿物及右腋下淋巴结
A. 右乳肿物；B. 右腋下淋巴结

13.4mm,边界欠清,增强强化明显。结论:①右乳内上象限肿块,符合乳腺癌改变,BI-RADS:
Ⅵ类;②双侧腋窝多发较大淋巴结,右侧为主,注意转移可能。右乳肿物及腋下可疑淋巴结
行粗针穿刺活检,病理示:(右乳肿物)穿刺:组织数小块,符合乳腺浸润性导管癌,免疫组化:
ER 约 5%弱(+)、PR(−)、HER2(3+)、Ki67 约 60%(+)。(右腋下)穿刺:淋巴结转移癌。

　　综合临床病理资料,中老年女性,右乳浸润性导管癌,右腋下淋巴结转移癌,患者有保乳
意愿,但患者原发肿瘤大,保乳困难。但患者有新辅助治疗指征,遂术前先予 TCbH×6 方案
化疗剂量:T:多西他赛 75mg/m²;C:卡铂 AUC=4;H:赫赛汀首次 8mg/kg,后续 6mg/kg(当时
帕妥珠单抗国内不可及)。新辅助治疗第一疗程肿物明显缩小,遂于第二次治疗前行超声引
导下右乳肿物及右腋下淋巴结定位夹标记,定位夹分别置于右乳肿物及右腋下淋巴结中心
(图 5-5-35)。新辅助治疗过程中定期复查超声及乳腺 MR,评估疗效。完成既定治疗后超声
病灶范围由治疗前 5⁺cm 缩小至术前 2.4cm(图 5-5-36),未见明显异常淋巴结。MR 平扫及
增强示病灶范围由治疗前 3.4cm 缩小至术前 1.7cm,腋下未见明显异常淋巴结。

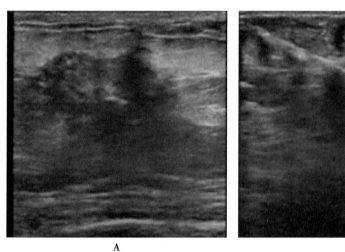
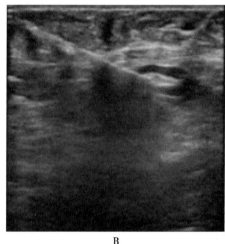

A

B

图 5-5-35　乳腺彩超引导下定位夹植入术
A. 右乳肿物定位夹植入;B. 右腋窝淋巴结定位夹植入

　　排除手术禁忌后于全麻下行右乳癌
整形保乳根治术+右腋窝前哨淋巴结活
检术。术前行右乳及右腋窝淋巴结定位
夹体表定位和超声所示残留病灶体表定
位,术中按体表定位及肿物大小设计右
乳内侧放射状切口(图 5-5-37),右乳头
乳晕周围皮下注射亚甲蓝(用生理盐水
1∶1稀释),按摩 5 分钟,静置 5 分钟后取
腋窝前哨淋巴结。切开皮肤及皮下组
织,游离切口两侧皮瓣,按新辅后范围完
整切除肿物及周围部分腺体,金属钛夹
标记法标记分别标记标本 12 点及 9 点
方向。右乳肿物标本及右腋窝术中标本

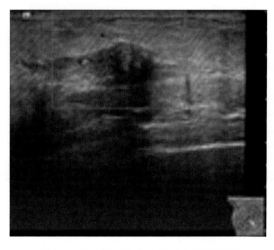

图 5-5-36　新辅助化疗后复查乳腺彩超

钼靶拍照(图 5-5-38),右乳肿物标本中可见肿物及定位夹(图 5-5-39),右腋窝淋巴结组织可见蓝染、增大淋巴结及其中定位夹(图 5-5-40)。测量影像学肿物距切缘距离满意。乳腺肿物切除后空腔按腔周边缘法取 6 块边缘组织,与前哨淋巴结一起送术中冰冻病理,结果示 6块边缘组织未见癌及包括定位夹在内的腋窝前哨淋巴结均未见癌。因患者内侧腺体缺损较多,游离切口两侧腺体向内侧移位填补空腔,多余皮肤予以切除,乳头乳晕向内下位移明显,遂采用双环法将乳头乳晕复合体上移至与对侧乳头乳晕大致对称位置(图 5-5-41A),术后形状满意(图 5-5-41B)。术后病理示:(右乳肿物)乳腺组织,符合化疗后改变;其中见少量导管原位癌(高级别,最大径约 4.5mm)及浸润性导管癌(2 灶,最大径约 2.1mm 及 2.5mm)残留,未见明确脉管内癌栓。右乳边缘组织及右腋窝前哨淋巴结未见癌。

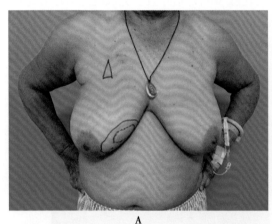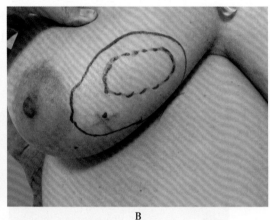

A　　　　　　　　　　　　　　　　B

图 5-5-37　患者术前图

A. 正位;B. 局部。可见患者新辅助治疗前肿物范围(实线圈),新辅助治疗后肿物范围(虚线圈),定位夹体表定位(X 表示)

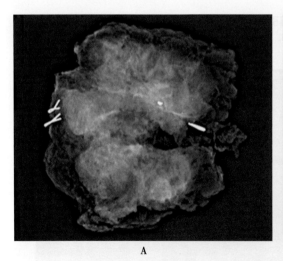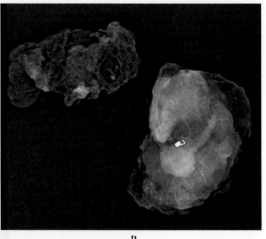

A　　　　　　　　　　　　　　　　B

图 5-5-38　右乳肿物标本及右腋窝淋巴结术中标本钼靶拍照

A. 右乳肿物术中钼靶;B. 右腋窝淋巴结术中钼靶

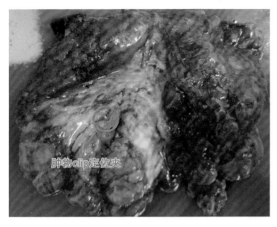

图 5-5-39　右乳肿物标本中可见肿物及定位夹

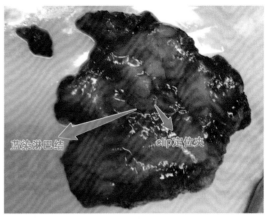

图 5-5-40　右腋窝淋巴结组织可见增大淋巴结及其中定位夹

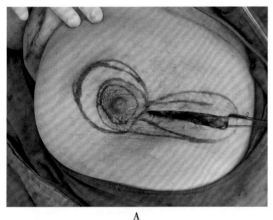

A

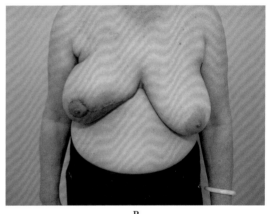

B

图 5-5-41　术中及术后图片
A. 双环法调整乳头乳晕位置;B. 术后 2 周图片

　　经验分享:本案例中患者原发肿物较大,有保乳意愿,术前先予新辅助治疗使肿瘤降期,若肿瘤缩小明显,可即时补放定位夹,予以定位原发肿瘤和阳性淋巴结,对于肿瘤缩小特别显著甚至是临床完全缓解的患者,可根据定位夹标记的原发病灶中心,按照新辅助治疗后范围精准切除,增加保乳和保腋窝成功率。

七、案例7:乳晕处肿瘤新辅助化疗联合定位夹定位辅助成功施行保乳

　　女,45 岁,确诊右乳癌 4 月余,完成新辅助化疗 6 程。
　　治疗前检查结果如下:乳腺彩超(图 5-5-42)右乳晕区触及肿物处可见一低回声肿物(大小约 2.5cm×1.3cm×1.9cm)——考虑乳腺癌可能(BI-RADS:5)。左乳各层组织结构清晰,腺体组织呈均质纤维腺体型背景回声,导管未见明显扩张,外上可见一低回声肿物,大小约 1.0cm×0.5cm 考虑良性可能(BI-RADS:3);双腋下扫查:右侧腋下组见多发淋巴结声像(可疑 1 个),较大者 0.5cm×0.4cm。乳腺钼靶(图 5-5-43):双乳呈混杂密度,影响微小肿物观察;右乳乳头凹陷,中央区可见一高密度肿物影,不规则,边缘毛刺,约 3.5cm×2.6cm。左乳

未见明显肿物影及恶性钙化;双侧腋下淋巴结影;BI-RADS 分类:右 5;左 1,双侧腋下淋巴结影。乳腺 MR 平扫及增强:右乳中央区见一不规则形结节,边界清,大小约 26mm×17mm,考虑 BI-RADS:5 类。余双乳腺体内未见明显结节或肿块影。双侧腋窝未见肿大淋巴结。

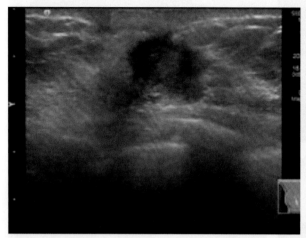

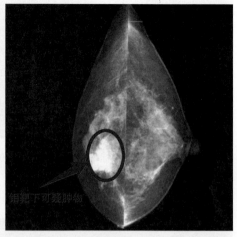

图 5-5-42　乳腺彩超,可见右乳肿物　　　　　　　　图 5-5-43　乳腺钼靶,可见右乳肿物

综合临床病理资料,中年女性,石蜡病理确诊右侧浸润性导管癌($cT_2N_1M_0$),肿物靠近右侧乳头乳晕,肿瘤/乳房比例偏大,患者强烈保乳意愿,有术前新辅助化疗指征,拟行新辅助 ECT×6 方案(E:表柔比星 75mg/m^2;T:多西他赛 75mg/m^2;C:环磷酰胺 500mg/m^2)。新辅助化疗前行超声引导下右乳肿物定位夹标记(定位夹置于右乳肿物中心,图 5-5-44),记录治疗前原发肿物位置及大小。新辅助化疗过程中定期复查超声及乳腺磁共振平扫及增强检查,评估新辅助化疗效果 PR。虽超声原发肿物处异常回声范围变化不大[新辅助治疗前 2.5cm,右腋下 1 枚可疑淋巴结;新辅助治疗后 2.4cm(图 5-5-45),右腋窝淋巴结 1 枚可疑淋巴结],但磁共振平扫及增强检查结果示:病灶范围由治疗前 2.6cm 缩小至术前 1.05cm,右乳肿物增强扫描可见渐进性明显强化,时间-信号强度曲线呈上升型,未见明

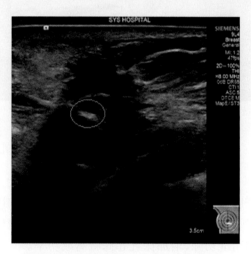

图 5-5-44　超声引导下右乳肿物定位夹植入

显乳头乳晕及皮肤侵犯,双侧腋下未见明显异常淋巴结。患者新辅助治疗后乳腺钼靶如图 5-5-46 所示。

排除手术禁忌后于全麻下行右乳癌整形保乳根治术+右腋窝淋巴结清扫术。术前超声引导下进行右乳定位夹体表定位,同时进行残留肿物体表定位及原发肿物体表范围画线(图 5-5-47)。按体表定位及肿物大小设计乳房下皱襞切口,切开皮肤及皮下组织,游离切口两侧皮瓣,按肿物范围完整切除肿物及周围部分腺体,金属钛夹标记法分别标记标本 12 点及 9 点方向,术中标本钼靶拍照(图 5-5-48),可见肿物及定位夹,测量影像学切缘满意,再按腔周

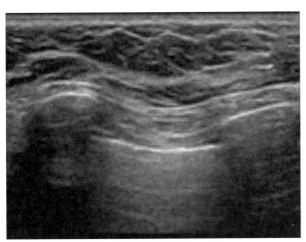

图 5-5-45 新辅助治疗后乳腺彩超,右乳肿物缩小

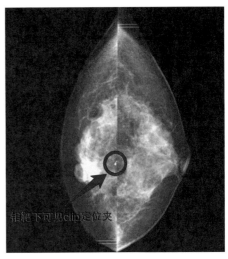

图 5-5-46 新辅助治疗后乳腺钼靶,右乳肿物缩小,可见定位夹

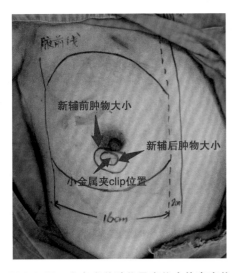

图 5-5-47 患者术前肿物及定位夹体表定位

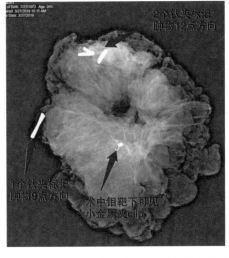

图 5-5-48 术中标本钼靶,可见肿物及定位夹

边缘法从残腔 12 点开始顺时针方向取 8 块边缘组织,取材处缝线标记,8 块边缘组织依次分别标记后送术中冰冻病理检查。取乳头乳晕后方组织送术中冰冻病理。术中病理结果示:1 块乳头乳晕后方组织及 8 块(右乳边缘)乳组织未见癌。切开术中标本内肿物,可见定位夹位于肿物中心(图 5-5-49)。因肿物切除后右乳腺体缺损,将残腔上方腺体游离后填补于空腔,调整后乳头乳晕复合体下移,环形去除乳头乳晕周围部分上皮,整体上移乳头乳晕复合体。术后病理边缘及乳头乳晕后方组织病理检查未见癌。术后患者,术侧乳房外形自然,切口美观,双侧乳头乳晕位置基本对称,乳房外形满意(患者术后图见 5-5-50)。

经验分享:乳腺肿瘤靠近乳头乳晕,术前乳腺 MR 评估是否侵犯乳头乳晕,该患者术前 MR 考虑牵拉右侧乳头,不能排除侵犯可能,由于患者保乳意愿强烈,有乳腺癌新辅助化疗指征,遂术前先行新辅助化疗,化疗后 MR 评估乳头乳晕侵犯不明显,且原发肿物范围减小,降低了肿瘤/乳房比例,定位夹精准定位切缘范围,乳头乳晕后方组织未见癌,成功保留了乳头乳晕,同

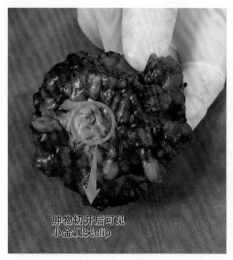

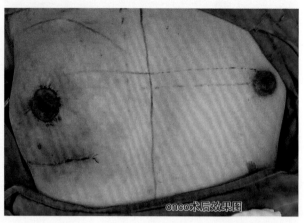

图 5-5-49 术中标本切开,可见定位夹　　　图 5-5-50 乳癌保乳根治整形术术后即刻拍照

时减少了腺体过多切除,增加保乳成功率,保证了术后乳房外形,满足了患者的美容需求。

八、案例 8:新辅助化疗保乳后再次手术,定位夹定位辅助后续再次保乳

女,39 岁,因"外院右乳癌保乳术后 2 个月,要求再次手术"入院,患者确诊乳癌后外院初次就诊,行新辅助化疗后完成右乳癌保乳根治术+右腋窝前哨淋巴结活检+右腋窝淋巴结清扫术。因外院未检测切除标本切缘情况,患者就诊于我院,要求二次手术。

检查结果如下:外院乳腺彩超:右侧乳腺 4 至 10 点钟方向内可见多个实性低回声肿物,较大约 5.0cm×4.6cm×2.7cm(10 点钟方向,距乳头约 1.6cm);右侧腋窝可见多个淋巴结回声。外院右乳肿物及右腋窝淋巴结粗针穿刺活检,病理示:右乳及腋窝淋巴结符合浸润性导管癌。外院行 TA(T:白蛋白紫杉醇+A:脂质体阿霉素)4 程+TP(T:白蛋白紫杉醇+P:洛铂)3 程新辅助化疗,化疗后肿物明显缩小。完成全程化疗后外院复查乳腺超声示:右乳癌化疗后,右侧乳腺 10 点钟方向内可见一实性低回声肿物,较大约 2.1cm×1.9cm×0.9cm(10 点钟方向,距乳头约 1.3cm);右侧腋窝可见多个淋巴结回声。排除手术禁忌后外院行"右乳癌保乳根治术+右腋窝前哨淋巴结活检+右腋窝淋巴结清扫术"。术后病理示:冰冻后石蜡(乳头后方组织)未见癌;冰冻后石蜡(前哨淋巴结)3 枚,未见癌;(右乳大体):镜下乳腺组织呈腺病改变,伴部分导管上皮增生,部分细胞核增大,核仁明显,有异型,结合免疫组化结果,符合少量中级别导管内癌残留(免疫组化:ER(-)、PR(-)、HER2(-)、Ki67:2%);另见纤维组织增生,伴淋巴细胞、浆细胞、泡沫细胞等炎症细胞浸润及钙化,结合病史,符合治疗后改变;(腋下组淋巴结)15 枚,未见癌;(腋中线淋巴结)2 枚,未见癌。入我院后完善乳腺彩超检查示:右乳保乳术后改变,右乳腋中线肿物——淋巴结可能性大(BI-RADS:3 类)(图 5-5-51)。

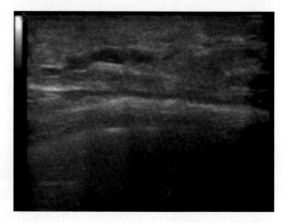

图 5-5-51 本院乳腺彩超,可见外院术后低回声区

综合临床病理资料,年轻女性,右乳癌,外院已行新辅助化疗及保乳根治手术,但未检测切缘病理情况。患者有再次手术意愿,行超声引导下右乳残腔定位夹标记(图 5-5-52)及残腔范围体表定位(图 5-5-53)。

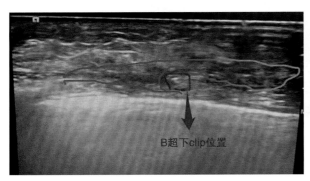

图 5-5-52 超声引导下定位夹植入

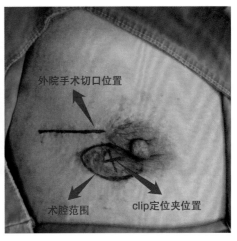

图 5-5-53 右乳残腔和定位夹体表定位及手术切口

排除手术禁忌后于全麻下行右乳残腔扩大切除术。术中按体表定位及肿物大小设计乳晕外侧放射状切口(图 5-5-53),切开皮肤及皮下组织,游离切口两侧皮瓣,按第一次术腔范围完整切除手术残腔及周围部分腺体,术中标本钼靶拍照(图 5-5-54),可见残腔及定位夹,测量影像学切缘满意。在扩切后残腔内顺时针取 5 枚边缘组织送检,送术中冰冻病理检查,检查结果回报标本①⑤取材处可见癌残留,相应取材处予以扩切后再次送病检,未见癌残留。取材处依次用钛夹标记。切开术中标本,可见残腔及定位夹(图 5-5-55)。术后病理边缘阴性,术后患者复诊,术侧乳房外形自然,与乳头乳晕位置与对侧对称,形状满意(图 5-5-56)。

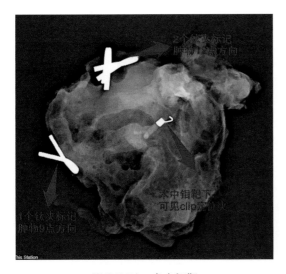

图 5-5-54 术中钼靶

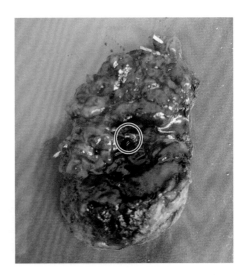

图 5-5-55 术中标本切开,可见定位夹

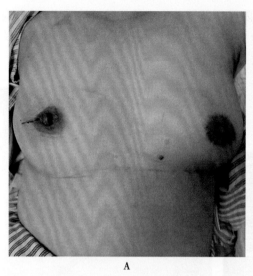 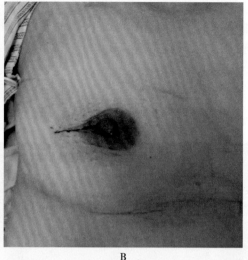

图 5-5-56　术后图
A. 正位；B. 斜位

经验分享：新辅助治疗后保乳切缘状态不明的情况下，可借助彩超及定位夹定位的方法准确定位首次术后残腔再次施行切除，确保初次术后残腔距标本边缘的影像学边距切除足够，保证残腔完整切除，获得再次保乳成功的机会。

九、案例9：定位夹定位乳房原发小肿瘤，新辅助化疗后精准定位原发病灶，成功实施保乳

女，55 岁，"发现左乳肿物 2 周"入院，起病过程中无乳房疼痛、乳头溢液等。

检查结果如下：乳腺彩超（图 5-5-57）：左乳外上 2 点钟位触及肿物处可见一低回声肿物（大小约 1.6cm×1.0cm×1.6cm），形态欠规则，长轴与皮肤不平行，边缘不规整（模糊）后方回声无明显变化，肿块内部回声欠均匀。CDFI：肿物内部及边缘可见粗大丰富血流信号——BI-RADS：4C；左腋下组见多发淋巴结声像（可疑 1 个），较大者 1.3cm×1.0cm，呈卵圆形及圆

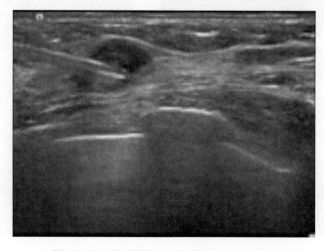

图 5-5-57　乳腺彩超：可见肿物及其中定位夹

形,边缘规整,皮质增厚,髓质消失,淋巴结门消失。CDFI:可见门型血流信号;右腋下未见明显异常淋巴结。双侧乳腺钼靶检查(图 5-5-58):左乳肿物——性质待查,可疑乳腺癌;双侧腋下淋巴结影,BI-RADS 分类:右 1;左 4B。左乳外上肿物及左腋窝淋巴结粗针穿刺活检,病理示:(左乳肿物)考虑为浸润性导管癌(Ⅲ级);ER95%(+)、PR15%(+)、HER2(3+)、Ki67:30%(+);左腋下淋巴结穿刺:纤维组织中见大量癌巢浸润。完善乳腺 MR 平扫加动态增强:双乳腺由不均质的纤维腺体与脂肪组织构成。左乳外上象限见一结节,大小约 16mm×11mm,边界尚清,边缘稍毛糙,与邻近皮肤及胸大肌分界尚清;左侧腋窝见数枚淋巴结,较大者约 16mm×16mm,其内亦可见低信号区;左侧腋窝未见增大淋巴结;结论:①左乳外上象限结节,符合乳腺癌,其内低信号区,拟穿刺后改变;右侧腋下增大淋巴结,亦呈穿刺术后改变。②双侧乳腺散在稍高强化灶,考虑良性病变,增生结节可能,拟 BI-RADS:Ⅲ类。

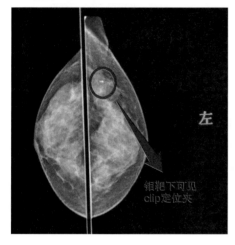

图 5-5-58 乳腺钼靶可见肿物及定位夹

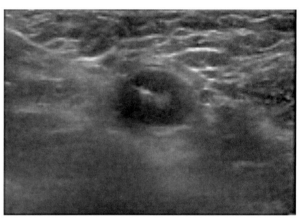

图 5-5-59 定位夹植入左腋窝淋巴结

综合临床病理资料,中老年女性,左侧乳腺浸润性癌(HER2 阳性型),伴淋巴结转移,患者有保乳意愿,有新辅助治疗指征。行超声引导下左乳外上肿物及左腋窝淋巴结定位夹标记(定位夹置于左乳肿物中心,图 5-5-57,定位夹置于淋巴结中心,图 5-5-59)。予新辅助化

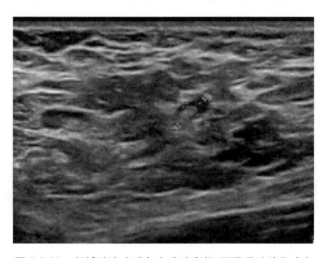

图 5-5-60 新辅助治疗后复查乳腺彩超,可见乳腺肿物减小

疗 6 程，方案为：白蛋白紫杉醇 350mg＋卡铂 480mg＋曲妥珠单抗 310mg（初次 420mg）＋帕妥珠单抗 420mg（初次 840mg）。新辅助治疗效果较好，术前乳腺彩超：左乳癌新辅助化疗 6 程后，体查已不可触及左乳肿物，复查乳腺彩超（如图 5-5-60 所示）：左乳外上 2 点钟位可见一低回声区（大小约 0.8cm×0.3cm）——已病理确诊为乳腺癌（BI-RADS：6），其内可见定位夹影；右乳未见明确异常（BI-RADS：1）；双腋下扫查：左侧腋下组见多发淋巴结声像（可疑 0 个），皮质较厚者 0.8cm×0.6cm，呈圆形，边缘规整，皮质无明显增厚，皮髓质界清，淋巴结门存在，CDFI：未见明确血流信号；右腋下未见明显异常淋巴结。复查乳腺 MR 平扫及增强：①"左乳腺

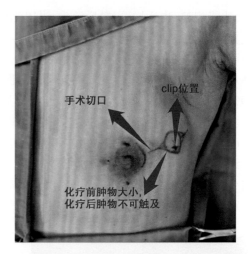

图 5-5-61　可见肿物体表定位、定位夹体表定位及切口设计

癌辅助化疗后复查"，与第一次 MR 对比，左乳外上象限结节，符合乳腺癌化疗后改变，病灶较前缩小（大小约 13mm×9mm），强化较前减低；②双侧乳腺散在稍高强化灶，考虑良性病变，增生结节可能，拟 BI-RADS：Ⅲ类，较前相仿；③左侧腋窝数枚淋巴结，较前相仿。根据上述检查结果，新辅助治疗后肿物缩小明显，患者有保乳意愿，无手术禁忌，术前行定位夹及肿瘤范围的体表定位（图 5-5-61）。

排除手术禁忌后于全麻下行左乳癌保乳根治术。术中按体表定位及肿物大小设计左乳外上放射状切口（图 5-5-61），切开皮肤及皮下组织，游离切口两侧皮瓣，按肿物范围完整切除肿物及周围部分腺体，金属钛夹标记法标记分别标记标本 12 点及 9 点方向，术中标本钼靶拍照（图 5-5-62A），可见肿物及定位夹，测量影像学切缘满意，取腔周边缘组织送术中冷冻病理检查，检查结果示：6 块（左乳边缘）乳组织未见癌。切开术中标本内肿物，可见定位夹

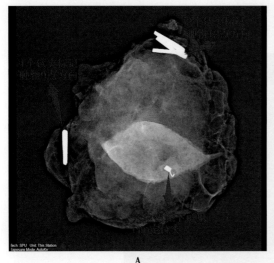
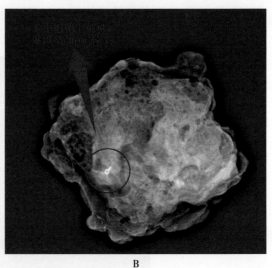

图 5-5-62　术中钼靶
A.肿物中见定位夹；B.淋巴结中见定位夹

位于肿物中心(图 5-5-63)。因术前已穿刺确诊左腋窝淋巴结癌转移,患者要求即使前哨淋巴结阴性,也要行腋窝清扫,遂术中仍行左腋窝淋巴结清扫术,腋窝淋巴结标本术中钼靶检查可见定位夹影(图 5-5-62B)。腋窝淋巴结组织送术后病检。术后病理边缘阴性,腋窝淋巴结未见癌转移。术后术侧乳房外形自然美观,乳头乳晕位置与对侧对称(图 5-5-64)。

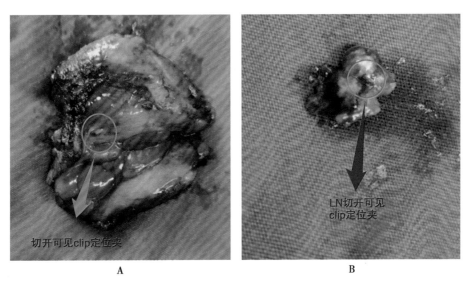

图 5-5-63　术中标本切开
A.肿物切开见定位夹;B.淋巴结切开见定位夹

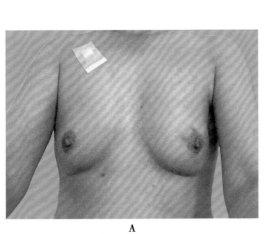
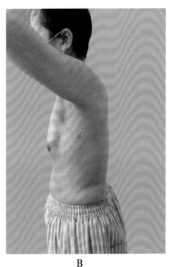

图 5-5-64　术后 5 个月图
A.正面;B.侧面

经验分享: 本案例中患者原发肿物偏小,仅 1.6cm,拟行新辅助治疗,治疗前以定位夹定位原发肿物及癌转移淋巴结。治疗后肿物缩小明显,体查不可触及肿瘤,但可借助定位夹及乳腺彩超检查,精准定位原发肿物治疗前位置,确保准确切除残余病灶,做到"不遗漏不多切",确保残留病灶的精准切除和准确取材。

十、案例 10：双染法联合定位夹定位实施新辅助后腋窝淋巴结活检

女,56 岁,因"发现左乳肿物 1 个月"入院,起病过程中无乳房疼痛、乳头溢液等,无特殊处理。收入我院乳腺外科。

检查结果如下:乳腺彩超(图 5-5-65):左乳内上 10 点钟位触及肿物处可见一低回声肿物(距乳头 3.2cm 距皮肤 0.7cm,大小约 3.7cm×2.4cm×3.4cm),形态不规则,长轴与皮肤不平行,边缘不规整(模糊;成角;),后方回声无明显变化,肿块内部回声尚均匀,未见明显强回声钙化,CDFI:肿物内部及边缘可见粗大丰富血流信号。右乳未见明显异常。双腋下扫查:左侧腋下组见多发淋巴结声像,较大者 1.3cm×0.6cm,呈卵圆形及圆形,边缘规整,皮质稍增厚,较厚处约 0.42cm,皮髓质界清,淋巴结门受压移位,CDFI:可见门型血流信号;右侧腋下未见明显异常淋巴结。行超声引导下左乳肿物及左腋窝淋巴结穿刺活检术,石蜡病理示:(左乳肿物)穿刺:小块组织,符合浸润性导管癌(Ⅱ级)。免疫组化:ER<1%弱(+)、PR(−)、HER2(3+)、Ki67 约 60%(+)、P120 膜(+)、E-cadherin(+)、CK(+)。(左腋下)穿刺:淋巴结组织中可见孤立性肿瘤细胞,肿瘤细胞巢最大径约 0.18mm。免疫组化:CK(+)。乳腺钼靶(图 5-5-66):双乳呈混杂密度,影响微小肿物观察;左乳上方可见一大小 3.5cm×2.9cm 致密肿物影,边缘不清晰,形态不规则;右乳未见明显肿物影及恶性钙化;皮下脂肪内未见异常,血管未见明显增粗;皮肤无增厚,乳头无凹陷。双侧腋下见淋巴结影;BI-RADS 分类:右 1,左 5;结论:①左乳肿物,考虑恶性;②双侧腋下淋巴结影。乳腺 MR 平扫及增强:双乳腺少部分为纤维腺体组织构成,增强后背影腺体轻度强化;左乳内上象限见大小约 32.8mm×25.1mm 肿块,呈不规则状(分叶状),边缘见毛刺,肿块呈不均匀强化,双侧乳头未见凹陷;左乳内上象限乳腺癌 BI-RADS:5 类。双侧腋窝可见稍大淋巴结显示,大者位于左侧,直径约 8.0mm,增强后明显强化。

综合临床病理资料,中老年女性,浸润性导管癌,HER2 阳性型,伴腋窝淋巴结转移。原发肿物>3cm,患者强烈保乳意愿,有新辅助治疗指征。新辅助治疗前行超声引导下左乳肿物及左腋窝淋巴结定位夹标记(图 5-5-67)。新辅助治疗方案:TCbH×6,其中 T:多西他赛 75mg/m²;Cb:卡铂 AUC=4;H:曲妥珠单抗(首次 8mg/kg,后续 6mg/kg)。新辅助治疗后体查原发肿物不可触及,复查彩超(图 5-5-68):确诊左乳癌新辅助化疗后,左乳内上可见一强

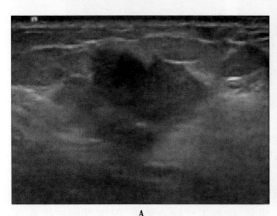
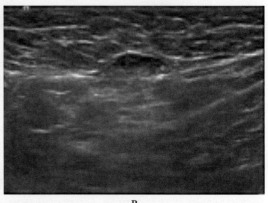

A　　　　　　　　　　　　　　　B

图 5-5-65　乳腺彩超,可见左乳肿物及左腋下肿大淋巴结
A.左乳肿物;B.左腋下肿大淋巴结

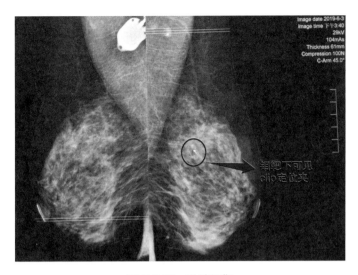

图 5-5-66 乳腺钼靶

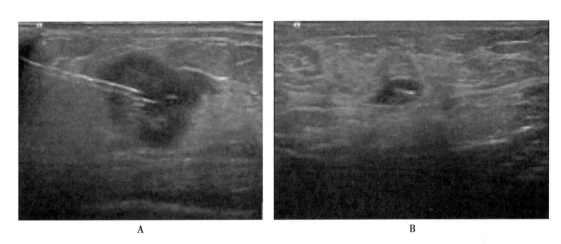

图 5-5-67 彩超引导下定位夹植入
A.肿物定位夹植入;B.淋巴结定位夹植入

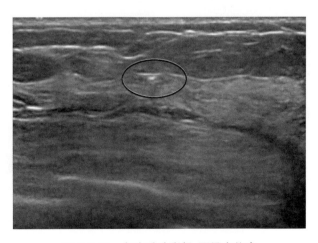

图 5-5-68 复查乳腺彩超,可见定位夹

回声金属夹,另于其旁似可见强回声光点,右乳未见明显异常。双腋下扫查:左侧腋下组见一个淋巴结声像,大小0.7cm×0.4cm,呈卵圆形,边缘规整,皮质菲薄,皮髓质界清,淋巴结门受压移位,内可见强回声金属夹,CDFI:可见门型血流信号。乳腺MR平扫及增强复查:"左乳癌新辅助化疗后",双乳腺部分纤维腺体组织构成,增强后背影腺体轻度强化;左乳内上象限见大小约16mm×9mm肿块,呈不规则状(分叶状),边缘见毛刺,T2WI为稍高信号,T1WI为等信号,肿块呈不均匀轻度强化,动态增强时间信号曲线呈缓慢上升型,双乳房乳后间隙清晰,双侧胸大肌未见异常信号影;双侧Cooper韧带增厚,皮肤未见增厚,双侧乳头未见凹陷;双侧腋窝可见稍大淋巴结显示,大者位于右侧,短径约5mm,增强后轻度强化。

综上,患者新辅助治疗效果好,排除手术禁忌后于全麻下行左乳癌保乳根治术。术前行超声引导下左乳肿物范围体表定位及左乳、左腋窝定位夹体表定位。腋窝手术时采取亚甲蓝及吲哚菁绿双染法定位前哨淋巴结,术中沿蓝染淋巴管找到蓝染淋巴结,以吲哚菁绿探头搜寻强荧光淋巴结(图5-5-69)。术中共取6枚前哨淋巴结,行术中钼靶检查(图5-5-70),可见定位夹影。淋巴结切开见定位夹(图5-5-71)前哨淋巴结送术中冰冻病理检查示未见癌转移。根据定位选择左乳肿物表面弧形切口(图5-5-72),切开皮肤及皮下组织,游离切口两侧皮瓣,按肿物范围完整切除肿物及周围部分腺体,金属钛夹标记法分别标记标本12点及9点方向,术中标本钼靶拍照(图5-5-73),可见3点至7点方向边缘不足予术中扩切,补切后再次术中钼靶检查,影像学切缘满意,取6块腔周边缘组织送术中冰冻病理检查,检查结果示:6块(左乳边缘)组织未见癌。切开术中标本内肿物,可见定位夹位于肿物中心(图5-5-74)。

经验分享:亚甲蓝与吲哚菁绿双染法定位前哨淋巴结,同时通过结合定位夹定位与双染色法定位,医师可精准定位前哨淋巴结是否为术前穿刺阳性淋巴结,缩短手术时间,最大程度避免腋窝前哨淋巴结漏检。

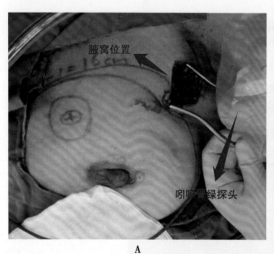
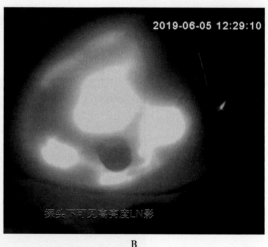

图5-5-69 吲哚菁绿示踪法定位淋巴结
A.术中操作;B.荧光淋巴结

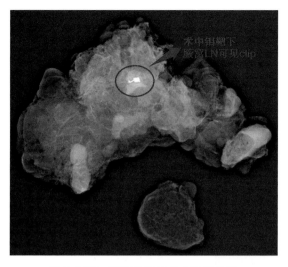

图 5-5-70　前哨淋巴结术中钼靶拍照

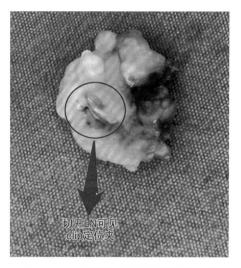

图 5-5-71　前哨淋巴结切开可见定位夹

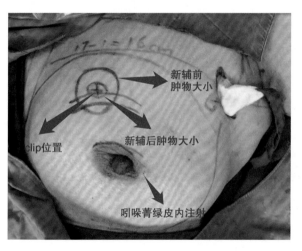

图 5-5-72　乳腺肿物、定位夹体表定位及切口设计

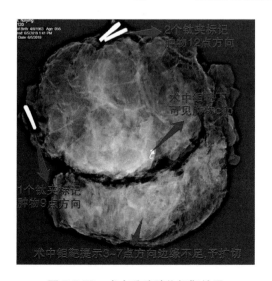

图 5-5-73　术中乳腺肿物钼靶拍照

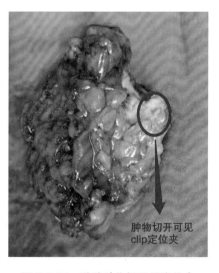

图 5-5-74　乳腺肿物切开见定位夹

十一、案例 11：多个组织标记联合定位，同时切除 NPBL 和钙化病灶

女，54 岁，因"检查发现左乳钙化 10 天"入院，起病过程中无乳房疼痛、乳头溢液等，无特殊处理。检查结果如下：外院钼靶：①左乳上部腺体中后 1/3 处见多发恶性钙化，BI-RADS：4C 类，建议结合 MRI 了解病灶范围并钼靶引导下穿刺活检；②余双乳良性钙化（C 型乳腺，腺体较致密，可能会遮盖病灶，建议结合超声）。外院乳腺 MR：双侧乳腺多发小结节状强化灶，考虑增生结节，BI-RADS：2。本院行乳腺彩超检查（图 5-5-75）：左乳外上肿物-性质待查（BI-RADS：4B）；右乳未见明确异常（BI-RADS：1）；双侧腋下未见明显异常淋巴结。体查双乳及腋窝未触及明显肿物。

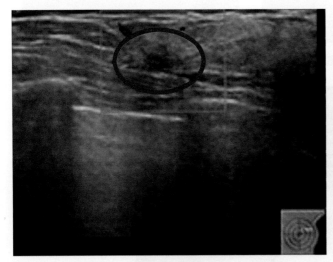
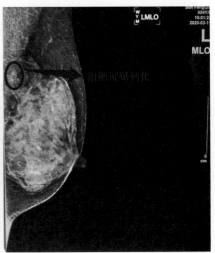

图 5-5-75　乳腺彩超：可见左乳外上肿物　　　　图 5-5-76　钼靶可见左乳外上钙化

综合临床资料，中年女性，体查阴性，钼靶检查（图 5-5-76）发现左乳外上钙化，彩超发现左乳外上病灶，怀疑左乳钙化及左乳 NPBL 可能。术前行超声引导下左乳肿物定位夹植入术与钙化灶乳腺金属定位导丝定位（图 5-5-77）。由术前定位可知钙化与左乳可疑肿物分别位于不同部位，但距离较近。

排除手术禁忌后于全麻下行左乳区段切除活检术。术中根据病灶体表定位设计左乳外上弧形切口（图 5-5-78），切开皮肤及皮下组织，游离切口两侧皮瓣，根据定位夹定位处切除肿物及乳腺金属定位导丝勾尖处周围腺体，金属钛夹标记法分别标记标本 12 点及 9 点方向，术中标本钼靶拍照，可见肿物、定位夹及钙化和乳腺金属定位导丝，测量影像学切缘，发现 6 点、9 点、12 点方向边缘不足予以扩切，扩切后所有组织再次术中钼靶拍照，发现标本 12 点至 1 点方向存在第二处钙化灶，边缘不足，再次予以扩切，术中钼靶（图 5-5-79）拍照确认切除范围足够，不同长度缝线标记钙化灶及定位夹定位处（短线为定位夹处可疑肿物，中、长线分别为两处钙化）（图 5-5-80），送术中冰冻病理检查，结果示：（左）乳腺（长线、中线、短线处）纤维囊性乳腺病，部分导管扩张，并成囊状，伴多灶性（粗大）钙化，小灶性导管上皮不典型增生，待石蜡多取材切片，排除恶性病变的可能。此外，钛夹处组织为纤维囊性乳腺病，囊肿形成，间质胶原纤维增生。术后病理：（左）乳腺组织为纤维囊性乳腺病，部分导管扩张，囊

肿形成,伴广泛、多灶性钙化,部分区域间质胶原纤维增生及透明变性,部分导管上皮普通型增生,小灶性导管上皮轻度不典型增生,并见柱状细胞病变。免疫组化:切片 5、12、17、20、22、29、30 CK5/6 部分(-);切片 12、20、30 P63 肌上皮(+)。术后两周患者复诊,术侧乳房外形自然,乳头乳晕无牵拉移位,形状满意(图 5-5-81)。

经验分享:本例患者存在钙化及 NPBL 两种病变,需同时精准切除,通过灵活地联合应用定位夹、乳腺金属定位导丝及体表定位等组织标记技术,准确定位不同病灶,术中根据定位精准切除不同病灶。标本送病检时注意用不同缝线标记不同病灶,病理申请单上示意图清晰表示,并现场与病理科沟通术中标本取材部位,做到精准充分取材,保证病理诊断的准确性。

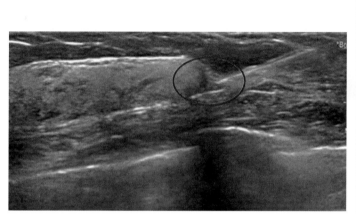
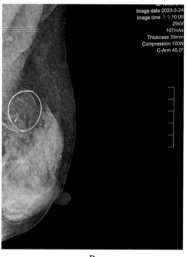

A　　　　　　　　　　　　　　　　　　　　　　　B

图 5-5-77　超声引导下左乳肿物定位夹植入术与钙化灶乳腺定位针定位
A.超声引导下左乳肿物定位夹植入;B.导丝定位后钼靶拍照

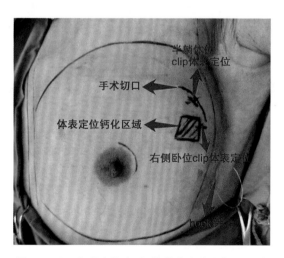

图 5-5-78　左乳定位夹、钙化体表定位及切口设计

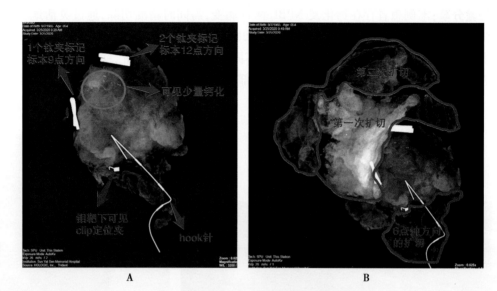

图 5-5-79　术中标本钼靶拍照
A. 可见定位夹、金属导丝及钙化；B. 扩切后标本拍照

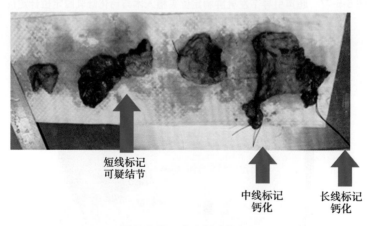

图 5-5-80　术中标本标记

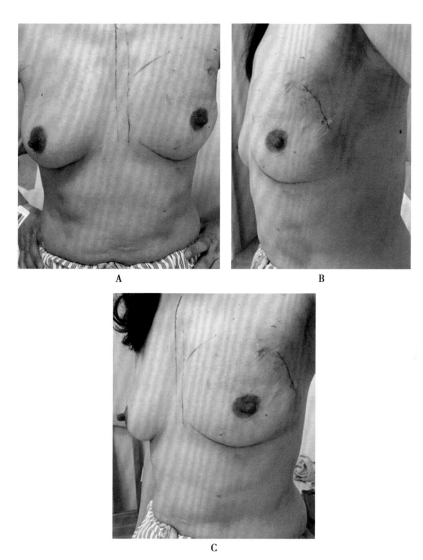

A

B

C

图 5-5-81　术后 1 天图
A. 正位；B. 侧位；C. 斜位

（龚畅　杨文倩　林婉宜　钟文静　罗晴　金亮　陈丽莉）

参考文献

［1］Pogacnik A，Strojan Flezar M，Rener M. Ultrasonographically and stereotactically guided fine-needle aspiration cytology of non-palpable breast lesions：cyto-histological correlation［J］. Cytopathology，2008，19（5）：303-310.

［2］陈国际，张保宁，王仲照，等.乳腺微小钙化定位切除的临床应用［J］.实用癌症杂志，2006，021（02）：165-166，172.

［3］冷晓玲，黄国福，柳莉莎，等.乳腺小肿瘤超声引导下活检研究进展［J］.国际肿瘤学杂志，2006，33（11）：835-838.

［4］徐曙光，朱敬之，殷志强，等.对不可触及的乳腺病灶行超声下导丝定位活检41例报告［J］.中国实用外科杂志，2007，27（06）：474-476.

［5］ 李宏江,敬静,马步云,等.彩超引导下穿刺钢丝标记定位对无体征乳腺癌的诊断价值［J］.四川大学学报(医学版),2007,038(02):358-359.

［6］ 李铁,龚柳燕,卓睿.X线立体定位导丝引导活检术对乳腺微小病灶诊断的临床价值［J］.广西中医学院学报,2009,12(02):30-31.

［7］ 陈武臻,陈志烨,于秀艳,等.可视化经皮穿刺乳腺病灶定位标记夹的临床应用［J］.中国实用外科杂志,2018,38(11):1248-1254.

［8］ Bruening W,Fontanarosa J,Tipton K,et al. Systematic review:comparative effectiveness of core-needle and open surgical biopsy to diagnose breast lesions［J］. Ann Intern Med,2010,152(4):238-246.

［9］ Crystal P,Koretz M,Shcharynsky S,et al. Accuracy of sonographically guided 14-gauge core-needle biopsy:results of 715 consecutive breast biopsies with at least two-year follow-up of benign lesions［J］. J Clin Ultrasound,2005,33(2):47-52.

［10］ 甄乐锋,陈晓明,黄涛,等.麦默通旋切活检和金属导丝定位活检在临床触诊阴性乳腺病灶活检中的应用对比［J］.岭南现代临床外科,2019,19(03):289-292.

［11］ 中国抗癌协会乳腺癌专业委员会.中国抗癌协会乳腺癌诊治指南与规范(2019年版)［J］.中国癌症杂志,2019,29(8):609-680.

［12］ 王刚,叶永强,谢宝龙,等.乳腺钼靶引导乳腺可疑钙化灶金属导丝穿刺定位切除活检临床研究［J］.现代医院,2017,17(01):128-130,133.

［13］ 中华医学会外科学分会乳腺外科学组.可视化经皮穿刺乳腺组织定位标记夹临床应用专家共识与技术操作意见［J］.中华外科杂志,2020,58(3):165-169.

［14］ Nurko J,Mancino A T,Whitacre E,et al. Surgical benefits conveyed by biopsy site marking system using ultrasound localization［J］. Am J Surg,2005,190(4):618-622.

［15］ Liberman L,Dershaw D D,Morris E A,et al. Clip placement after stereotactic vacuum-assisted breast biopsy［J］. Radiology,1997,205(2):417-422.

［16］ National Comprehensive Cancer Network. NCCN Clinical Practice Guidelines in Oncology:Breast Cancer Screening and Diagnosis V. 1. 2019.［EB/OL］.［2020-06-10］. http://wwwnccnorg/professionals/physician_gls/Breast,2019.

［17］ 李健斌,江泽飞.2019年CSCO BC指南更新要点解读［J］.中国肿瘤外科杂志,2019,11(3):155-160.

［18］ 宋尔卫,苏逢锡.乳腺癌保乳治疗［M］.北京:人民卫生出版社,2014.

［19］ Esbona K,Li Z,Wilke L G. Intraoperative imprint cytology and frozen section pathology for margin assessment in breast conservation surgery:a systematic review［J］. Ann Surg Oncol,2012,19(10):3236-3245.

［20］ Cardoso J S,Cardoso M J. Towards an intelligent medical system for the aesthetic evaluation of breast cancer conservative treatment［J］. Artif Intell Med,2007,40(2):115-126.

［21］ Bartelink H,Horiot J C,Poortmans P M,et al. Impact of a higher radiation dose on local control and survival in breast-conserving therapy of early breast cancer:10-year results of the randomized boost versus no boost EORTC 22881-10882 trial［J］. J Clin Oncol,2007,25(22):3259-3265.

［22］ Coles C E,Wilson C B,Cumming J,et al. Titanium clip placement to allow accurate tumour bed localisation following breast conserving surgery:audit on behalf of the IMPORT Trial Management Group［J］. Eur J Surg Oncol,2009,35(6):578-582.

［23］ 张凯恋,林菲,张芬,等.右乳腺癌保乳术后留置银夹对后程同步整合补量调强放射治疗瘤床靶区作用［J］.生物医学工程与临床,2016,2016(2):157-161.

［24］ 刘玉村,朱正纲.外科学:普通外科分册［M］.北京:人民卫生出版社,2015.

［25］ Giuliano A E,Hunt K K,Ballman K V,et al. Axillary dissection vs no axillary dissection in women with invasive breast cancer and sentinel node metastasis:a randomized clinical trial［J］. JAMA,2011,305(6):569-575.

［26］邵志敏,沈镇宙,徐兵河.乳腺肿瘤学［M］.2 版.上海:复旦大学出版社,2018.

［27］Cardoso F,Kyriakides S,Ohno S,et al. Early breast cancer:ESMO Clinical Practice Guidelines for diagnosis, treatment and follow-up［J］. Annals of oncology,2019,30:1674.

［28］邵志敏,江泽飞,李俊杰,等.中国乳腺癌新辅助治疗专家共识(2019 年版)［J］.中国癌症杂志,2019, 29(5):390-400.

［29］Boughey J C,Ballman K V,Le-Petross H T,et al. Identification and Resection of Clipped Node Decreases the False-negative Rate of Sentinel Lymph Node Surgery in Patients Presenting With Node-positive Breast Cancer (T0-T4,N1-N2) Who Receive Neoadjuvant Chemotherapy［J］. Ann Surg,2016,263(4):802-807.

［30］Kuehn T,Bauerfeind I,Fehm T,et al. Sentinel-lymph-node biopsy in patients with breast cancer before and after neoadjuvant chemotherapy (SENTINA):a prospective, multicentre cohort study［J］. Lancet Oncol, 2013,14(7):609-618.

［31］Boileau J-F,Poirier B,Basik M,et al. Sentinel Node Biopsy After Neoadjuvant Chemotherapy in Biopsy-Proven Node-Positive Breast Cancer:The SN FNAC Study［J］. Journal of Clinical Oncology, 2015, 33 (3): 258-264.

［32］Caudle A S,Yang W T,Krishnamurthy S,et al. Improved Axillary Evaluation Following Neoadjuvant Therapy for Patients With Node-Positive Breast Cancer Using Selective Evaluation of Clipped Nodes:Implementation of Targeted Axillary Dissection［J］. J Clin Oncol,2016,34:1072-1078.

［33］Skinner K A,Silberman H,Sposto R,et al. Palpable breast cancers are inherently different from nonpalpable breast cancers［J］. Ann Surg Oncol,2001,8(9):705-710.

［34］Corsi F,Sorrentino L,Bossi D,et al. Preoperative Localization and Surgical Margins in Conservative Breast Surgery［J］. Int J Surg Oncol,2013,2013:1-9.

［35］El-Didi M H,Moneer M M,Khaled H M,et al. Pathological Assessment of the Response of Locally Advanced Breast Cancer to Neoadjuvant Chemotherapy and Its Implications for Surgical Management［J］. Surgery Today,2000,30(3):249-254.

［36］Zhang B,Wang K. Breast Conservation after Neoadjuvant Chemotherapy:The MD Anderson Cancer Center Experience［J］. Journal of Clinical Oncology,2004,22(12):2303-2312.

［37］Li S,Liu J,Yang Y,et al. Impact of atypical hyperplasia at margins of breast-conserving surgery on the recurrence of breast cancer［J］. J Cancer Res Clin Oncol,2014,140(4):599-605.

［38］张斌.正确认识乳头溢液的临床意义提高乳腺疾病的诊断水平［J］.中国实用外科杂志,2005,25(2): 68-69.

［39］马榕,吴土金.乳头溢液的诊断及对策［J］.中国实用外科杂志,2016,36(7):738-741.

［40］Zhao S,Gai X,Wang Y,et al. Diagnostic Values of Carcinoembryonic Antigen, Cancer Antigen 15-3 and Cancer Antigen 125 Levels in Nipple Discharge［J］. The Chinese journal of physiology,2015,58(6): 385-392.

［41］马榕,王建丽,祝志强.乳腺导管内乳头状肿瘤术式选择及评价［J］.中国实用外科杂志,2011,2011 (10):959-960.

第六章

组织标记在乳腺疾病病理精准
取材和诊断中的应用

乳腺疾病的规范化病理诊断是规范化治疗的基础。只有在病理诊断规范的基础上才能体现出个体化诊疗的优势。精准医疗对临床病理学提出了更高的要求,行业规范的制定和实施、多学科的交流与合作、质控体系的建立与质量的持续改进,都是乳腺病理规范化发展的重要保障。

第一节　组织标记在乳腺疾病病理精准
取材中的适用范围

一、不可触及的乳腺病灶定位

不可触及的乳腺病灶可分为两种:①有症状的 NPBL:乳头溢液、溢血,如导管内乳头状瘤小病灶、导管扩张症等;②无症状的 NPBL:仅为影像或筛查检出的 NPBL,如微小钙化灶、B 超发现的小结节等。这类病变不但临床不可触及,在病理标本肉眼大体检查中也非常容易被遗漏,导致临床检查结果与病理报告出现不符合或者"假阴性"的情况。如果手术前,临床医生对相应病灶进行组织标记定位,不但有助精准切除病灶,也有助于病理医生发现细小病灶,从而精准取材,避免遗漏重要病变,特别是钼靶 X 线检查发现的微小钙化病灶中存在的导管原位癌。

二、残腔定位

对已行肿物活检术确诊为恶性肿瘤需要进行二次手术的患者,术前应做 B 超或钼靶对发现的残留病灶进行组织标记定位。病理医生根据组织标记定位从而做到精准取材,发现残留病灶。

三、新辅助治疗后乳腺残留病灶定位

乳腺癌新辅助治疗后出现病理学完全缓解(pathologic complete response,pCR)是预后良好的指标,但大多数患者无法达到 pCR,非 pCR 改变包括从病变完全消失到无治疗反应的一系列变化。由于大多数病例化疗后瘤床的浸润癌分布不均匀,病理医生仅凭肉眼难以准确评估残存肿瘤病灶的方位和数目。2015 版和 2020 版乳腺癌新辅助治疗的病理诊断专家共识[1,2]均推荐在行空芯针穿刺活检时于肿瘤所在部位放置金属标记物,以免新辅助治疗后肿瘤退缩难以辨认瘤床。若不具备放置标记物的条件,可在新辅助治疗前根据肿瘤大小和影像学对肿瘤表面皮肤进行标记(如文身定位)。

四、新辅助治疗后腋窝淋巴结定位

由于新辅助治疗后腋窝淋巴结常常出现纤维化或者萎缩的情况,导致病理医生取材时难以识别出阳性淋巴结。乳腺癌新辅助治疗的病理诊断专家共识[1,2]推荐对于新辅助治疗前腋窝淋巴结穿刺为阳性的患者,可考虑在阳性淋巴结部位放置金属标记,将有助于病理医生有针对性取材及后续进行疗效评估。

第二节 组织标记在乳腺疾病病理
精准取材中的具体应用

一、乳腺疾病病理标本的定位标记识别

(一) 规范化填写病理组织送检申请单

临床医生需根据送检组织类型选用合适的组织标记进行定位,以明确病灶(肿瘤或瘤床)部位,同时应在病理组织送检申请单上注明采用了具体何种组织标记,以及肿物数量和大致方位、象限等信息。有助于病理医生全面了解临床资料,根据相关提示迅速找到组织标记重点取材,避免遗漏重要病变。

(二) 病理医生与临床医师密切沟通

病理医生取材前需详细阅读病理组织送检申请单,明确手术标本类型、有无放置组织标记,了解是否经过新辅助治疗、是否为保乳手术及标本切缘情况等信息[3,4]。如出现临床信息与标本不符或组织标记、肿物不明确等情况需及时与手术医师沟通。

二、乳腺癌病理精准取材规范的一般原则

(一) 测量

测量标本的三维长度及附带皮肤面积,旨在进一步明确肿瘤的部位及其与各个切缘的关系。按照解剖方位,以 0.5cm 的间隔将标本连续切开,确定肿物位置、测量肿物大小及其距各个切缘的距离。如果有多个病灶,还要测量各个病灶之间的距离,必要时画图或拍照记录。

(二) 取材规则

1. 当肿瘤直径<2cm 时,要全部取材。对于大的肿物,将肿瘤最大切面取材,其余包含肿瘤的组织片,每片至少取 1 块。肿瘤的取材应包括周围部分正常组织,这样便于发现有无周围淋巴管和血管侵犯。

2. 紧邻肿瘤的组织片,每片至少要取 1 块,镜下确认有无肿瘤组织。

3. 所有 X 线提示可疑的地方均应取材,例如导管原位癌、治疗后的瘤床、局部钙化区。

4. 每个切缘至少要取 1 块,如果病变部位贴近切缘,取切缘时最好能带一部分病变组织,便于镜下精确测量病变距切缘的距离。

美国 MD 安德森癌症中心(MD Anderson Cancer Center,MDACC)采用标本 X 线拍摄系统,标本拍摄后,存入电子信息系统,在电脑上可直接查看。还可直接打印 X 线图片,用于标记取材部位、编号、组织名称等,使取材部位与肿瘤及周围组织的关系一目了然。MDACC 对乳腺癌标本取材特别强调重视肿瘤与周围正常组织的交界,及其与各个切缘之间的距离,通

过大体描述、X 线片定位和镜下病理诊断相结合,以达到对肿瘤的精准诊断[5]。

三、不可触及乳腺病灶的取材

临床对不可触及乳腺病灶但存在乳头溢液或溢血症状或 X 线片提示钙化的病例,通常在可疑的病变部位放置组织标记。

(一) 乳头溢液或溢血症状的病例

我们医院乳腺外科医生对于怀疑导管内肿瘤而送检的标本,一般都有亚甲蓝及金属丝标记,亚甲蓝及金属丝的走行即为乳腺内大导管的走行。病理医生应垂直于标记导管书页状切开乳腺组织,仔细观察是否有扩张的导管及囊肿,描述其直径。应注意囊内壁是否光滑或者导管内是否有内容物,内容物的质地、颜色以及与管壁的关系。如果内容物极易脱落,应单独取材,体积较小者应用纱布包裹。取材组织块应包括组织标记标记区和触诊呈实性的区域,如果仅为扩张的导管,取 2~3 块即可。如果为囊性病变,则重点取囊壁粗糙区[6](图 6-2-1、图 6-2-2)。

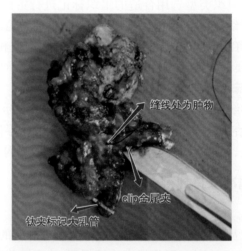

图 6-2-1　乳头溢液:手术切除标本中定位夹定位为可疑肿物处

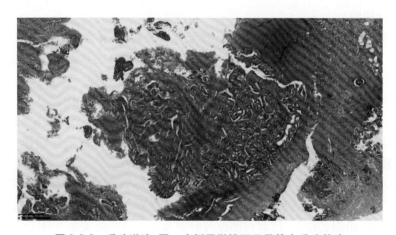

图 6-2-2　乳头溢液:同一病例显微镜下示导管内乳头状癌

（二）X 线片提示钙化的病例

病理医生接收标本后首先要查看送检单的内容,根据提示找到放置有组织标记的钙化灶区域,着重对可疑病变详细观察和记录,描述病变数量、形状、颜色、质地等,测量病变大小及到切缘或皮肤的最小距离。其他未做标记的区域也应按照乳腺取材的一般原则间隔 0.5cm 书页状切开,仔细观察有无肿块或结节。取材组织块应包含所有放置了组织标记的钙化灶,以及周围检出的可疑病变(图 6-2-3~图 6-2-6)。

四、残腔定位标本的取材

对于前期活检确诊为癌需行二次手术的患者,临床医生术前会为患者做 B 超或钼靶,同时对残留病灶则进行组织标记定位。对这种类型标本的取材方法如下。

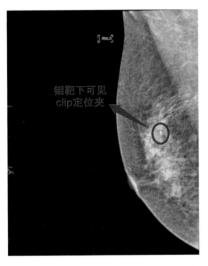

图 6-2-3　钼靶示乳腺内微小钙化灶及定位夹

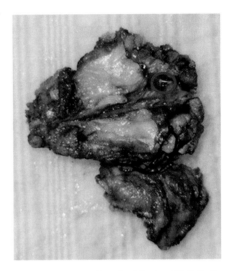

图 6-2-4　同一病例术后标本可见定位夹

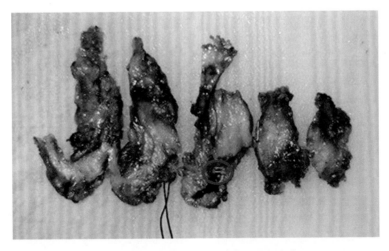

图 6-2-5　标本间隔 0.5cm 呈书页状平行切开

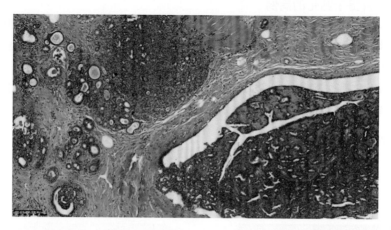

图 6-2-6 显微镜下示导管内乳头状瘤及硬化性腺病,伴钙化

（一）确定标本方位、找到组织标记、测量和描述

病理医生接到标本后首先应根据临床医生在送检单上提供的文字或图形信息确定标本的正确方位,找到残腔和肿物所在的象限,测量标本的三维和附带皮肤面积。描述乳头(表面是否有凹陷、倒置、不规则)及皮肤(是否有橘皮样改变、溃疡、可触及的肿块及其他病变)的异常[7],检查标本的表面及基底。按照解剖方位将标本连续切开,检查之前乳腺局部切除后的周围组织,找到组织标记定位的病灶。此外,还要检查其余乳腺实质中有无异常,质地较硬的组织可能是残余肿瘤组织(图 6-2-7~图 6-2-10)。

（二）残腔定位标本取材需注意的问题

1. 对于肿瘤的取材,遵循乳腺疾病病理精准取材的一般原则。

2. 如果肿瘤侵犯皮肤或靠近皮肤,取材时则要包含皮肤;剩余组织中任何有异常的部位均应取材。

3. 乳头的取材与国内规范相同[8]:从乳头基底部将乳头取下,乳头基底部水平面取 1 块,然后按照垂直于基底的方向将乳头连续切开,全部取材。

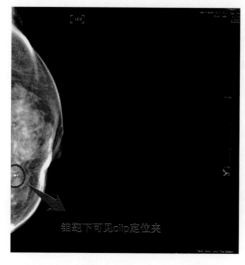

图 6-2-7 钼靶示乳腺残腔处放置定位夹

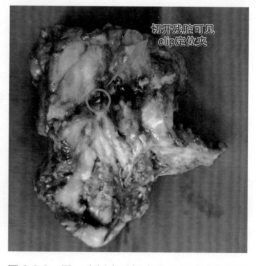

图 6-2-8 同一病例术后标本残腔处可见定位夹

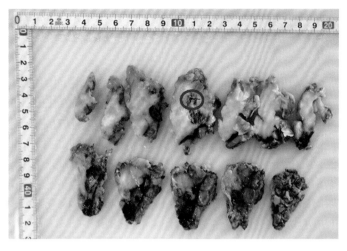

图 6-2-9 标本呈书页状切开

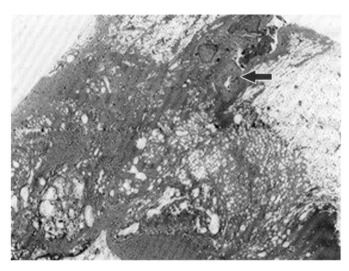

图 6-2-10 显微镜下示残腔边缘肉芽组织和大量泡沫样细胞增生,并见导管原位癌(箭头示)残留

4. 没有肿瘤的象限,每个象限至少取 2 块;切缘通常各取 1 块。

5. 仔细寻找腋窝淋巴结,记录数量和大小,一般至少要找到 10 枚淋巴结。

五、新辅助治疗后乳腺残留病灶的取材

(一) 明确病灶位置

1. 经过新辅助治疗后肿瘤体积往往缩小,病理医生在检查乳腺标本时仅凭肉眼很难发现残存的肿瘤组织,需要借助于临床医生在新辅助治疗前放置的组织标记物,能很好地标记出肿物或治疗后瘤床所在的部位。病理医生在对新辅助治疗后的乳腺标本取材时一定要注意寻找组织标记物指示的瘤床位置[9,10],做到精准取材。

2. 如有明确定位(皮肤文身、金属夹等其他),则在定位对应的区域寻找;如未明确定位(仅做术前定位/未做任何定位),则应根据大体标本解剖标志辨明象限,查看临床诊断时记

录的肿块所在象限,在该象限内寻找。如果标本带有定位针,应在切开标本之前去掉定位针,抽出定位针时应从位于组织内的末端抽出,而不是从位于组织外的游离端抽出,以免破坏病变组织的完整性。

（二）病灶大小测量及取材

1. **全乳切除标本**　每隔0.5~1cm平行切分,仔细查找各切面的病灶,对明确定位的标本于标记下方对应的区域测量三径,并取材;测量残余肿瘤或纤维化瘤床的三维径线。乳腺癌新辅助治疗的病理诊断专家共识[2]建议参照新辅助治疗前肿瘤的大小和范围,先按每1cm取1块的原则对病灶进行取材。初次取材镜下未见残余肿瘤者,如果大体标本中有明确的病变或瘤床,建议将其全部取材。如果大体标本中缺乏明确的病变或瘤床,则应尽可能多取材,必要时根据治疗前肿瘤所在位置将对应组织全部取材。有条件的单位可进行标本照相或绘图,标注取材蜡块位置,以便重建残余肿瘤范围。大体检查未找到明确肿瘤或瘤床者需在取材记录中注明。

2. **保乳标本**　间隔0.3~0.5cm切分标本、仔细查找病灶。取材的基本原则参照全乳标本。最大径小于5cm的保乳标本可考虑全部取材[3,4]。

3. 沿垂直于标本的长轴(通常为内外侧轴)依次连续剖开,每块组织应尽量薄些(厚度0.2cm)且厚薄尽量均匀。因为这对于测量病变的最大径很重要,当病变的最大径为左右径时,可将病变所累及的组织块数目累加起来得出肿瘤的最大径。

4. 如果肿瘤直径小于2cm应全部包埋,尽量将完整的肿瘤横断面放在一个包埋盒中,以便在显微镜下测量浸润性癌的大小,大的肿瘤取完整的最大截面放在多个包埋盒中。在肿瘤累及的最大面上取相应部位的切缘,以便在显微镜下测量病变距切缘的距离。所有影像学可疑的部位都要取材,对于没有肿块的病变如怀疑导管内癌,在影像学标记的病变周围也应取材(图6-2-11~图6-2-17)。

（三）新辅助治疗后肿瘤大小的测量

新辅助治疗可使部分患者的肿块缩小甚至完全消失。临床上一般通过触诊及影像学检查来判断肿瘤缩小的程度。新辅助治疗后肿瘤的退缩有两种模式。

1. **向心性退缩**　肿瘤向心性缩小,形成较原来肿块体积小的瘤灶,此时肿瘤大小据实测量。

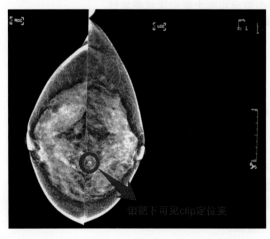

图6-2-11　钼靶示乳腺新辅助治疗后原肿物瘤床处见定位夹

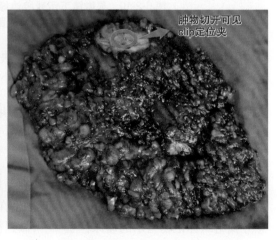

图6-2-12　同一病例术后标本肿物内见定位夹

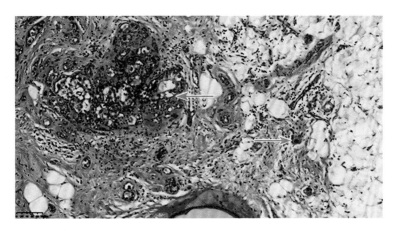

图 6-2-13　显微镜示新辅助治疗后残留散在癌细胞和导管原位癌

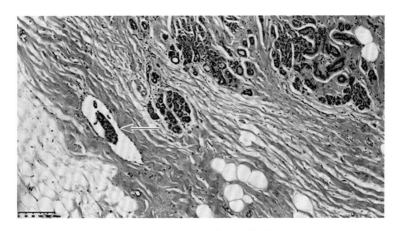

图 6-2-14　显微镜示脉管内癌栓（箭头处）

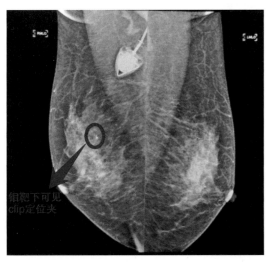

图 6-2-15　钼靶示新辅助治疗后原肿物瘤床处见定位夹

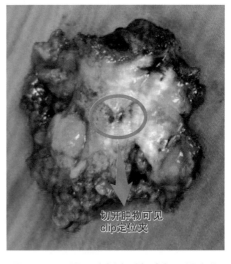

图 6-2-16　同一病例术后标本切开见定位夹,但未见明显肿物

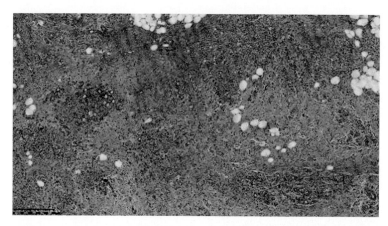

图 6-2-17 显微镜下示胶原纤维增生,伴透明变性及硬化性腺病,未见癌残留

2. 非向心性退缩 即肿瘤退缩呈散在多灶,大体上肿块的大小可能与新辅助治疗前没有明显差别或较前缩小,但其中肿瘤细胞的密度发生了明显变化。

乳腺癌新辅助治疗后的病理诊断专家共识(2020 版,以下简称为 2020 版专家共识)[1]建议:如果镜下存在可以清楚识别的单个浸润病灶,需报告单个浸润病灶的最大径,存在多个病灶时需注明。在非向心性退缩的肿瘤中,肿瘤细胞常呈小簇或单个散布在纤维化间质中,当难以确定明确的单个浸润病灶时,可说明肿瘤细胞的分布情况,并报告浸润性肿瘤细胞的总体范围。

六、新辅助治疗后腋窝淋巴结的取材

(一)新辅助治疗后腋窝淋巴结的形态学变化

新辅助治疗后,腋窝淋巴结通常萎缩变小。淋巴结可表现为淋巴细胞明显减少、间质纤维化伴组织细胞浸润,取代淋巴结结构,提示转移癌化疗后完全缓解[11]。由于新辅助治疗前后腋窝淋巴结的形态学变化较大,对新辅助治疗前阳性淋巴结放置标记物,术中采用双示踪方式,探及 3 枚前哨淋巴结可以降低新辅助治疗后前哨淋巴结活检的假阴性率[12]。对于新辅助治疗,除报告组织学上有转移的淋巴结数目之外,也应该报告伴或不伴癌细胞但有明显治疗反应(例如纤维化)的淋巴结数目。

(二)取材方法

1. 对放置有组织标记物的淋巴结要重点取材并记录,以便评估新辅助治疗前后腋窝淋巴结的形态学变化。具体取材方法为垂直于淋巴结长轴,每隔 2mm 切开,全部包埋。

2. 对标本中找到的其他全部淋巴结也要进行取材,注意需附带淋巴结周围的结缔组织,以评估是否存在淋巴结和结外肿瘤扩散[13]。具体取材方法为沿淋巴结最大径剖开后取 1 个最大切面包埋(图 6-2-18~图 6-2-20)。

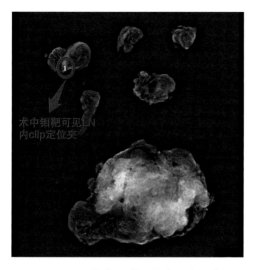

图 6-2-18　钼靶示淋巴结内见定位夹

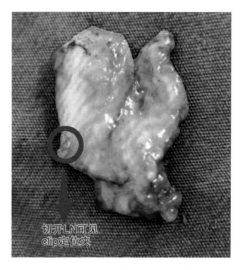

图 6-2-19　同一病例术后淋巴结标本切开见定位夹

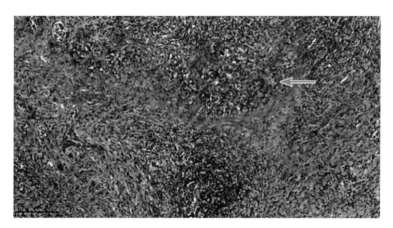

图 6-2-20　显微镜下示淋巴结胶原纤维明显增生,并见转移癌(箭头处)

第三节　组织标记在乳腺疾病病理诊断中的应用

一、乳腺癌新辅助治疗后形态学改变

(一)瘤床

显微镜下,瘤床表现为纤维性或纤维黏液样间质,伴多少不等的组织细胞、淋巴细胞和异物巨细胞浸润,可见含铁血黄素沉积,缺乏正常乳腺腺体成分。

(二)残留的癌组织

可表现为纤维化间质内广泛散在的单个细胞、条索状或巢状聚集的细胞团,或表现为体积缩小的较大肿块。治疗引起的细胞形态学改变包括:胞质嗜酸性增强且出现胞质内空泡,细胞核增大,有多核细胞,出现空泡状染色质[14]。在一些病例,残留癌细胞与组织细胞可能难以鉴别,需要通过免疫组化染色进一步识别,从成本效益角度考虑,对经组织标记确认为原发灶的组织块进行免疫组化染色对患者是最为获利的。

（三）淋巴结的改变

乳腺癌新辅助治疗后的淋巴结状态分为 4 类[2]：第一类是淋巴结中有转移癌，且伴有治疗后改变；第二类是淋巴结中有转移癌，但缺乏治疗后改变；第三类是淋巴结中未见转移癌细胞，但可见治疗后改变，提示该淋巴结在治疗前有癌转移；第四类是淋巴结中未见转移癌细胞，且缺乏治疗后改变。新辅助治疗后淋巴结状态是影响患者预后的重要因素[3,4]，伴有治疗反应的淋巴结数量与患者术后腋窝辅助放疗决策相关。2020 版专家共识建议除了报告有转移癌的淋巴结数目，同时报告伴有治疗反应的淋巴结数量。

二、新辅助治疗后疗效评估

新辅助治疗病理评估的多种方法中，原发灶残存肿瘤的状况是判定肿瘤对新辅助治疗反应的主要指标。由于治疗前后肿瘤体积和形态出现明显变化，病理评估往往需要借助组织标记来辅助判断原发灶的大小和残留肿瘤的数量。病理医生在组织标记的帮助下确认瘤床后，必须尽力识别残留肿瘤，只有经过全面取材及组织学观察确认无任何肿瘤残留后，才能做出病理学完全缓解（PCR）的诊断。

三、乳腺癌新辅助治疗后病理评估系统

目前常用的新辅助治疗病理评估系统包括 Miller-Payne（MP）系统、残余肿瘤负荷（residual cancer burden,RCB）评估系统、Chevallier 系统、Sataloff 系统等，各评估系统各有优缺点。这些评估系统大多将治疗后反应分为 pCR 和非 pCR 两大类，而对于非 pCR 的患者，不同的评估系统按缓解程度进一步分类（表 6-3-1）。欧美地区常用 RCB 系统，国内病理界常用 MP 系统。

表 6-3-1　乳腺癌新辅助治疗后评估系统比较：病理评估

评估系统名称	乳腺评估因素	乳腺 pCR	是否包括淋巴结	部分缓解分几级
B-18[13]	浸润癌的任何治疗效应	无浸润癌	是[a]，最大转移灶的大小	1
Chevallier[15]	浸润癌的存在和硬化、纤维化	无浸润性或原位癌	是	1
Sataloff[16]	浸润癌的存在治疗效应的存在	完全或近乎完全治疗效应	是，±治疗效应	2
Miller-Payne[17]	浸润癌的存在细胞密度	无浸润癌	否	3
RCB（残留癌负荷）[18]	瘤床的二维大小残留浸润癌的细胞密度	无浸润癌	是，数量和最大灶的大小	2（使用具体的分值）
AJCC(y)[19]	浸润癌的大小	无浸润癌	是，数量	4
Pinder[11]	残留肿瘤的百分比	无浸润癌	是，存在反应证据	乳腺：3 淋巴结：1

注：AJCC，美国癌症联合会；pCR，病理完全缓解；[a] 淋巴结状态与生存的关系将独立于乳腺缓解而单独分级

四、用于乳腺癌新辅助治疗的 Miller-Payne 分级系统

Miller-Payne 分级系统通过比较新辅助治疗前后的组织学特征进行分级:①1 级:没有改变,或单个肿瘤细胞有部分改变,但总体上细胞数量不减少;②2 级:少量肿瘤细胞减少,但总体上细胞数量仍高,最多减少 30%;③3 级:估计肿瘤细胞减少 30%~90%;④4 级:肿瘤细胞明显消失,仅残留小簇的广泛散在的单个肿瘤细胞,肿瘤细胞消失>90%;⑤5 级:切片上肿瘤部位未见肿瘤细胞;仅保留血管纤维性间质,通常含有巨噬细胞,但是可存在导管原位癌。

Miller-Payne 分级系统是目前使用最广泛的分级系统,其分类依据是对比穿刺标本,评估治疗后乳腺标本残余肿瘤细胞比治疗前减少的比例。缺点是没有评估腋窝淋巴结的反应,而淋巴结内残留肿瘤似乎是比乳腺内存在残留病灶更重要的预后因素;穿刺标本取材有限,有时不能代表整个肿瘤的细胞密度。

五、残余肿瘤负荷系统

残留癌负荷系统由美国 MD 安德森癌症中心的研究者提出,评估的要素包括肿瘤二维大小、肿瘤细胞数量、原位癌比例、有转移的淋巴结数目和最大淋巴结转移灶的大小。这些因素通过网络计算器进行整合,产生一个连续变量,来界定残留癌负荷四级分类。RCB 评分已经显示与患者预后相关[18]。

用于乳腺癌新辅助治疗后的 RCB(残余肿瘤负荷)系统:①RCB 0:乳腺或淋巴结内无癌;②RCB Ⅰ:部分反应,微小残留病变;③RCB Ⅱ:部分反应,中等残留病变;④RCB Ⅲ:化疗耐受,广泛残留病变。

RCB 0 和 RCB Ⅰ 患者预后较好,远处复发风险低。RCB 系统的评估具有可重复性,适用于不同亚型乳腺癌治疗后的病理评估。乳腺癌新辅助治疗的病理诊断专家共识(2020版)[2]建议各级病理科结合单位实际情况选择一种病理评估系统对乳腺癌的新辅助治疗疗效进行评估。

(曾韵洁　龚畅　侯景辉　王林　钟嘉杰)

参考文献

[1] 杨文涛,步宏.乳腺癌新辅助化疗后的病理诊断专家共识[J].中华病理学杂志,2015,44(4):232-236.

[2] 魏兵,杨文涛,步宏.乳腺癌新辅助治疗的病理诊断专家共识(2020 版)[J].中华病理学杂志,2020,49(4):296-304.

[3] Mrkonjic M,Berman H K,Done S J,et al. Breast specimen handling and reporting in the post-neoadjuvant setting:challenges and advances[J]. J Clin Pathol,2019,72(2):120-132.

[4] Baker G M,King T A,Schnitt S J. Evaluation of breast and axillary lymph node specimens in breast cancer patients treated with neoadjuvant systemic therapy[J]. Adv Anat Pathol,2019,26(4):221-234.

[5] 昝丽坤,谈东风.乳腺大体标本取材:美国 MD 安德森癌症中心乳腺癌标本取材介绍[J].中华病理学杂志,2017,46(8):521-524.

[6] 陈杰.病理标本的检查及取材规范[M].北京:中国协和医科大学出版社,2013.

[7] Wedemeyer G. Protocol for the examination of specimens from patients with invasive carcinoma of the breast[J]. Arch Pathol Lab Med,2010,134(4):505.

[8] 《肿瘤病理诊断规范》项目组.肿瘤病理诊断规范(乳腺癌)[J].中华病理学杂志,2016,45(8):

525-528.

［9］ Patel J,Jenkins S. A technique for marking oncological breast tissue specimens［J］. Ann Med Surg(Lond),
2016,7:7-8.

［10］ Taylor D. What to look for on a breast specimen radiograph:lessons learnt［J］. BMJ Case Rep,2015,2015:
undefined.

［11］ Pinder S E,Provenzano E,Earl H,et al. Laboratory handling and histology reporting of breast specimens from
patients who have received neoadjuvant chemotherapy［J］. Histopathology,2007,50(4):409-417.

［12］ 中国乳腺癌新辅助治疗专家组. 中国乳腺癌新辅助治疗专家共识(2019 年版)［J］. 中国癌症杂志,
2019,29(5):390-400.

［13］ Fisher E R,Wang J,Bryant J,et al. Pathobiology of preoperative chemotherapy:findings from the National
Surgical Adjuvant Breast and Bowel(NSABP) Protocol B-18［J］. Cancer,2002,95(4):681-695.

［14］ Sneige N,Page D. Diagnostic approaches to the pathology of primary breast cancer before and after neoadju-
vant chemotherapy［J］. Sermin Breast Dis,2004,7:79-83.

［15］ Chevallier B,Roche H,Olivier JP,et al. Inflammatory breast cancer. Pilot study of intensive induction chemo-
therapy(FEC-HD) results in a high histologic response rate［J］. Am J Clin Oncol,1993,16(3):223-228.

［16］ Sataloff D M,Mason B A,Prestipino A J,et al. Pathologic response to induction chemotherapy in locally ad-
vanced carcinoma of the breast:a determinant of outcome［J］. J Am Coll Surg,1995,18(3):297-306.

［17］ Ogston K N,Miller I D,Payne S,et al. A new histological grading system to assess response of breast cancers
to primary chemotherapy:prognostic significance and survival［J］. Breast,2003,12(5):320-327.

［18］ Symmans W E,Peintinger F,Hatzis C,et al. Measurement of residual breast cancer burden to predict survival
after neoadjuvant chemotherapy［J］. J Clin Oncol,2007,25(28):4414-4422.

［19］ Amin M B,Edge S B,Greene F L,et al. AJCC cancer staging manual［M］. 8th ed. New York:Springer,2017.

第七章

乳腺组织标记物应用的发展和创新

第一节 乳腺组织标记物的应用

一、介绍

乳腺组织标记物(breast tissue marker),简称乳腺 Marker。随着乳腺疾病治疗和诊断技术的革新,越来越多的乳腺病变通过影像引导下植入乳腺组织标记物来标记目标病灶,以引导临床实现乳腺疾病的精准诊疗。合理及规范的应用乳腺组织标记物有助于通过乳腺影像实现目标病灶的确认和随访,多发病变的分类诊疗,指导新辅助化疗后病变的精准切除,并帮助病理精准取材等。①临床未能触及的较小病变(直径<1cm)的穿刺或旋切活检术后,可立即于活检术区植入乳腺组织标记物,避免因术区出血或活检抽取标本过多导致影像随访困难,或者再次手术前影像检查无法确认原目标病变的情况;②对于乳腺内的多发病变,可在不同病变内植入不同形状的乳腺组织标记物,以方便临床医生评估不同病变;③乳腺组织标记物:如今更多的恶性肿瘤患者会去选择新辅助化疗,因其可以有效地达到目标,病灶缩小或消失后,从而最终达到患者保留乳房及腋窝的愿望,以及可以避免及减轻手术后对患者身体及心理上过多的创伤,乳腺组织标记物亦广泛应用于新辅助化疗患者病灶的精确定位,保证术中病灶的完整切除并且尽可能避免切除过多正常的乳腺组织,病理科医生也能在大量的乳房标本中轻松及快速地找到目标区域,可以节省大量时间并可以得出准确的病理诊断。

二、组织标记物在乳腺良性病灶中的应用

根据临床需要,影像引导下目标病灶活检术后,可放置乳腺组织标记物以备后续影像随访或手术定位。不同影像检查方法适用于不同类型的乳腺病变,通常选择显示病变最清楚的影像检查方法引导植入乳腺组织标记物。

(一)超声

超声检查及其引导下乳腺组织标记物植入操作简单,无辐射,费用低廉,其已经成为最常用的乳腺检查及活检方法。据文献报道,超声引导下植入的乳腺组织标记物距离病变仅1.1mm[1]。超声检查发现的乳腺病变,可于超声引导下穿刺或者旋切活检术后的残余肿物内或者术区植入乳腺组织标记物,利于肿物的影像随访及再次手术定位。

当目标病变为单一病灶时:若目标病变的活检病理为良性病变,植入乳腺组织标记物有利于残留病灶或术区的随访或二次手术定位;若目标病变的活检病理为恶性病变,植入乳腺组织标记物,能够准确地引导临床医生进行后续的治疗。

当目标肿物为多发病灶时:可在不同病变内或者术区植入不同形状的乳腺组织标记物,以实现不同病变的分类诊疗。若多发病变的活检病理均为良性,植入乳腺组织标记物可以方便临床医生分别随访多发病灶的动态变化;若活检术后单一病灶或部分病灶病理结果为恶性,可通过寻找相应形状的乳腺组织标记物,明确目标肿瘤的位置,指导临床医生的手术定位及后续的治疗。

(二) 乳腺X线

乳腺X线引导下的穿刺活检或旋切活检,适用于超声检查显示不佳的钙化性病变。若病灶活检病理结果为恶性病变或不典型增生,那么就需要再次手术。因此活检术后,在目标区域植入乳腺组织标记物,能够引导术区的精准定位以指导临床精准治疗[2]。

若病灶仅在轴位或斜位片可见时,应该及时植入乳腺组织标记物,有利于患者复查及医生的随访对比,而且可以在随后治疗中的活检手术及开放手术给予明确的指引。

若为单一病灶:在原病灶、穿刺活检术后或微创旋切术后及时的放置乳腺组织标记物,可以有利于原病灶及术后的随访或病理结果恶性或不典型增生时,便于在后续手术中定位目标病灶。

若为多病灶或钙化范围较大时,建议在不同病灶活检后放置不同形状的乳腺组织标记物或在较大钙化的边缘放置多个乳腺组织标记物,便于后续随访疾病变化及若某病灶病理结果为恶性时的手术定位。

若X线提示病灶与其他影像学提示病灶位置不同时,及时和有效地植入不同的乳腺组织标记物,可以明确鉴别是否为同一病灶,便于临床医生的诊断及后续治疗。

(三) MRI

对于仅MRI检查发现的乳腺病变而超声、X线不能发现病灶的情况下,可在MRI引导下活检及放置乳腺组织标记物,方便后续随访和手术定位及与其他检查方法进行随访和定位。

三、组织标记在乳腺可疑恶性及恶性病灶中的应用

(一) 新辅助化疗的应用

乳腺癌新辅助化疗是在近二十年来才兴起的治疗方法,对局部晚期乳腺癌或肿物较大而保乳意愿强烈的患者带来一定治疗效果,并获得国内外指南推荐。通过新辅助化疗实现局部晚期患者的手术选择及满足患者保乳需求,国内外专家已基本达成共识。所以在现如今治疗当中,越来越多的临床医生及患者会去选择新辅助化疗。

乳腺癌新辅助化疗后原发病灶或转移淋巴结在形态及大小上产生了诸多改变。这些变化对后续的疗效评估、手术切除及病理取材和诊断带来巨大挑战,所以新辅助化疗前于原发病灶和转移淋巴结内植入乳腺组织标记夹十分必要。

据此,2015版《乳腺癌新辅助化疗后的病理诊断专家共识》建议:①新辅助化疗前行乳腺肿物粗针穿刺活检时放置乳腺组织标记物以免化疗后肿物退缩难以辨认瘤床;②对于新辅助化疗前腋窝淋巴结穿刺为阳性(淋巴结转移)的患者,建议在阳性淋巴结部位放置乳腺组织标记物[3]。

拟行新辅助治疗的患者,无论患者是否后续将接受保留乳房手术,建议新辅助治疗前原

发灶中心放置乳腺组织标记物,有助于疗效的评估、手术定位以及术后病理评估。若为多病灶或卫星灶存在时,建议原发病灶内和卫星病灶内放置不同形状的乳腺组织标记物。

新辅助化疗在早期的临床研究中提示可以达到 pCR 约为 20%[4]。而在 HER2 阳性乳腺癌采用了化疗联合曲妥珠单克隆抗体治疗后 pCR 率可以高达 60% 以上[5]。此时无论是临床体检或影像学检查都很难辨认原发病灶的位置,而放置的乳腺组织标记物存在指导价值[6]。乳腺组织标记物将有助于诊断科医师查找及评估原发肿瘤,有助于外科医师术前对肿瘤的定位,有助于病理科医师寻找瘤床。特别对新辅助治疗后全乳切除的标本,若原发肿瘤达到 CR,难以通过肉眼寻找原发病灶的位置,乳腺组织标记物的放置也有助于病理科医师准确定位以及更好的病理诊断和疗效评估[7]。

新辅助治疗的目的之一就是让更多的中晚期及肿物较大的患者能接受保乳手术,乳腺组织标记物的放置将有助于提高新辅助治疗后保乳房手术的成功率。对于临床中触及不到肿块的患者进行保乳房手术,活检时放置乳腺组织标记夹并在术前予以乳腺金属定位导丝或者体表标记,将有效指导手术切除并降低切缘阳性率,尤其超声定位下放置乳腺组织标记物的切缘阴性率达 89.3%,再次切除率从 42% 降低到 10.7%,切除的组织量也更少[8]。安德森癌症中心的一项研究发现放置乳腺组织标记物的患者有更好的 5 年局部控制率(98.6% vs 91.7%)[9]。因此,新辅助治疗前放置乳腺组织标记物将有助于病灶定位以及保留乳房手术成功率,更将改善患者预后。

新辅助化疗前淋巴结阳性的患者有 30%~40% 在新辅助化疗后将转为阴性[10],HER2 阳性患者接受曲妥珠单克隆抗体联合化疗后,淋巴结转阴率更高达 70%[11]。

新辅助化疗前于阳性淋巴结内植入乳腺组织标记物,可以提高阳性淋巴结的手术切除率,及提高新辅助治疗后前哨淋巴结活检的成功率,有效减少腋窝清扫后上臂水肿的并发症。因此,切除新辅助治疗前被确认有转移的淋巴结并评估其治疗后的状态,乳腺组织标记物的植入至关重要。目前推荐新辅助治疗前于超声引导下于阳性淋巴结内植入乳腺组织标记物[12]。

(二)手术前的应用

若乳腺病变活检病理为恶性病变或腋窝淋巴结活检病理为转移时,可于影像引导下于乳腺原发残余病变内、乳腺术区或转移淋巴结内放置乳腺组织标记物,可为外科医生的手术方式提供精准的指导。

提高手术切缘阴性率及增加阳性淋巴结检出率。若乳腺原发病灶为多发时,建议放置不同形状乳腺组织标记物的用于区别。

(三)手术术中及术后的应用

在手术中,尤其在保乳手术中,于保乳手术标本不同方向的边缘放置不同的乳腺组织标记物可以指导病理医生取材,并有助于指导阳性边缘的再次精准切除。此外,于保乳术区边缘放置乳腺组织标记物,可以有效地指导患者后续的治疗(如放疗)及随访。

四、结语

随着乳腺肿瘤诊疗水平的不断提高,乳腺组织标记物在临床上的应用日益广泛,能够有效地指导乳腺不可触及的较小病灶、活检术区或新辅助化疗后明显退缩病灶的术前定位,术中指导及术后随访。多项研究提示了乳腺组织标记物在乳腺疾病诊疗中的临床价值、安全性及可靠性。此外,国内乳腺组织标记物的应用较国外仍有一定差距,国内缺乏相应指南和规范,需要更多的临床研究予以补充。

第二节　新技术的发展与创新

乳腺病灶组织标记现已广泛应用于乳腺病灶的病理活检、手术定位、随访及复查,定位标记技术显著提高了医生对患者在整个诊疗过程中病情的掌控。现应用于临床中的定位技术主要为体表标记、金属定位导丝、组织标记定位夹三种,已于上文详细介绍。然而随着技术发展,无线技术在乳腺病灶组织定位的应用愈加广泛。无线定位技术原理为通过探头识别提前放置于病灶的标签所发射出的物理射线,从而术中对标签进行实时定位,实现病灶的精准定位,有利于降低切缘阳性率和重复手术率,提高乳腺病灶治疗疗效。其相比于传统组织标记定位技术,具有标签对组织无物理性损伤、可在人体放置时间相对较长等优势。尤其在触诊阴性的乳腺病灶治疗中有较多应用。在此对目前研究较为完善的无线乳腺组织定位技术进行介绍。

一、放射性粒子定位

放射性粒子定位(radioactive seeds localization,RSL)是一项最初为 NPBL 设计研发的乳腺组织定位系统,由注入病灶的放射性粒子与可探测粒子发出射线的探测器组成,术前可利用穿刺针将放射性粒子推入病灶处,术中利用探测探头定位放射性浓聚处,从而在切除病变组织的同时移除粒子[13]。

RSL 选取大小约为 4.0mm×0.8mm 的球形钛粒子,由金属铜包被的金核心(gold core)和金属铝组成,核心部分再由放射性^{125}I 包被。粒子放射性活度为 0.1~0.3mCi,半衰期为 60天,可发射峰值为 27keV 的 γ 射线[14-16]。射线的穿透力较弱(约 17mm),不易产生热点而对周围脏器组织造成损伤[17]。美国核管理委员会(Nuclear Regulatory Commission,NRC)认为^{125}I 颗粒对人体的射线暴露是安全的,并且^{125}I 需要在放射性材料专业人士的指导下使用[15]。NRC 发布了针对放射性粒子的使用指南,粒子在患者体内的时间为 5~7 天[18]。另外,在放射性粒子的使用时间内需要负责放射安全的人员全程监管以保证粒子的正确处理、使用和取出[14]。

定位乳腺病灶时,可将粒子提前装入容量为 18G 的穿刺针内,针芯松散的放置于穿刺针内,并在针尖处用骨蜡密封以防止粒子提前扩散[16]。在钼靶或超声引导下穿入穿刺针,一旦针头抵达病灶处随即推动针芯,将粒子通过骨蜡注入病灶。术中可利用手持探头在乳腺表面探测 γ 射线浓聚处,定位乳腺病灶,在探头引导下切除病灶的同时移除放射性粒子[19]。

RSL 定位过程与金属定位导丝定位相似。与导丝定位相比,RSL 具有以下优势:①粒子由探测针注入,植入路径选择无需考虑手术切口位置,同时可根据探测器的准确定位选取最恰当的手术切口,避免正常乳腺组织的过度切除。②术中可随时追踪放射线以保证残腔无放射性残留,实现病灶的完全切除。与金属定位导丝相比,粒子在术中牵拉下发生位移对的概率小,定位相对准确。③粒子半衰期为 60 天,可于术前一周置入,与需手术当天放置的金属定位导丝相比,有较长时间缓解操作带来的焦虑,以更好的状态进行手术。④当病灶数量较多且位于不同象限时,可同时于不同位置的病灶置入粒子,离子间无相互影响,可提高病灶的定位准确性,缩短定位操作时间,从而降低切缘阳性率和再手术率[20]。

多个研究结果显示 RSL 可准确判断乳腺隐匿性病变的位置,活检更加精确[16,21];切缘阳性率及二次手术率更低[21-25]。针对 RSL 在前哨淋巴结、腋窝淋巴结的定位应用也有相关研究及报道[23,26-30]。另外虽然目前无放射性粒子的不良反应报道,但放射性粒子的安全性相关实验有待积累和深入研究。

二、磁性粒子定位

磁性粒子定位(magnetic seeds localization,MSL)是一款近年来研发的乳腺组织定位方法。磁性粒子定位系统由磁性粒子与探测器组成,与 RSL 相似,术前将磁性粒子注入乳腺病灶处,术中利用探测器探头定位磁性粒子所在位置,指导病灶组织的切除,并同时将磁性粒子移除[31]。

磁性粒子为大小约为 5mm×1mm 顺磁性钢铁球形颗粒,由低镍不锈钢制成。目前唯一可购得的磁性颗粒为 MagSeed[32],由荷兰癌症研究所研发,2016 年通过美国食品和药物管理局(Food and Drug Administration,FDA)认证[33,34]。MagSeed 以无菌装载在穿刺针中的形式提供,穿刺针容量为 18G,长为 12cm 或 20cm,针尖处蜡塞密封防止粒子扩散。穿刺针在钼靶或超声的引导下穿入乳腺,一旦针头抵达病灶,随即推动针芯,将磁性颗粒通过针头注入病灶处[33],与放置传统乳腺活检标记夹过程相似。探测器通过探头产生的交流磁场磁化磁性颗粒,使得其在组织中可被探头识别。探测器屏幕显示信号强弱,并同时发出声音,提醒医生磁性粒子所在位置,即病灶位置[31]。使用整个设备不需特殊培训。FDA 提示 MagSeed 可在人体内停留 30 天以上[35]。有研究磁性颗粒可置于深达皮下 3.5cm,磁性粒子在病灶周围 2~3mm 范围内,且未发生移位[36]。另一研究表明当用探测器在术中施压时检测深度可进一步增加[34]。

MSL 与 RSL 相似,相比于传统组织定位方法具有以下优势:①穿刺针穿刺注入,无需考虑手术切口的位置,且可根据信号位置选取最佳手术切口;②有研究显示粒子不发生位移[36];③不同象限多个病灶可分别注入磁性粒子定位,粒子间不会相互干扰。相比于 RSL 具有无放射性、粒子放置时间达 30 天(RSL 为 5~7 天)、信号不衰减[31]等优势。然而 MSL 的主要不足在于:①探测深度最深为 3.5cm,当患者 BMI 值较高,病灶较深时,不能满足定位需要;②磁性粒子与探测器相较于传统组织定位导丝、组织标记定位夹都较为高昂;③易受其他磁性信号干扰,因此要求医生使用非磁性多聚材料器械;④与 RSL 相似,一旦置入粒子时位置发生错误,定位发生偏差,可能对患者的整个后续诊治产生较大影响。

三、雷达及红外线技术定位

雷达及红外线定位(radar and infrared light technology localization)系统为首个非放射性、无导丝的乳腺定位系统。南加州希安纳医疗设备公司(Cianna Medical)开发出的 SAVIS-COUT® 手术侦查引导系统是目前市面上唯一的雷达及红外线定位系统并于 2014 年获得 FDA 认证。该系统由雷达反射器与控制台组成,利用微波雷达和红外线实现病灶的定位,原理与 RSL、MSL 相似。

雷达反射器全长 12mm,中间为一个 4mm 长的器体,两侧各连接一个 4mm 长的镍钛诺侧翼。反射器提前装载于一容量为 16G 的引导穿刺针中,经钼靶或 B 超引导下穿刺,针尖抵达病灶时推动针芯,释放雷达反射器(reflector)。连接控制台的手持片(hand piece)发出红外线,激活病灶处的雷达反射器,激活的反射器发出反射信号,通过手持片传回控制台,控制台收到信号后语音报出并将提示信号呈现在控制台的屏幕上,从而实现反射器的实时定位,进而定位病灶组织[37]。

手持片检测反射器深度可达 6cm,精度达 1mm[38]。另外有一项研究成功将反射器放置于最大深度为 8cm 处[39]。探针可放置在乳腺或淋巴结肿物处,一侧乳房可最多放置三个探测器,探测器间距离最短可达 2.2cm[40]。FDA 提示反射器在人体停留的时长没有限制[41]。

雷达与红外技术定位具有无线定位方法的优势,如 RSL、MSL(详见上文)。此外,本技术还具有精准度较高,对病灶定位更加准确的特点,因此可同样适用于淋巴结的定位[42]。此技术的主要劣势在于:反射器为镍钛诺合金,镍含量较高,因此不能用于镍过敏患者;取回反射器时易受手术室卤素灯和电刀灼烧的影响。多项单中心回顾性研究显示,SAVI SCOUT® 系统在超声引导下探针放置成功率达 97%~100%[39,40,43],不劣于电导丝和放射性颗粒定位(90%~100%),术前、术中、术后均无并发症的发生[44]。

四、射频识别

射频识别(Radio Frequency Identification,RFID)用于定位乳腺触诊阴性病灶首次在 2008 年于乳腺影像学期刊上报道,目前已有 RFID 设备获得 FDA 认证[45]。

射频识别定位系统(Radio Frequency Identification Location System,RFLS)包括标签(tag)、探测器探头及控制台。标签由一个小线圈和微芯片组成,包裹在大小约为 2mm × 12mm 玻璃中。标签装载于容量为 12G 的穿刺针中,在影像学引导下将标签注射放置于病灶处,与放置活检标记夹的过程相同。当连接控制台的手持探测器探头发出射频信号时,信号可被标签吸收并重整,然后将信号发回给探测器探头。每个标签发出的信号带有身份信息,可被探测器特异性识别,特异性信息连同探头距标签的距离共展示于控制台显示器上,并语音报出。语音音调随距标签距离而改变,从而实现病灶处标签的精准定位[46]。

目前唯一被 FDA 认证的 RFID 设备及探测器为美国亚利桑那州 Faxitron 公司所研发的 LOCalizer 设备。FDA 提示 LOCalizer 设备可于术前 30 天内放置在病灶处[47,48]。一项评估 LOCalizer 设备的研究结果显示,设备对 20 个患者触诊阴性的乳腺病灶的定位安全且有效。试验中未发生定位错误,标签最深可放置于距表皮 3.9cm 处,另外在 3 个病例中发生标签向穿刺轨道移位的现象[46]。在另一项单中心前瞻性临床实验中,射频标签放置并取出成功率达 100%(50/50),病灶边缘阳性率为 3%(1/33),二次手术率为 6%(2/33)[49]。

RFID 定位具有无线病灶定位的优势,同 RSL、MSL、雷达定位系统。除此之外,RFID 还有对周围组织无放射性,产生的信号不随时间衰减的优势。并且 RFID 可反馈实现病灶信息与距表皮深度。此技术的不足在于目前对于其有效性与精准度的临床试验仍需完善,并且其定位设备与探测器价格相比于传统组织定位设备仍较为高昂。与雷达定位反射器类似,相比于 RSL、MSL 注射于病灶的颗粒,定位器 12mm 的尺寸在腋窝淋巴结的探索应用方面可能受限。

无线乳腺组织定位技术与传统定位技术对比如表 7-2-1。除以上所述技术,研究者们仍在利用物理、化学等领域原理研发定位系统以使病灶定位更加精准,现做以下介绍。

表 7-2-1　对比不同乳腺组织定位方法

技术名称	花费	进行标记(植入设备)时间	安全性	技术缺陷
体表标记	低	标记后即手术	安全	无法精准定位;活动度大时可能发生错位
金属定位导丝	较低	放置后即手术	对周围组织造成损伤	疼痛;血肿;邻近组织损伤等并发症;可能发生移位;导丝折断风险
组织标记定位钛夹	较低	活检时	风险低	可视性随时间降低[50,51];可能发生位移
放射性粒子	粒子:低 探测器:高	术前 5~7 天	放射性损伤	因粒子具有放射性,需在整个过程中对患者进行监管
磁性粒子	磁性粒子:低 探测器:高	没有放置时长限制	风险低	需要手术工具不含铁;MRI 产生较大伪影;深度限制 3~4cm
雷达/红外	反射夹:中等 操作台和探测器:高	没有放置时长限制	风险低	含镍;阻隔的组织结构可削弱信号;深度限制 4~5cm
射频识别	射频标签:低 探测器:高	术前 30 天内	风险低	缺少探究精确度的临床试验

五、磁力隐形病灶定位引导系统

对于触诊阴性的手术患者,研究者研发一项磁力隐形病灶定位引导系统(magnetic occult lesion localization,MOLLI 引导系统)。该系统由磁力及放射性标记物和手持探测器组成,在术前一周于 B 超或 X 线引导下同时进行磁力及放射性标记物进行精准标记定位,以便在术中用手持探测器进行病灶定位。

一项Ⅰ期非随机临床试验结果显示:术前标记物放置操作过程简单易行,术后标记物移除率为 100%(20/20),术后病理提示切缘阴性率为 100%(20/20)[52]。

六、多光谱信号模型

MRI 引导下乳腺肿物病理活检时,由于 MRI 平扫无法区分定位肿物的金属夹信号与其周围活检后产生的空气信号,而需活检后再进行钼靶确定钛夹位置。有学者开发了多光谱信号模型(dipole modeling of multispectral signal,DIMMS),即进行 2 分钟的多光谱成像(multispectral image,MSI)后将特定多光谱信号与 MR 成像信号相结合,从而辨别出金属夹信号,无需再做钼靶确认。DIMMS 自动处理后提示分辨金属夹成功率达 90%~100%(18/20~20/20)[53]。

另外随着影像学技术的快速发展,乳腺癌定位标记物可结合 CT、3D 成像、CT 模拟定位技术、近场成像改进、EPI-mix MR 快速成像技术(可大大缩短 MR 成像时间)等结合[54],从而提高标记操作的效率和准确性。

新技术的发展日新月异,然而在提高乳腺病灶组织定位精准度时,也需同时考虑经济、操作舒适度、副作用等方面。对于新技术的安全性与精准度,仍需进一步完善更多临床试验。

（刘强　申时雨　杨畅　杨雅平　王红莉　黄丽娟）

参考文献

［1］ Phillips S W, Gabriel H, Comstock C E, et al. Sonographically guided metallic clip placement after core needle biopsy of the breast［J］. AJR Am J Roentgenol, 2000, 175(5):1353-1355.

［2］ Liberman L. Centennial dissertation. Percutaneous imaging-guided core breast biopsy: state of the art at the millennium［J］. AJR Am J Roentgenol, 2000, 174(5):1191-1199.

［3］ 杨文涛, 步宏. 乳腺癌新辅助化疗后的病理诊断专家共识［J］. 中华病理学杂志, 2015, 2015(4): 232-236.

［4］ Powles T J, Hickish T F, Makris A, et al. Randomized trial of chemoendocrine therapy started before or after surgery for treatment of primary breast cancer［J］. J Clin Oncol, 1995, 13(3):547-552.

［5］ de Azambuja E, Holmes A P, Piccart-Gebhart M, et al. Lapatinib with trastuzumab for HER2-positive early breast cancer (NeoALTTO): survival outcomes of a randomised, open-label, multicentre, phase 3 trial and their association with pathological complete response［J］. Lancet Oncol, 2014, 15(10):1137-1146.

［6］ Edeiken B S, Fornage B D, Bedi D G, et al. US-guided implantation of metallic markers for permanent localization of the tumor bed in patients with breast cancer who undergo preoperative chemotherapy［J］. Radiology, 1999, 213(3):895-900.

［7］ Samimi M, Bonneau C, Lebas P, et al. Mastectomies after vacuum core biopsy procedure for microcalcification clusters: value of clip［J］. Eur J Radiol, 2009, 69(2):296-299.

［8］ Corsi F, Sorrentino L, Sartani A, et al. Localization of nonpalpable breast lesions with sonographically visible clip: optimizing tailored resection and clear margins［J］. Am J Surg, 2015, 209(6):950-958.

［9］ Oh J L, Nguyen G, Whitman G J, et al. Placement of radiopaque clips for tumor localization in patients undergoing neoadjuvant chemotherapy and breast conservation therapy［J］. Cancer, 2007, 110(11):2420-2427.

［10］ Abe H, Schmidt R A, Kulkarni K, et al. Axillary lymph nodes suspicious for breast cancer metastasis: sampling with US-guided 14-gauge core-needle biopsy—clinical experience in 100 patients［J］. Radiology, 2009, 250(1):41-49.

［11］ Hennessy B T, Hortobagyi G N, Rouzier R, et al. Outcome after pathologic complete eradication of cytologically proven breast cancer axillary node metastases following primary chemotherapy［J］. J Clin Oncol, 2005, 23(36):9304-9311.

［12］ Li J W, Mo M, Yu K D, et al. ER-poor and HER2-positive: a potential subtype of breast cancer to avoid axillary dissection in node positive patients after neoadjuvant chemo-trastuzumab therapy［J］. PLoS One, 2014, 9(12):e114646.

［13］ Esther, Hwang, Jacob, et al. Localization of Image-Detected Breast Abnormalities: Radioactive Seed Localization—An Alternative to Wire Localization［J］. Journal of Radiology Nursing, 2016, 35(4):290-295.

［14］ Goudreau S H, Joseph J P, Seiler S J. Preoperative Radioactive Seed Localization for Nonpalpable Breast Lesions: Technique, Pitfalls, and Solutions［J］. Radiographics, 2015, 35(5):1319-1334.

［15］ Pavlicek W, Walton H A, Karstaedt P J, et al. Radiation safety with use of I-125 seeds for localization of nonpalpable breast lesions［J］. Academic Radiology, 2006, 13(7):909-915.

［16］ Seiler S J, Mootz A R, Eads E D, et al. Radioactive Seed Localization: Tips and Tricks［J］. Current Radiology Reports, 2016, 4(1):3.

［17］ Fung F, Cornacchi S D, Reedijk M, et al. Breast cancer recurrence following radioguided seed localization and standard wire localization of nonpalpable invasive and in situ breast cancers: 5-Year follow-up from a randomized controlled trial［J］. Am J Surg, 2017, 213:798-804.

［18］ NRC: iodine-125 and palladium-103 low dose rate brachytherapy seeds used for localization of non-palpable lesions［EB/OL］. (2015-03-27)［2020-06-14］. http://www.teambest.com/besttotalsolutions/PDFs/NRC-breastseedlocalization_03272015.pdf.

［19］ Barentsz M W, van den Bosch M A A J, Veldhuis W B, et al. Radioactive seed localization for non-palpable breast cancer[J]. British Journal of Surgery,2013,100(5):582-588.

[20] Aima M,Viscariello N,Patton T,et al. Radioactive Seed Localization for Breast Lumpectomy-Towards Optimization[J]. Medical Physics,2016,43(6):3407.

[21] Murphy J O,Tracy-Ann Moo M D,King T A,et al. Radioactive Seed Localization Compared to Wire Localization in Breast-Conserving Surgery:Initial 6-Month Experience[J]. Annals of Surgical Oncology,2013,20(13):4121-4127.

[22] Ahmed M,Douek M. Radioactive seed localisation (RSL) in the treatment of non-palpable breast cancers: Systematic review and meta-analysis[J]. Breast,2013,22(4):383-388.

[23] Mcghan L J,McKeever S C,Pockaj B A,et al. Radioactive Seed Localization for Nonpalpable Breast Lesions: Review of 1,000 Consecutive Procedures at a Single Institution[J]. Annals of Surgical Oncology,2011,18(11):3096-3101.

[24] Hughes J H,Mason M C,Gray R J,et al. A multi-site validation trial of radioactive seed localization as an alternative to wire localization[J]. Breast J,2008,14(2):153-157.

[25] Lovrics P J,Cornacchi S D,Vora R,et al. Systematic review of radioguided surgery for non-palpable breast cancer[J]. Ejso-Eur J Surg Onc,2011,37(5):388-397.

[26] Boughey J C,Chiba A. Marking Axillary Lymph Nodes With Radioactive Iodine Seeds for Axillary Staging After Neoadjuvant Systemic Treatment in Breast Cancer Patients:The MARI Procedure[J]. Breast Diseases, 2015,26(4):321-322.

[27] Hassing C M S,Tvedskov T F,Kroman N,et al. Radioactive seed localisation of non-palpable lymph nodes-A feasibility study[J]. Ejso,2018,44(5):725-730.

[28] Jackson L,Bourke A G,Abdul A F,et al. Radioactive seed localisation to guide removal of impalpable lymph nodes (Radioguided Occult Lesion Localisation using Iodine-125 seeds,"ROLLIS")[J]. Case reports, 2014,2014(mar21 1):3469-3477.

[29] van Nijnatten T J A,Simons J M,Smidt M L,et al. A Novel Less-invasive Approach for Axillary Staging After Neoadjuvant Chemotherapy in Patients With Axillary Node-positive Breast Cancer by Combining Radioactive Iodine Seed Localization in the Axilla With the Sentinel Node Procedure (RISAS):A Dutch Prospective Multicenter Validation Study[J]. Clinical Breast Cancer,2017,17(5):399-402.

[30] Straver M E,Loo C E,Alderliesten T,et al. Marking the axilla with radioactive iodine seeds (MARI procedure) may reduce the need for axillary dissection after neoadjuvant chemotherapy for breast cancer[J]. British Journal of Surgery,2010,97(8):1226-1231.

[31] Harvey J R,Lim Y,Murphy J,et al. Safety and feasibility of breast lesion localization using magnetic seeds (Magseed):a multi-centre,open-label cohort study[J]. Breast Cancer Research and Treatment,2018,169(3):531-536.

[32] Magseed Marker-Magnetic lesion Localization. Mammotome[EB/OL]. (2018)[2020-06-14]. https://www.mammotome.com/magseed/.

[33] Agrawal A,Ayantunde A A,Cheung K L. Concepts of seroma formation and prevention in breast cancer surgery[J]. ANZ Journal of Surgery,2007,76(12):1088-1095.

[34] Price E R,Khoury A L,Esserman L J,et al. Initial Clinical Experience With an Inducible Magnetic Seed System for Preoperative Breast Lesion Localization[J]. American Journal of Roentgenology,2018,210(4): 913-917.

[35] O'Hea B J,Ho M N,Petrek J A. External compression dressing versus standard dressing after axillary lymphadenectomy[J]. The American Journal of Surgery,1999,177(6):450-453.

[36] Schermers B,van der Hage J A,Loo C E,et al. Feasibility of magnetic marker localisation for non-palpable breast cancer[J]. Breast,2017,33:50-56.

[37] Jeffries D O,Dossett L A,Jorns J M. Localization for Breast Surgery The Next Generation[J]. Archives of Pathology & Laboratory Medicine,2017,141(10):1324-1329.

［38］ Heurn L W E V,Brink P R G. Prospective randomized trial of high versus low vacuum drainage after axillary lymphadenectomy［J］. The British journal of surgery,1995,82(7):931-932.

［39］ Cox C E,Russell S,Prowler V,et al. A Prospective,Single Arm,Multi-site,Clinical Evaluation of a Nonradio-active Surgical Guidance Technology for the Location of Nonpalpable Breast Lesions during Excision［J］. Annals of Surgical Oncology,2016,23(10):3168-3174.

［40］ Shannon F,Jared W R,Blaise M,et al. SAVI SCOUT? localization of breast lesions as a practical alternative to wires:Outcomes and suggestions for trouble-shooting［J］. Clinical Imaging,2018,52:280-286.

［41］ Abe M,Iwase T,Takeuchi T,et al. A Randomized Controlled Trial on the Prevention of Seroma after Partial or Total Mastectomy and Axillary Lymph Node Dissection［J］. Breast cancer (Tokyo,Japan),1998,5(1):67-69.

［42］ Reicher J J,Reicher M A,Thomas M,et al. Radiofrequency identification tags for preoperative tumor localization:proof of concept［J］. AJR Am J Roentgenol,2008,191(5):1359-1365.

［43］ Mango V L,Wynn R T,Feldman S,et al. Beyond Wires and Seeds:Reflector-guided Breast Lesion Localization and Excision［J］. Radiology,2017,284(2):365-371.

［44］ Jadeja P H,Mango V,Patel S,et al. Utilization of multiple SAVI SCOUT surgical guidance system reflectors in the same breast:A single-institution feasibility study［J］. Breast J,2018,24(4):531-534.

［45］ Dauphine C,Reicher J J,Reicher M A,et al. A Prospective Clinical Study to Evaluate the Safety and Performance of Wireless Localization of Nonpalpable Breast Lesions Using Radiofrequency Identification Technology［J］. Ajr American Journal of Roentgenology,2015,204(6):W720-W723.

［46］ Alvandi R Y,Solomon M J,Renwick S B,et al. Preliminary results of conservative treatment of early breast cancer with tumourectomy,axillary dissection and postoperative radiotherapy. A retrospective review of 107 patients［J］. The Australian and New Zealand journal of surgery,1991,61(9):670-674.

［47］ Osteen R T,Karnell L H. The National Cancer Data Base report on breast cancer［J］. Cancer,1994,73(7):1994-2000.

［48］ van Bemmel A J M,van de Velde C J H,Schmitz R F,et al. Prevention of seroma formation after axillary dissection in breast cancer:a systematic review［J］. European journal of surgical oncology,2011,37(10):829-835.

［49］ DiNome M L,Kusske A M,Attai D J,et al. Microchipping the breast:an effective new technology for localizing non-palpable breast lesions for surgery［J］. Breast Cancer Research and Treatment,2019,175(1):165-170.

［50］ Eby P R,Calhoun K E,Kurland B F,et al. Preoperative and Intraoperative Sonographic Visibility of Collagen-Based Breast Biopsy Marker Clips［J］. Academic Radiology,2010,17(3):340-347.

［51］ Gittleman M A. Single-step ultrasound localization of breast lesions and lumpectomy procedure［J］. American Journal of Surgery,2003,186(4):386-390.

［52］ Hong N L,Wright F,Dillon J,et al. Results of a Phase I,prospective,non-randomized study evaluating a magnetic occult lesion localization instrument (MOLLI) for excision of non-palpable breast lesions［J］. Annals of Surgical Oncology,2019,26:92-93.

［53］ Eskreis-Winkler S,Simon K,Reichman M,et al. Dipole modeling of multispectral signal for detecting metallic biopsy markers during MRI-guided breast biopsy:a pilot study［J］. Magnetic Resonance in Medicine,2020,83:1380-1389.

［54］ Greenwood H I,Dodelzon K,Katzen J T. Impact of Advancing Technology on Diagnosis and Treatment of Breast Cancer［J］. Surgical Clinics of North America,2018,98(4):703-724.

中英文名词对照索引

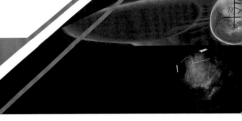

48